■普通高等学校省级规划教材配套辅导■

第 2 版

医药高等数学
学习指导

主 编 秦 侠 吴学森 陈 涛
副主编 刘国旗 宋国强 孙 侠
编 者 （以姓氏笔画为序）

朱文婕 刘国旗 孙 侠
吴学森 宋国强 陈 涛
周 睿 赵 妍 秦 侠
魏 杰

中国科学技术大学出版社

内容简介

本书是与普通高等学校规划教材《医药高等数学》(第2版)配套的教学参考书,全书内容共分八章:函数、极限与连续,一元函数微分学,一元函数积分学,多元函数微积分学,无穷级数,常微分方程,概率论基础,线性代数基础.每一章均设有以下栏目:目的与要求、重点与难点、典型例题、教材中习题参考答案、补充习题、补充习题参考答案、自测题、自测题参考答案.其中典型例题和补充习题在难度上有所提高,题型灵活,解法多样.

本书可作为高等医学院校各专业"高等数学"教学的参考书,本书使用对象主要是高等医学院校各专业本科生和七年制学生,同时也可供研究生学习使用.

图书在版编目(CIP)数据

医药高等数学学习指导/秦侠,吴学森,陈涛主编. —2版. —合肥:中国科学技术大学出版社,2013.7(2019.10重印)
ISBN 978-7-312-03231-8

Ⅰ. 医… Ⅱ. ①秦… ②吴… ③陈… Ⅲ. 医用数学—高等数学—医学院校—教材 Ⅳ. ①R311 ②O13

中国版本图书馆 CIP 数据核字(2013)第 161285 号

出版	中国科学技术大学出版社
	安徽省合肥市金寨路96号,230026
	http://press.ustc.edu.cn
	https://zgkxjsdxcbs.tmall.com
印刷	合肥市宏基印刷有限公司
发行	中国科学技术大学出版社
经销	全国新华书店
开本	880 mm×1230 mm 1/32
印张	7.5
字数	224千
版次	2008年9月第1版 2013年7月第2版
印次	2019年10月第12次印刷
定价	18.00元

前　　言

本书在普通高等学校"十一五"规划教材配套辅导《医药高等数学学习指导》的基础上修订而成.本书是与普通高等学校规划教材《医药高等数学》(第 2 版)配套的教学参考书,与《医药高等数学》(第 2 版)同步编写.本书在写作上保留了第 1 版的结构特点,每一章均包括以下栏目:目的与要求、重点与难点、典型例题、教材中习题参考答案、补充习题、补充习题参考答案、自测题、自测题参考答案.其中典型例题和补充习题在难度上有所提高,题型灵活,解法多样,可满足部分学生考研的需要.

本书的编写具有下列特点:

- 章节安排与教材《医药高等数学》(第 2 版)基本一致,简明实用,便于学生课堂学习和课后复习.
- 以评析方式对教材的重点难点做了进一步的总结,帮助学生把知识点理顺.
- 以适当的难度梯度选编典型例题和补充习题,满足学有余力的学生和考研学生课后学习、加强训练及提高能力的需要.
- 习题类型丰富,含选择题、填空题、计算题、证明题、应用题等,全方位训练学生,帮助学生提高解题能力.
- 每章有一套 100 分的自测题及解答,以便学生对各章知识的掌握程度进行自我测评.

本书可作为高等医学院校各专业"高等数学"教学的参考书,本书使用对象主要是高等医学院校各专业本科生和七年制学生,同时也可供研究生学习使用.

　　本书编写分工如下:第1章由孙侠编写,第2章由朱文婕和魏杰编写,第3章由陈涛编写,第4章由刘国旗编写,第5章由宋国强编写,第6章由周睿和秦侠编写,第7章由吴学森编写,第8章由赵妍编写.

　　本书在编写过程中,得到安徽医科大学和中国科学技术大学出版社的大力支持,在此表示衷心的感谢.

　　虽为再版,但书中仍难免存在错漏之处,真诚地希望在医药学界从事高等数学教研的同仁给予批评和指正.

秦　侠

2013年5月

目 录

前言 ……………………………………………………………（Ⅰ）

第1章　函数、极限与连续 ……………………………………（1）
 目的与要求 ………………………………………………（1）
 重点与难点 ………………………………………………（1）
 典型例题 …………………………………………………（6）
 习题参考答案 ……………………………………………（9）
 补充习题 …………………………………………………（11）
 补充习题参考答案 ………………………………………（15）
 自测题 ……………………………………………………（17）
 自测题参考答案 …………………………………………（19）

第2章　一元函数微分学 ………………………………………（22）
 目的与要求 ………………………………………………（22）
 重点与难点 ………………………………………………（23）
 典型例题 …………………………………………………（26）
 习题参考答案 ……………………………………………（36）
 补充习题 …………………………………………………（44）
 补充习题参考答案 ………………………………………（48）
 自测题 ……………………………………………………（52）
 自测题参考答案 …………………………………………（54）

第3章　一元函数积分学 ………………………………………（57）
 目的与要求 ………………………………………………（57）
 重点与难点 ………………………………………………（57）
 典型例题 …………………………………………………（66）
 习题参考答案 ……………………………………………（74）

补充习题 …………………………………………………………（84）
　　补充习题参考答案 ………………………………………………（86）
　　自测题 ……………………………………………………………（89）
　　自测题参考答案 …………………………………………………（92）

第 4 章　多元函数微积分学 …………………………………………（93）
　　目的与要求 ………………………………………………………（93）
　　重点与难点 ………………………………………………………（94）
　　典型例题 …………………………………………………………（100）
　　习题参考答案 ……………………………………………………（110）
　　补充习题 …………………………………………………………（114）
　　补充习题参考答案 ………………………………………………（118）
　　自测题 ……………………………………………………………（120）
　　自测题参考答案 …………………………………………………（122）

第 5 章　无穷级数 ……………………………………………………（123）
　　目的与要求 ………………………………………………………（123）
　　重点与难点 ………………………………………………………（124）
　　典型例题 …………………………………………………………（132）
　　习题参考答案 ……………………………………………………（140）
　　补充习题 …………………………………………………………（153）
　　补充习题参考答案 ………………………………………………（155）
　　自测题 ……………………………………………………………（161）
　　自测题参考答案 …………………………………………………（164）

第 6 章　常微分方程 …………………………………………………（166）
　　目的与要求 ………………………………………………………（166）
　　重点与难点 ………………………………………………………（166）
　　典型例题 …………………………………………………………（174）
　　习题参考答案 ……………………………………………………（180）
　　补充习题 …………………………………………………………（188）
　　补充习题参考答案 ………………………………………………（191）
　　自测题 ……………………………………………………………（192）

自测题参考答案 ………………………………………… (194)

第7章　概率论基础 ……………………………………… (195)
　　目的与要求 ……………………………………………… (195)
　　重点与难点 ……………………………………………… (196)
　　典型例题 ………………………………………………… (202)
　　习题参考答案 …………………………………………… (208)
　　补充习题 ………………………………………………… (210)
　　补充习题参考答案 ……………………………………… (212)
　　自测题 …………………………………………………… (212)
　　自测题参考答案 ………………………………………… (215)

第8章　线性代数基础 …………………………………… (216)
　　目的与要求 ……………………………………………… (216)
　　重点与难点 ……………………………………………… (216)
　　典型例题 ………………………………………………… (221)
　　习题参考答案 …………………………………………… (224)
　　补充习题 ………………………………………………… (227)
　　补充习题参考答案 ……………………………………… (228)
　　自测题 …………………………………………………… (228)
　　自测题参考答案 ………………………………………… (230)

第1章 函数、极限与连续

【目的与要求】

1. 掌握

(1) 函数的定义、表达式及函数值;基本初等函数的概念、性质及图形;复合函数及其分解.

(2) 极限的四则运算法则;利用两个重要极限求函数的极限.

(3) 简单函数(包括分段函数)在一点的连续性,函数的间断点及类型.

2. 熟悉

(1) 函数的概念;函数的奇偶性、单调性、周期性和有界性;反函数、初等函数、分段函数的概念;建立简单实际问题中的函数关系.

(2) 极限的概念和有关性质;无穷小量的概念和性质,无穷小的运算法则.

(3) 初等函数的连续性和闭区间上连续函数的性质.

3. 了解

(1) 极限的 $\varepsilon - N$ 和 $\varepsilon - \delta$ 定义.

(2) 夹逼定理和单调有界定理.

(3) 无穷大的概念及性质.

【重点与难点】

1.1 函 数

1. 函数关系的两大要素

函数关系的两大要素为定义域和对应法则.如果两个函数的定

义域和对应法则都相同,那它们是相同的函数,否则就是不同的.

2. 基本初等函数

基本初等函数即常函数、幂函数、指数函数、对数函数、三角函数和反三角函数. 其中难点是三角函数和反三角函数的概念和性质.

3. 隐函数

如果因变量 y 可以用自变量 x 的明显表达式表示出来,这样的函数称为显函数. 而有些函数的表达方式却不是这样,它的因变量与自变量的对应关系是由一个方程确定的,函数关系隐含在这个方程中,这样的函数称为隐函数. 有些隐函数可以化成显函数,而有些隐函数显化很困难,甚至是不可能的.

4. 反函数

设 $y=f(x)$ 是定义在 D 上的一个函数,值域为 W. 如果对每一个 $y\in W$ 都有唯一的且满足关系式 $y=f(x)$ 的 x 与之对应,则确定了一个定义在 W 上以 y 为自变量、x 为因变量的新函数,称为 $y=f(x)$ 的反函数,记为 $x=f^{-1}(y)$. 而原来的函数 $y=f(x)$ 称为直接函数,或称它们互为反函数.

若函数 $y=f(x)$ 是定义在数集 D 上的单调函数,则一定存在反函数.

习惯上把 $x=f^{-1}(y)$ 改写为 $y=f^{-1}(x)(x\in W)$,这时称 $y=f^{-1}(x)$ 是 $y=f(x)$ 的反函数. $y=f(x)$ 的图形和 $y=f^{-1}(x)$ 的图形关于 $y=x$ 对称.

5. 复合函数分解

把一个复合函数分解成几个简单的函数很重要,分解出来的简单函数都是基本初等函数,或是由基本初等函数经过四则运算得到的函数.

6. 初等函数

由基本初等函数经过有限次的四则运算或有限次的复合所构成的且仅用一个解析式表示的函数称为初等函数.

7. 分段函数

对于在定义域内根据自变量 x 的不同取值范围,函数 $f(x)$ 有不同解析表达式的函数称为分段函数.

1.2 极 限

1. 数列的极限

给定数列$\{x_n\}$,A 为常数,若$\lim\limits_{n\to\infty}x_n=A$,则称 A 为数列$\{x_n\}$的极限,也称$\{x_n\}$收敛于 A. 否则称数列$\{x_n\}$发散.

2. 函数的极限

函数的极限根据自变量的变化过程分为两类:
$$\lim_{x\to\infty}f(x)=A \quad \text{和} \quad \lim_{x\to x_0}f(x)=A$$

$\lim\limits_{x\to\infty}f(x)=A$ 的充要条件是 $\lim\limits_{x\to-\infty}f(x)=\lim\limits_{x\to+\infty}f(x)=A.$

$\lim\limits_{x\to x_0}f(x)=A$ 的充要条件是 $\lim\limits_{x\to x_0^+}f(x)=\lim\limits_{x\to x_0^-}f(x)=A.$

注意 ① 函数 $f(x)$在自变量 x 的某个变化过程中是否存在极限,取决于在 x 的这个变化过程中 $f(x)$是否有固定的变化趋势,跟 x 的这个变化过程以及函数 $f(x)$有关,而与 $f(x)$在点 x_0 是否有定义无关;② 同一个函数 $f(x)$,若自变量 x 的变化过程不同,则存在不同的极限.

3. 无穷小与无穷大

(1) 无穷小的概念:无穷小是指在 x 的某种变化过程中以零为极限的函数. 任何一个非零常数都不是无穷小,但是常数 0 可以看作无穷小.

(2) 无穷小的性质:

① $\lim f(x)=A$ 的充分必要条件是 $\lim[f(x)-A]=0.$

② 有限个无穷小的和、差、积仍是无穷小.

③ 有界变量(或常量)与无穷小的乘积仍是无穷小.

(3) 无穷小的比较:设 $\alpha=\alpha(x)$ 和 $\beta=\beta(x)$ 都是在自变量 x 的同一个变化过程下的无穷小,且 $\beta\neq 0$,在此过程下,若:

① $\lim\dfrac{\alpha}{\beta}=0$,则称 α 是比 β 高阶的无穷小,或称 β 是比 α 低阶的无穷小;

② $\lim\dfrac{\alpha}{\beta}=C(C\neq 0)$,则称 α 和 β 是同阶无穷小;

特别地,当 $C=1$ 时,称 α 和 β 是等价无穷小,记为 $\alpha \sim \beta$.

(4) 无穷大的概念:若 $\lim\limits_{x \to x_0} f(x) = \infty$(或 $\lim\limits_{x \to \infty} f(x) = \infty$),则称 $f(x)$ 是当 $x \to x_0$(或 $x \to \infty$)时的无穷大量,简称无穷大.

设在自变量 x 的同一个变化过程中,若函数 $f(x)$ 是无穷大,则 $\dfrac{1}{f(x)}$ 是无穷小;若 $f(x)$ 是无穷小,且 $f(x) \neq 0$,则 $\dfrac{1}{f(x)}$ 是无穷大.

4. 极限的四则运算法则

(1) $\lim[f(x)+g(x)] = \lim f(x) + \lim g(x)$;

(2) $\lim[f(x)-g(x)] = \lim f(x) - \lim g(x)$;

(3) $\lim[f(x) \cdot g(x)] = \lim f(x) \cdot \lim g(x)$;

(4) $\lim \dfrac{f(x)}{g(x)} = \dfrac{\lim f(x)}{\lim g(x)} (\lim g(x) \neq 0)$.

5. 两个重要极限

(1) 第一重要极限: $\lim\limits_{x \to 0} \dfrac{\sin x}{x} = 1$.

变换形式:设 $\alpha(x)$ 是某一过程中的无穷小,则 $\lim\limits_{某过程} \dfrac{\sin \alpha(x)}{\alpha(x)} = 1$.

(2) 第二重要极限: $\lim\limits_{x \to 0}(1+x)^{\frac{1}{x}} = e$.

变换形式:设 $\alpha(x)$ 是某一过程中的无穷小,则 $\lim\limits_{某过程}[1+\alpha(x)]^{\frac{1}{\alpha(x)}} = e$.

本节的重点是要掌握求函数极限的几种方法:① 利用极限四则运算法则求简单函数的极限;② 利用两个重要极限求极限;③ 利用夹逼定理和单调有界定理求数列极限(学习了 1.3 节函数的连续性以后);④ 利用连续性求极限(学习了 2.3 节中值定理与导数的应用后);⑤ 利用洛必塔法则求极限(学习了导数之后). 注意在做题时,这些方法不是孤立的,经常一个题目同时用到几种方法. 对于分段函数在分段点处的极限问题,必须根据定义考虑其左、右极限.

1.3 函数的连续性

1. 函数连续的概念

设函数 $f(x)$ 在点 x_0 的某邻域内有定义,则 $f(x)$ 在点 x_0 的连续性有如下三个等价定义:

(1) 如果 $\lim\limits_{\Delta x \to 0}\Delta y = \lim\limits_{\Delta x \to 0}[f(x_0+\Delta x)-f(x_0)]=0$，则称函数 $f(x)$ 在点 x_0 处连续；

(2) 如果 $\lim\limits_{x \to x_0}f(x)=f(x_0)$，则称函数 $f(x)$ 在点 x_0 处连续；

(3) 如果 $\lim\limits_{x \to x_0^-}f(x)=\lim\limits_{x \to x_0^+}f(x)=f(x_0)$，则称函数 $f(x)$ 在点 x_0 处连续.

根据连续的定义可知，$f(x)$ 在点 x_0 处连续必须同时满足以下三个条件：

(1) 函数值 $f(x_0)$ 存在；

(2) 极限值 $\lim\limits_{x \to x_0}f(x)$ 存在；

(3) $\lim\limits_{x \to x_0}f(x)=f(x_0)$.

2. 间断点

(1) 间断点的判定：只要 $f(x)$ 不具备上面三个条件中的任何一个，点 x_0 就是 $f(x)$ 的间断点.

(2) 间断点的分类：常分为第一类间断点和第二类间断点. 设 x_0 是 $f(x)$ 的间断点，则

$$\begin{cases} \text{第一类间断点：} \\ f(x_0^-) \text{ 和 } f(x_0^+) \text{ 都存在} \end{cases} \begin{cases} \text{可去间断点} \begin{cases} f(x_0^-)=f(x_0^+) \neq f(x_0), \\ \text{或者 } f(x_0^-)=f(x_0^+), \\ \text{但 } f(x_0) \text{ 不存在} \end{cases} \\ \text{跳跃间断点 } f(x_0^-) \neq f(x_0^+) \end{cases}$$

$$\begin{cases} \text{第二类间断点：} \\ f(x_0^-) \text{ 或 } f(x_0^+) \text{ 不存在} \end{cases} \begin{cases} \text{无穷间断点} \begin{cases} f(x_0^-)=\infty, \\ \text{或 } f(x_0^+)=\infty \end{cases} \\ \text{振荡间断点} \\ \text{其他间断点} \end{cases}$$

3. 初等函数的连续性

初等函数在其定义域内都是连续的.

4. 闭区间上连续函数的性质

(1) 最值定理：设函数 $f(x)$ 在闭区间 $[a,b]$ 上连续，则 $f(x)$ 在该区间上必能取到最大值和最小值.

(2) 介值定理:设函数 $f(x)$ 在闭区间 $[a,b]$ 上连续,且 $f(a) \neq f(b)$,c 是介于 $f(a)$ 和 $f(b)$ 之间的常数,则在开区间 (a,b) 内至少存在一点 ξ,使得 $f(\xi)=c$.

(3) 零点定理:设函数 $f(x)$ 在闭区间 $[a,b]$ 上连续,且 $f(a)f(b)<0$,则在开区间 (a,b) 内至少存在一点 ξ,使得 $f(\xi)=0$.

注意 ① 三个定理条件相同,都是闭区间上的连续函数. ② 若定理条件满足,则结论必成立;若条件不满足,则结论可能成立,也可能不成立.

本节的重点是要掌握判断函数连续性的方法,关键是抓住连续性的定义,定义中三个条件缺一不可,缺少任何一个则间断. 对于初等函数,定义区间就是连续区间;对于分段函数,要重点考察分段点处的连续性.

【典型例题】

例1 讨论函数 $f(x) = \begin{cases} x-1, & x>0 \\ 0, & x=0 \\ x+1, & x<0 \end{cases}$ 的奇偶性.

解 本题要求对函数和分段函数的概念有准确的理解.

$$f(-x) = \begin{cases} -x-1, & -x>0 \\ 0, & -x=0 \\ -x+1, & -x<0 \end{cases}$$

$$= -\begin{cases} x+1, & x<0 \\ 0, & x=0 \\ x-1, & x>0 \end{cases}$$

$$= -f(x)$$

故函数是奇函数.

在教材 1.2.5 小节中介绍过等价无穷小代换,利用这些等价无穷小可以代换乘、除项中的因子,从而达到将复杂函数化简为较简单函数的目的.

(1) 等价无穷小代换法则:设在自变量 x 的同一个变化过程中,$\alpha(x)\sim\bar{\alpha}(x)$ 和 $\beta(x)\sim\bar{\beta}(x)$,且 $\lim\dfrac{\bar{\alpha}(x)}{\bar{\beta}(x)}$ 存在,则 $\lim\dfrac{\alpha(x)}{\beta(x)}$ 存在,且 $\lim\dfrac{\alpha(x)}{\beta(x)}=\lim\dfrac{\bar{\alpha}(x)}{\bar{\beta}(x)}$.

(2) 常见的等价无穷小有:当 $x\to 0$ 时,$\sin x\sim x$,$\tan x\sim x$,$1-\cos x\sim\dfrac{1}{2}x^2$,$\ln(1+x)\sim x$,$e^x-1\sim x$,$(1+x)^\alpha-1\sim\alpha x(\alpha\in\mathbf{R})$ 等.

灵活使用等价无穷小代换法则,可以简化极限的运算.

例 2 求下列函数的极限.

(1) $\lim\limits_{x\to 0}\dfrac{\tan 3x}{x}$;

(2) $\lim\limits_{x\to\infty}x^2\sin\left(\dfrac{1}{x}\right)$;

(3) $\lim\limits_{x\to 0}\dfrac{1-\cos 2x}{x\sin 3x}$;

(4) $\lim\limits_{x\to 0}\dfrac{\sqrt{1+\sin x}-1}{e^x-1}$.

解 (1) $\lim\limits_{x\to 0}\dfrac{\tan 3x}{x}=\lim\limits_{x\to 0}\dfrac{3x}{x}=3$.

(2) $\lim\limits_{x\to\infty}x^2\sin\left(\dfrac{1}{x}\right)=\lim\limits_{x\to\infty}x^2\cdot\dfrac{1}{x}=\infty$(不存在).

(3) $\lim\limits_{x\to 0}\dfrac{1-\cos 2x}{x\sin 3x}=\lim\limits_{x\to 0}\dfrac{\dfrac{1}{2}\cdot(2x)^2}{x\cdot 3x}=\dfrac{2}{3}$.

(4) $\lim\limits_{x\to 0}\dfrac{\sqrt{1+\sin x}-1}{e^x-1}=\lim\limits_{x\to 0}\dfrac{\dfrac{1}{2}\sin x}{x}=\dfrac{1}{2}$.

注意 等价无穷小代换只适用于乘除运算,不适用于加减运算,即

$$\lim\dfrac{\alpha(x)-\beta(x)}{\gamma(x)}\ne\lim\dfrac{\bar{\alpha}(x)-\bar{\beta}(x)}{\gamma(x)}$$

其中 $\gamma(x)\ne 0$.

例如 $\lim\limits_{x\to 0}\dfrac{x}{\sin x+1}=\lim\limits_{x\to 0}\dfrac{x}{x+1}=0$,这里将分母中的 $\sin x$ 代换成 x 是不对的,因为 $\sin x$ 和其他部分是加减运算,而不是乘除运算.

例 3 求函数 $f(x)=\dfrac{x^2-1}{x^2-3x+2}$ 的间断点,并判断其类型.

解 函数 $f(x)$ 在点 $x=1$ 和 $x=2$ 处没有定义,所以点 $x=1$ 和

$x=2$ 是函数的间断点.

又因为

$$\lim_{x\to 1^-}f(x) = \lim_{x\to 1^-}\frac{x^2-1}{x^2-3x+2} = \lim_{x\to 1^-}\frac{(x-1)(x+1)}{(x-1)(x-2)}$$

$$= \lim_{x\to 1^-}\frac{x+1}{x-2} = -2 = \lim_{x\to 1^+}f(x)$$

但 $f(1)$ 无定义,故 $x=1$ 是 $f(x)$ 的可去间断点;而

$$\lim_{x\to 2^-}f(x) = \lim_{x\to 2^-}\frac{x^2-1}{x^2-3x+2} = \infty$$

故 $x=2$ 是 $f(x)$ 的无穷间断点.

例 4 讨论函数 $f(x) = \lim\limits_{n\to\infty}\dfrac{1}{1+x^n}$ 的连续性.

解 本题的关键是根据常用极限 $\lim\limits_{n\to\infty}x^n$ 求出 $f(x)$ 的一般表达式. 因为

$$\lim_{n\to\infty}x^n = \begin{cases} 0, & |x|<1 \\ 1, & x=1 \\ 不存在, & x=-1 \\ \infty, & |x|>1 \end{cases}$$

故

$$f(x) = \begin{cases} 1, & |x|<1 \\ 0.5, & x=1 \\ 无定义, & x=-1 \\ 0, & |x|>1 \end{cases}$$

当 $|x|<1$ 时,$f(x)=1$,连续;

当 $|x|>1$ 时,$f(x)=0$,连续;

当 $x=-1$ 时,$f(x)$ 没有定义,$x=-1$ 是函数的间断点;

当 $x=1$ 时,左极限

$$\lim_{x\to 1^-}f(x) = \lim_{x\to 1^-}1 = 1$$

右极限

$$\lim_{x\to 1^+}f(x) = \lim_{x\to 1^+}0 = 0$$

故函数在点 $x=1$ 处极限不存在,点 $x=1$ 是函数的间断点.

例5 设函数 $f(x)$ 在 $[0,1]$ 上连续,且 $0 \leqslant f(x) \leqslant 1$,证明在 $[0,1]$ 上至少存在一点 ξ,使得 $f(\xi)=\xi$.

证 注意零点定理的条件:$f(a)f(b)<0$. 设 $F(x)=f(x)-x$,则 $F(x)$ 在 $[0,1]$ 上连续,且
$$F(0)=f(0) \geqslant 0, \quad F(1)=f(1)-1 \leqslant 0$$
若 $F(0)=0$ 或者 $F(1)=0$,则 ξ 取 0 或 1;

若 $F(0)>0$ 且 $F(1)<0$,由零点定理,至少存在一点 $\xi \in (0,1)$,使得 $F(\xi)=0$.

总之,在 $[0,1]$ 上至少存在一点 ξ,使得 $f(\xi)=\xi$.

【习题参考答案】

1. (1) $(2,+\infty)$;   (2) $[-1,1]$;   (3) $\left[-\dfrac{1}{3},1\right]$;

(4) $[-1,0) \cup (0,1]$.

2. (1) $[-1,0) \cup (0,1]$;   (2) $(2k\pi, \pi+2k\pi)$.

3. (1) 不是,定义域不同;   (2) 不是,对应法则不同;   (3) 是.

4. (1) 偶函数;   (2) 奇函数;   (3) 奇函数;

(4) 不是偶函数,也不是奇函数.

5. $f[f(x)] = \begin{cases} x, & x<0 \\ x^4, & x \geqslant 0 \end{cases}$.

6. (1) $y=e^u, u=x+2$;   (2) $y=\ln u, u=\sin v, v=\sqrt{x}$;

(3) $y=u^2, u=\arcsin v, v=2x+1$;   (4) $y=\sqrt{u}, u=\tan v, v=x+1$.

7. (1) 2;   (2) 3;   (3) 不存在;   (4) 2;   (5) 0;   (6) $\dfrac{2^{20}}{3^{30}}$;

(7) -0.5;   (8) 0;   (9) $\dfrac{1}{4}$,令 $x=t^4$;   (10) -1.

8. (1) 无穷小;   (2) 无穷大;   (3) 无穷大;   (4) 无穷小.

9. $k=-3$.

10. (1) $\dfrac{2}{3}$;   (2) $\dfrac{2}{5}$;   (3) $\dfrac{1}{3}$;   (4) $\dfrac{4}{9}$;   (5) e^2;   (6) e^2;

(7) $e^{-\frac{1}{2}}$;   (8) e^{-6}.

11. 因为 $\lim\limits_{x\to 0^+}\text{sgn}\,x = 1$, $\lim\limits_{x\to 0^-}\text{sgn}\,x = -1$,左极限不等于右极限,所以符号函数在点 $x=0$ 处的极限不存在.

12. 因为对任意 x,y 有 $f(x+y)=f(x)+f(y)$,则有
$$f(x+\Delta x) - f(x) = f(\Delta x), \quad f(0+\Delta x) - f(0) = f(\Delta x)$$
又因为 $f(x)$ 在 $x=0$ 处连续,则
$$\lim_{\Delta x\to 0} f(0+\Delta x) - f(0) = \lim_{\Delta x\to 0} f(\Delta x) = 0$$
所以
$$\lim_{\Delta x\to 0} f(x+\Delta x) - f(x) = \lim_{\Delta x\to 0} f(\Delta x) = 0$$
故 $f(x)$ 在任意点 x 处连续.

13. 因为 $f(x)$ 在 $x=0$ 处连续,则 $f(x)$ 在 $x=0$ 处左连续且右连续,即
$$\lim_{x\to 0^-} f(x) = \lim_{x\to 0^-}(a+bx^2) = a = f(0)$$
$$\lim_{x\to 0^+} f(x) = \lim_{x\to 0^+}\frac{\sin bx}{x} = b = f(0)$$
故有 $a=b$.

14. 因为 $f(x)$ 处处连续,则在 $x=0$ 处连续,由连续的充分必要条件得
$$\lim_{x\to 0^-} f(x) = \lim_{x\to 0^-} e^x = 1 = f(0)$$
$$\lim_{x\to 0^+} f(x) = \lim_{x\to 0^+}(x+b) = b = f(0)$$
故 $a=b=1$.

15. (1) 当 $x<1$ 时,$f(x)=2x+1$,当 $x>1$ 时,$f(x)=2+x$,均为初等函数,连续;当 $x=1$ 时,有
$$\lim_{x\to 1^-} f(x) = \lim_{x\to 1^-}(2x+1) = 3 = f(1)$$
$$\lim_{x\to 1^+} f(x) = \lim_{x\to 1^+}(2+x) = 3 = f(1)$$
故 $f(x)$ 在点 $x=1$ 处也连续;

(2) 当 $x<-1, x>-1$ 时函数连续,但当 $x=-1$ 时不连续.

(3) 当 $x=0$ 时函数不连续.

16. (1) 间断点 $x=-1,1$； (2) 间断点 $x=0,1$.

17. 设辅助函数 $f(x) = x^5 - 2x^2 + x + 1$,显然 $f(x)$ 在闭区间 $[-1,1]$ 上连续,且 $f(-1)f(1) = -3 < 0$,则由零点定理可知,在区间 $(-1,1)$ 内至少存在一点 ξ,使得 $f(\xi)=0$,即方程 $x^5 - 2x^2 + x + 1 = 0$ 在 $(-1,1)$ 内至少有一个实根.

18. 构造辅助函数 $g(x) = f(x) - x$,易知 $g(x)$ 在闭区间 $[a,b]$ 上连续,且
$$g(a) = f(a) - a < 0, \quad g(b) = f(b) - b > 0$$
则由零点定理可知,在区间 (a,b) 内至少存在一点 ξ,使得 $g(\xi)=0$,即方程

$f(x)=x$ 在 (a,b) 内至少有一个实根.

19. (1) $\lim\limits_{n\to\infty} C_n(0) = \dfrac{a}{1-r}, \lim\limits_{n\to\infty} C_n(T) = \dfrac{ar}{1-r}$;

(2) $a = \alpha - \beta, T = \dfrac{1}{k}\ln\dfrac{\alpha}{\beta}$.

【补充习题】

一、填空题

1. 函数 $y = \dfrac{x-4}{\sqrt{x+2-x^2}}$ 的定义域是_____.

2. 设 $f(u)$ 是定义在 $(0,1)$ 上的函数，则 $f(\lg x)$ 的定义域是_____.

3. 当 $a =$ _____ 时，函数 $f(x) = x^2 + ax - 3$ 是偶函数.

4. 设函数 $f(x)(-\infty < x < +\infty)$ 是以 2π 为周期的函数，并且当 $-\pi < x \leqslant \pi$ 时，$f(x) = x$，则 $f\left(\dfrac{3\pi}{2}\right) =$ _____.

5. 数列 $\dfrac{2}{1}, \dfrac{4}{3}, \dfrac{6}{5}, \cdots, \dfrac{2n}{2n-1}, \cdots$ 的极限是_____.

6. $\lim\limits_{n\to\infty}\left(1+\dfrac{2}{n}\right)^n =$ _____.

7. $\lim\limits_{n\to\infty} n\sin\left(\dfrac{1}{n}\right) =$ _____.

8. $\lim\limits_{n\to\infty}\dfrac{100\sin(n!)}{2n-1} =$ _____.

9. 当 $x \to 0^+$ 时，$e^{\sqrt{x}} - 1$ 是 x 的_____阶无穷小.

10. 已知当 $x \to 0$ 时，$1 - \cos x$ 与 $a\left(\sin\dfrac{x}{2}\right)^2$ 是等价无穷小，则 $a =$ _____.

11. 设函数 $f(x) = \begin{cases} ax + b, & x \geqslant 0 \\ (a+b)x^2 + x, & x < 0 \end{cases} (a+b \neq 0)$，则 $f(x)$ 处处连续的充分必要条件是 $b =$ _____.

12. 设函数 $f(x)=\begin{cases}\dfrac{\sin x}{x}, & x<0\\ k, & x=0\\ x\sin\dfrac{1}{x}, & x>0\end{cases}$，使得 $f(x)$ 在点 $x=0$ 处连续的常数 $k=$ _____．

二、选择题

1. 下列各对函数中，_____ 表示同一个函数．

   A. $f(x)=\dfrac{x^2-1}{x+1}, g(x)=x-1$

   B. $f(x)=\ln(x^2), g(x)=2\ln x$

   C. $f(x)=\sqrt{1-\cos^2 x}, g(x)=\sin x$

   D. $f(x)=|x|, g(x)=\sqrt{x^2}$

2. 设 $f\left(x+\dfrac{1}{x}\right)=x^2+\dfrac{1}{x^2}$，则 $f(x)=$ _____．

   A. x^2-2 B. x^2+2

   C. $x-2$ D. $x^2+\dfrac{1}{x^2}-\dfrac{1}{x}$

3. 函数 $f(x)=a^x+\dfrac{1}{a^x}(a>0)$ 是 _____ 函数．

   A. 偶 B. 奇

   C. 非奇非偶 D. 无法判断

4. 设 $f(x)$ 为定义在实数集合上的任意函数，则 $F(x)=f(x)-f(-x)$ 是 _____ 函数．

   A. 偶 B. 奇

   C. 非奇非偶 D. 无法判断

5. 当 $x\to a$ 时，$f(x)$ 和 $g(x)$ 都是无穷小，则 _____ 必为无穷大．

   A. $f(x)+g(x)$ B. $f(x)g(x)$

   C. $\dfrac{1}{f(x)}+g(x)$ D. $\dfrac{f(x)}{g(x)}$

6. 当 $x\to\infty$ 时，$\alpha=\dfrac{1}{x}, \beta=\dfrac{\sin x}{x}$ 都是无穷小，则 α 是 β 的

_____.
   A. 高阶无穷小   B. 低阶无穷小
   C. 同阶无穷小   D. 不能比较

7. 设 $\lim\limits_{x\to\infty}\left(\dfrac{x^2+1}{x+1}-ax-b\right)=0$,则_____.
   A. $a=b=1$ B. $a=b=-1$
   C. $a=1,b=-1$ D. $a=-1,b=1$

8. 已知 $f(x)=\begin{cases}a+x, & x\geqslant 0\\ (1-x)^{\frac{1}{x}}, & x<0\end{cases}$ 在 $(-\infty,+\infty)$ 上处处连续,则常数 $a=$ _____.
   A. 0   B. e   C. $\dfrac{1}{e}$ D. 1

9. 点 $x=0$ 是函数 $f(x)=x\sin\dfrac{1}{x}$ 的_____间断点.
   A. 可去   B. 跳跃   C. 无穷   D. 振荡

10. 设函数 $f(x)$ 在 $[a,b]$ 上有定义,则方程 $f(x)=0$ 在 (a,b) 内有唯一实根的条件是_____.
    A. $f(x)$ 在 $[a,b]$ 上有界,且 $f(a)f(b)<0$
    B. $f(x)$ 在 $[a,b]$ 上单调,且 $f(a)f(b)<0$
    C. $f(x)$ 在 (a,b) 上连续,且 $f(a)f(b)<0$
    D. $f(x)$ 在 $[a,b]$ 上单调、连续,且 $f(a)f(b)<0$

三、计算与证明

1. 设 $f(x)=\dfrac{1}{1-x}$,求 $f[f(x)]$.

2. 求下列数列的极限.

   (1) $\lim\limits_{n\to\infty}\left(\dfrac{1}{n^2}+\dfrac{2}{n^2}+\cdots+\dfrac{n-1}{n^2}\right)$;

   (2) $\lim\limits_{n\to\infty}\dfrac{(n+1)(n+2)(n+3)}{n^3}$;

   (3) $\lim\limits_{n\to\infty}\sin(n!)\left(\dfrac{n^2-1}{3n^3+2}\right)$;   (4) $\lim\limits_{n\to\infty}\dfrac{2^{n+1}+3^{n+1}}{2^n+3^n}$;

   (5) $\lim\limits_{n\to\infty}\left(1-\dfrac{1}{n}\right)^{kn}$;   (6) $\lim\limits_{n\to\infty}\left(1+\dfrac{1}{n}+\dfrac{1}{n^2}\right)^n$.

3. 求下列函数的极限.

(1) $\lim\limits_{x\to\infty}\dfrac{1\,000x}{x^2-1}$;

(2) $\lim\limits_{x\to\infty}\dfrac{(2x+3)^3(3x-2)^2}{x^5+5}$;

(3) $\lim\limits_{x\to\infty}\dfrac{(x+1)(x+2)(x-3)}{(1-3x)^3}$;

(4) $\lim\limits_{x\to-1}\dfrac{x^3+1}{x+1}$;

(5) $\lim\limits_{h\to 0}\dfrac{(x+h)^3-x^3}{h}$;

(6) $\lim\limits_{x\to 1}\left(\dfrac{1}{x-1}-\dfrac{2}{x^2-1}\right)$;

(7) $\lim\limits_{x\to 1}\dfrac{\sqrt[3]{x}-1}{\sqrt[4]{x}-1}$;

(8) $\lim\limits_{x\to 0}\dfrac{\sqrt{x+1}-\sqrt{1-x}}{x}$.

4. 求下列函数的极限.

(1) $\lim\limits_{x\to 0}\left[\dfrac{\sin x^2\cos\left(\dfrac{1}{x}\right)}{x}+\dfrac{1}{x}\sin x\right]$;

(2) $\lim\limits_{x\to\pi}\dfrac{\sin x}{\pi-x}$;

(3) $\lim\limits_{x\to 0^+}\sqrt[x]{\cos\sqrt{x}}$;

(4) $\lim\limits_{x\to 0}\dfrac{1-\cos(\sin x)}{2\ln(1+x^2)}$;

(5) $\lim\limits_{x\to 0}\dfrac{1-\sqrt{\cos x}}{x^2}$;

(6) $\lim\limits_{x\to 0}\dfrac{\sqrt{1+\sin x}-\sqrt{1-\sin x}}{x}$.

5. 求下列极限.

(1) $\lim\limits_{n\to\infty}\left(1-\dfrac{3}{n}\right)^{3n}$;

(2) $\lim\limits_{x\to\infty}\left(\dfrac{x-1}{x+3}\right)^{x+2}$;

(3) $\lim\limits_{n\to\infty}\left[\sqrt{1+2+\cdots+n}-\sqrt{1+2+\cdots+(n-1)}\right]$;

(4) $\lim\limits_{n\to\infty}\sqrt[n]{a_1^n+a_2^n+\cdots+a_k^n}\,(a_1,a_2,\cdots,a_k>0)$.

6. 已知 $\lim\limits_{x\to\infty}(\sqrt[3]{1-x^3}-\lambda x-\mu)=0$, 求 λ,μ.

7. 设函数 $f(x)=\begin{cases}\dfrac{\sin x}{x}, & x<0 \\ a, & x=0 \\ \dfrac{b(\sqrt{1+x}-1)}{x}, & x>0\end{cases}$ 在 $x=0$ 处连续,

求常数 a,b.

8. 证明:方程 $x^2\cos x-\sin x=0$ 在区间 $\left(\pi,\dfrac{3\pi}{2}\right)$ 内至少有一个

实根.

9. 设 $f(x)$ 在 $[0,2a]$ 上连续,$f(0)=f(2a)$,证明:在 $[0,a]$ 上至少存在一点 ξ,使得 $f(\xi)=f(\xi+a)$.

10. 证明:若 $f(x)$ 在 $[a,b]$ 上连续,$a<x_1<x_2<\cdots<x_n<b$,则在 $[x_1,x_n]$ 上必存在 ξ,使得 $f(\xi)=\dfrac{f(x_1)+f(x_2)+\cdots+f(x_n)}{n}$.

【补充习题参考答案】

一、填空题

1. $(-1,2)$.　　2. $(1,10)$.　　3. 0.　　4. $-\dfrac{\pi}{2}$.

5. 1.　　6. e^2.　　7. 1.　　8. 0.　　9. 低.　　10. 2.

11. 0.　　12. 不存在.

二、选择题

1. D.　　2. A.　　3. A.　　4. B　　5. C.　　6. D.　　7. C.

8. C.　　9. A.　　10. D.

三、计算与证明

1. $\dfrac{x-1}{x}$.

2. (1) 0.5;　　(2) 1;

(3) 0(提示:当 $n\to\infty$ 时,$\dfrac{n^2-1}{3n^3+2}$ 是无穷小,而 $\sin(n!)$ 是有界量);

(4) 1(提示:分子分母同除以 3^n 或 3^{n+1});

(5) e^{-k};　　(6) e.

3. (1) 0;　　(2) 72;　　(3) $-\dfrac{1}{27}$;　　(4) 3;　　(5) $3x^2$;

(6) 0.5;　　(7) $\dfrac{4}{3}$(提示:令 $x=t^{12}$);

(8) 1(提示:将分子有理化).

4. (1) 原式 $=\lim\limits_{x\to 0}\dfrac{\sin x^2}{x}\cos\dfrac{1}{x}+\lim\limits_{x\to 0}\dfrac{\sin x}{x}=0+1=1$;

(2) 令 $\pi-x=t$,原式 $=\lim\limits_{t\to 0}\dfrac{\sin(\pi-t)}{t}=\lim\limits_{t\to 0}\dfrac{\sin t}{t}=1$;

(3) 原式 $= \lim\limits_{x \to 0^+} \left\{ \left[1 + (\cos\sqrt{x} - 1)\right]^{\frac{1}{\cos\sqrt{x}-1}} \right\}^{\frac{\cos\sqrt{x}-1}{x}} = e^{\lim\limits_{x \to 0} \frac{\cos\sqrt{x}-1}{x}} = e^{\lim\limits_{x \to 0} \frac{-\frac{x}{2}}{x}}$
$= e^{-\frac{1}{2}}$;

(4) 原式 $= \lim\limits_{x \to 0} \dfrac{\frac{1}{2}\sin^2 x}{2x^2} = \lim\limits_{x \to 0} \dfrac{\frac{1}{2}x^2}{2x^2} = \dfrac{1}{4}$;

(5) 原式 $= \lim\limits_{x \to 0} \dfrac{1 - \cos x}{x^2(1 + \sqrt{\cos x})} = \lim\limits_{x \to 0} \dfrac{\frac{1}{2}x^2}{2x^2} = \dfrac{1}{4}$;

(6) 原式 $= \lim\limits_{x \to 0} \dfrac{2\sin x}{x(\sqrt{1+\sin x} + \sqrt{1-\sin x})} = \lim\limits_{x \to 0} \dfrac{2x}{2x} = 1.$

5. (1) 原式 $= \lim\limits_{n \to \infty} \left[\left(1 + \dfrac{-3}{n}\right)^{\frac{n}{-3}}\right]^{\frac{-9n}{n}} = e^{-9}$;

(2) 原式 $= \lim\limits_{x \to \infty} \left[\left(1 + \dfrac{-4}{x+3}\right)^{\frac{x+3}{-4}}\right]^{\frac{-4(x+2)}{x+3}} = e^{-4}$;

(3) 原式 $= \lim\limits_{n \to \infty} \dfrac{n}{\sqrt{\dfrac{n(n+1)}{2}} + \sqrt{\dfrac{n(n-1)}{2}}} = \lim\limits_{n \to \infty} \dfrac{1}{\sqrt{\dfrac{1+\frac{1}{n}}{2}} + \sqrt{\dfrac{1-\frac{1}{n}}{2}}} = \dfrac{1}{\sqrt{2}}$;

(4) 设 $a = \max\{a_1, a_2, \cdots, a_k\}$, 则 $a = \sqrt[n]{a^n} \leqslant \sqrt[n]{a_1^n + a_2^n + \cdots + a_k^n} \leqslant \sqrt[n]{ka^n}$
$= a\sqrt[n]{k}$, 两边令 $n \to \infty$ 取极限, 由夹逼定理得原式 $= a.$

6. 令 $x = \dfrac{1}{t}$, 则

$$\mu = \lim\limits_{t \to 0}\left(\sqrt[3]{1 - \dfrac{1}{t^3}} - \dfrac{\lambda}{t}\right) = \lim\limits_{t \to 0} \dfrac{\sqrt[3]{t^3 - 1} - \lambda}{t} \qquad ①$$

所以 $-1 - \lambda = 0, \lambda = -1$, 代入式①有

$$\mu = \lim\limits_{t \to 0} \dfrac{\sqrt[3]{t^3 - 1} + 1}{t} = -\lim\limits_{t \to 0} \dfrac{\sqrt[3]{1 - t^3} - 1}{t} = -\lim\limits_{t \to 0} \dfrac{-\frac{1}{3}t^3}{t} = 0$$

则 $\lambda = -1, \mu = 0.$

7. 由于 $f(x)$ 在 $x = 0$ 处连续, 所以在 $x = 0$ 处左连续且右连续, 即

$$\lim\limits_{x \to 0^-} \dfrac{\sin x}{x} = a, \quad a = 1 \qquad ①$$

$$\lim\limits_{x \to 0^+} \dfrac{b(\sqrt{1+x}-1)}{x} = a \qquad ②$$

将式①代入式②, 整理得

$$\frac{1}{b} = \lim_{x \to 0^+} \frac{\frac{1}{2}x}{x} = \frac{1}{2}, \quad b = 2$$

8. 令 $f(x) = x^2 \cos x - \sin x$，显然 $f(x)$ 在 $\left[\pi, \frac{3\pi}{2}\right]$ 上连续，且 $f(\pi)f\left(\frac{3\pi}{2}\right) = -\pi^2 < 0$，由零点定理，在区间 $\left(\pi, \frac{3\pi}{2}\right)$ 内至少存在一点 ξ，使得 $f(\xi) = 0$，即方程 $f(x) = 0$ 在 $\left(\pi, \frac{3\pi}{2}\right)$ 内至少有一个实根。

9. 令 $F(x) = f(x) - f(x+a)$，显然 $F(x)$ 在区间 $[0, a]$ 上连续. 又
$$F(0) = f(0) - f(a), \quad F(a) = f(a) - f(2a) = f(a) - f(0)$$
若 $F(0) = 0$ 或 $F(a) = 0$，则 $\xi = 0$ 或 a；若 $F(0)F(a) < 0$，则由零点定理得，至少存在一点 ξ，使得 $F(\xi) = 0$，即 $f(\xi) = f(\xi + a)$.

10. 由 $f(x)$ 在 $[x_1, x_n]$ 上连续，故存在最大值 M 和最小值 m. 易知
$$m \leqslant \frac{f(x_1) + f(x_2) + \cdots + f(x_n)}{n} \leqslant M$$
则由最值定理得，在 $[x_1, x_n]$ 上必存在 ξ，使得
$$f(\xi) = \frac{f(x_1) + f(x_2) + \cdots + f(x_n)}{n}$$

【自测题】

一、填空题（每小题 3 分，共 15 分）

1. $y = \arccos \frac{2x}{1+x^2}$ 的定义域是 _____，值域是 _____.

2. 设 $f(x)$ 是偶函数，且当 $x > 0$ 时，$f(x) = \sqrt{x}$，又设 $a < 0$，则 $f(a) =$ _____.

3. 当 $y = f(x)$ 的图形关于 _____ 对称时，$y = f(x)$ 的反函数即为本身.

4. 已知 $\lim\limits_{n \to \infty} \frac{a^2 + bn + 5}{3n - 2} = 2$，则 $a =$ _____，$b =$ _____.

5. 设 $f(x)=\begin{cases} e^{-\frac{1}{x^2}}, & x\neq 0 \\ a, & x=0 \end{cases}$,且已知 $f(x)$ 无间断点,则 $a=$ _____.

二、选择题(每小题 3 分,共 15 分)

1. 常函数 $y=c(-\infty<x<+\infty)$ 的反函数_____.
   A. 不存在 B. 存在,但不确定
   C. $x=c$ D. $y=c-x$

2. 在下列命题中,命题_____是正确的.
   A. 两个无穷大量的代数和仍是无穷大量
   B. 两个无穷大量的积仍是无穷大量
   C. 两个无穷大量的商仍是无穷大量
   D. 以上命题都不对

3. 当 $x\to 0$ 时,函数 $f(x)=\dfrac{x^2}{2}$ 与函数_____是等价无穷小.
   A. $\sin x$ B. $1-\cos x$
   C. $\tan x$ D. $\ln(1+x^2)$

4. 设 $f(x)=\dfrac{1-x}{1+x}$,$g(x)=1-\sqrt[3]{x}$,则当 $x\to 1$ 时,有_____.
   A. $f(x)$ 与 $g(x)$ 是等价无穷小
   B. $f(x)$ 是比 $g(x)$ 高阶的无穷小
   C. $f(x)$ 是比 $g(x)$ 低阶的无穷小
   D. $f(x)$ 与 $g(x)$ 是同阶无穷小

5. $f(x)$ 在 x_0 处左、右极限存在并相等是 $f(x)$ 在 x_0 处连续的_____.
   A. 充分条件 B. 必要条件
   C. 充要条件 D. 以上都不对

三、求极限(每小题 3 分,共 15 分)

1. $\lim\limits_{x\to 0}\dfrac{\sin 3x}{\sin 2x}$;

2. $\lim\limits_{x\to\infty}x\sin\dfrac{1}{x}$;

3. $\lim\limits_{x\to\infty}\left(1+\dfrac{2}{x}\right)^x$;

4. $\lim\limits_{x\to\infty}\left(\dfrac{x^2}{x^2-1}\right)^x$;

5. $\lim\limits_{x \to 0}(1+3x)^{\frac{1}{x}}$.

四、解答题(40 分)

1. 确定 a 的值,使得函数 $f(x) = \begin{cases} x\sin\dfrac{1}{x}, & x \neq 0 \\ a, & x = 0 \end{cases}$ 处处连续.(6 分)

2. 求函数 $f(x) = \dfrac{x}{\tan x}$ 的间断点,并判定其类型.(10 分)

3. 已知 $\lim\limits_{x \to +\infty}(\sqrt{x^2+ax+b}+cx+d) = 0$,试确定 a,b,c,d 之间的关系.(12 分)

4. 函数 $f(x) = \lim\limits_{n \to \infty}\dfrac{x^{2n-1}+ax^2+bx}{1+x^{2n}}$ 为连续函数,求 a 与 b 的值.(12 分)

五、证明题(15 分)

设函数 $f(x), g(x)$ 在 $[a,b]$ 上连续,且 $f(a) > g(a), f(b) < g(b)$,证明:在 (a,b) 内,曲线 $y = f(x)$ 和 $y = g(x)$ 至少有一个交点.

【自测题参考答案】

一、填空题

1. $(-\infty, +\infty), [0, \pi]$. 2. $\sqrt{-a}$. 3. $y = x$.
4. $a \in \mathbf{R}, b = 6$. 5. 0.

二、选择题

1. C. 2. B. 3. B. 4. D. 5. B.

三、求极限

1. 1.5. 2. 1. 3. e^2. 4. 1. 5. e^3.

四、解答题

1. 由 $f(x)$ 处处连续,知在点 $x=0$ 处也连续,即
$$\lim\limits_{x \to 0} x\sin\dfrac{1}{x} = f(0) = a, \quad a = 0$$

2. 当 $x=0, x=k\pi+\dfrac{\pi}{2}(k=0,\pm 1,\pm 2,\cdots), x=k\pi(k=\pm 1,\pm 2,\cdots)$ 时,

$f(x)$无定义,故点 $x=0, x=k\pi+\dfrac{\pi}{2}(k=0,\pm 1,\pm 2,\cdots), x=k\pi(k=\pm 1, \pm 2,\cdots)$ 都是间断点;又

$$\lim_{x\to 0^-}\dfrac{x}{\tan x}=\lim_{x\to 0^+}\dfrac{x}{\tan x}=1$$

则点 $x=0$ 是可去间断点;

同理可证 $x=k\pi+\dfrac{\pi}{2}(k=0,\pm 1,\pm 2,\cdots)$ 也是可去间断点;而 $\lim\limits_{x\to k\pi}\dfrac{x}{\tan x}=\infty$,
所以点 $x=k\pi(k=\pm 1,\pm 2,\cdots)$ 是无穷间断点.

3. 令 $x=\dfrac{1}{t}$,则

$$\lim_{t\to 0^+}\left(\sqrt{\dfrac{1}{t^2}+\dfrac{a}{t}+b}+\dfrac{c}{t}+d\right)=\lim_{t\to 0^+}\dfrac{\sqrt{bt^2+at+1}+c+dt}{t}=0 \quad \text{①}$$

所以 $1+c=0, c=-1$. 代入式①,整理得

$$-d=\lim_{t\to 0^+}\dfrac{\sqrt{bt^2+at+1}-1}{t}=\lim_{t\to 0^+}\dfrac{bt^2+at}{2t}=\dfrac{a}{2}$$

$$a+2d=0$$

故

$$\begin{cases} a+2d=0 \\ b \text{ 为任意实数} \\ c=-1 \end{cases}$$

4. 先求函数的非极限表达式.

当 $|x|<1$ 时,$\lim\limits_{n\to\infty}x^{2n-1}=\lim\limits_{n\to\infty}x^{2n}=0$,所以

$$f(x)=\lim_{n\to\infty}\dfrac{x^{2n-1}+ax^2+bx}{x^{2n}+1}=ax^2+bx$$

当 $|x|>1$ 时,$\lim\limits_{n\to\infty}x^{2n-1}=\lim\limits_{n\to\infty}x^{2n}=\infty$,所以

$$f(x)=\lim_{n\to\infty}\dfrac{x^{-1}+ax^{2-2n}+bx^{1-2n}}{1+x^{-2n}}=\dfrac{1}{x}$$

当 $x=1$ 时,$\lim\limits_{n\to\infty}x^{2n-1}=\lim\limits_{n\to\infty}x^{2n}=1$,所以

$$f(x)=\dfrac{a+b+1}{2}$$

当 $x=-1$ 时,$\lim\limits_{n\to\infty}x^{2n-1}=-1, \lim\limits_{n\to\infty}x^{2n}=1$,所以

$$f(x)=\dfrac{a-b-1}{2}$$

故函数的非极限表达式为

$$f(x)=\lim_{n\to\infty}\frac{x^{2n-1}+ax^2+bx}{x^{2n}+1}=\begin{cases}\dfrac{1}{x}, & |x|>1\\ ax^2+bx, & |x|<1\\ \dfrac{a+b+1}{2}, & x=1\\ \dfrac{a-b-1}{2}, & x=-1\end{cases}$$

由 $f(x)$ 的连续性知 $a=0,b=1$.

五、证明题

设辅助函数 $F(x)=f(x)-g(x)$,显然 $F(x)$ 在区间 $[a,b]$ 上连续;又 $F(a)>0,F(b)<0$,则根据零点定理知,在 (a,b) 内至少存在一点 ξ,使得 $F(\xi)=0$,即在 (a,b) 内,曲线 $y=f(x)$ 和 $y=g(x)$ 至少有一个交点.

第 2 章　一元函数微分学

【目的与要求】

1. 掌握

（1）导数的定义和导数的几何意义；求曲线上一点处的切线方程及法线方程的方法.

（2）基本初等函数的求导公式与求导法则、隐函数的求导法和对数求导法.

（3）用洛必塔法则求未定式极限的方法.

（4）利用导数判断函数单调性的方法；函数极值的概念，函数极值与最值的求解方法；平面曲线的凹凸性、拐点及判断方法.

（5）一般函数图形的正确描绘.

（6）微分的概念及计算.

2. 熟悉

（1）由定义求导数的方法、反函数的求导法则以及高阶导数的求导法.

（2）可导与连续的关系、可导与可微之间的关系.

（3）函数曲线渐近线的计算方法.

3. 了解

（1）导数的物理意义.

（2）罗尔定理、拉格朗日中值定理.

（3）微分的应用.

第2章 一元函数微分学

【重点与难点】

2.1 导数的概念

1. 导数的定义

(1) 函数在一点处的导数：

$$\lim_{\Delta x \to 0} \frac{\Delta y}{\Delta x} = \lim_{\Delta x \to 0} \frac{f(x_0 + \Delta x) - f(x_0)}{\Delta x} = f'(x_0)$$

(2) 导函数：

$$\lim_{\Delta x \to 0} \frac{\Delta y}{\Delta x} = \lim_{\Delta x \to 0} \frac{f(x + \Delta x) - f(x)}{\Delta x} = f'(x)$$

函数在一点处的导数 $f'(x_0)$，就是导函数 $f'(x)$ 在点 $x = x_0$ 处的值.

导数的实质是增量比的极限，即

$$导数 = \lim_{自变量增量 \to 0} \frac{相应函数的增量}{自变量的增量}$$

2. 利用定义求导数的步骤

(1) 求出函数的增量 Δy；

(2) 求增量的比值 $\dfrac{\Delta y}{\Delta x}$；

(3) 求增量比值的极限，即

$$y' = \lim_{\Delta x \to 0} \frac{f(x + \Delta x) - f(x)}{\Delta x}$$

3. 导数的几何意义及可导与连续的关系

(1) 函数在一点处的导数就是函数曲线在该点处的切线斜率；

(2) 函数可导则一定连续，但函数连续则未必可导.

2.2 初等函数的导数与求导法则

1. 函数四则运算的求导法则

$$[u(x) \pm v(x)]' = u'(x) \pm v'(x)$$

$$[u(x)v(x)]' = u'(x)v(x) + u(x)v(x)'$$

$$\left[\frac{u(x)}{v(x)}\right]' = \frac{u'(x)v(x) - u(x)v'(x)}{v^2(x)}, \quad v(x) \neq 0$$

2. 反函数的求导法则

$$f'(x) = \frac{1}{\varphi'(y)}, \quad \varphi'(y) \neq 0$$

3. 复合函数的求导法则

$$[f(\varphi(x))]' = f'(u)\varphi'(x) \quad \text{或} \quad \frac{dy}{dx} = \frac{dy}{du} \cdot \frac{du}{dx}(u = \varphi(x))$$

4. 隐函数的导数

首先隐函数表达式等号两端分别对自变量 x 求导,然后再解出所求的导数.

5. 对数求导法

将函数表达式两边取自然对数,然后按隐函数的求导方法求出 y 的导数.

2.3 中值定理与导数的应用

1. 洛必塔(L'Hospital)法则

若 $f(x), g(x)$ 满足:

(1) 当 $x \to x_0$ (或 $x \to \infty$)时,函数 $f(x), g(x)$ 都趋于 0 或都趋于无穷大;

(2) 当 $x \to x_0$ (或 $x \to \infty$)时,$f'(x), g'(x)$ 存在,且 $g'(x) \neq 0$;

(3) $\lim \dfrac{f'(x)}{g'(x)}$ 存在或为无穷大,则

$$\lim \frac{f(x)}{g(x)} = \lim \frac{f'(x)}{g'(x)}$$

洛必塔法则是求未定式极限的简便有效的方法,在使用过程中需注意是否满足洛必塔法则的三个条件,否则会造成错误. 极限中共有七种未定式,分别是

$$\frac{0}{0}, \quad \frac{\infty}{\infty}, \quad 0 \cdot \infty, \quad \infty - \infty, \quad 0^0, \quad 1^\infty, \quad \infty^0$$

其中对 $\dfrac{0}{0}, \dfrac{\infty}{\infty}$ 型未定式,如果其满足洛必塔法则的三个条件,可直接

用洛必塔法则求解；对后五种未定式,可先通过适当变形,化为 $\dfrac{0}{0}$ 或 $\dfrac{\infty}{\infty}$ 型未定式,然后再考虑利用洛必塔法则求解.

2. 函数单调性和极值

(1) 求函数 $f(x)$ 的定义域及导数 $f'(x)$.

(2) 求出 $y=f(x)$ 在定义域内的全部驻点及导数不存在的点；以这些点作为分点,把函数的定义域划分成几个子区间；在这些子区间上确定 $f'(x)$ 的符号.

(3) 由函数单调性的判定法确定函数的单调区间,由极值判别法则一或判别法则二确定函数极值.

3. 函数曲线的凹凸性与拐点

(1) 求函数 $f(x)$ 的定义域、一阶导数 $f'(x)$ 和二阶导数 $y=f''(x)$.

(2) 求出满足方程 $f'(x)=0$ 和 $f''(x)=0$ 的点及导数不存在的点；以这些点作为分点,把函数的定义域划分成几个子区间；在这些子区间上确定 $f''(x)$ 的符号.

(3) 由函数凹凸性的判定法则确定函数的凹凸区间及拐点.

导数应用的内容较多,如求函数最值、描绘函数的图形等. 在此不再一一列举,可参见教材的具体章节. 学习过程中,需要通过做适量的练习题,才能逐一掌握.

2.4　函数的微分及其应用

1. 函数 $y=f(x)$ 在点 x_0 处的微分

$$dy = f'(x_0)dx$$

2. 微分的计算

(1) 微分的基本公式与运算法则：微分的基本公式和运算法则来源于导数的基本公式和导数运算法则.

(2) 微分的一阶形式不变性：不管 x 是自变量还是中间变量,函数 $y=f(x)$ 的微分形式总是 $dy=f'(x)dx$. 微分的一阶形式不变性,给出了复合函数求微分的方法.

(3) 微分的近似计算公式：

$$f(x) \approx f(x_0) + f'(x_0)(x - x_0)$$

【典型例题】

例1 求常数 a, b,使得 $f(x) = \begin{cases} e^x, & x \geq 0 \\ ax+b, & x < 0 \end{cases}$ 在 $x=0$ 点可导.

解 若使 $f(x)$ 在 $x=0$ 点可导,则 $f(x)$ 在点 $x=0$ 处必连续,故
$$\lim_{x \to 0^+} f(x) = \lim_{x \to 0^-} f(x) = f(0)$$
即有 $e^0 = a \cdot 0 + b$,从而 $b=1$;又若使 $f(x)$ 在点 $x=0$ 处可导,则 $f(x)$ 在点 $x=0$ 左、右导数必存在且相等,由左、右导数的定义知

$$f'_-(0) = \lim_{x \to 0^-} \frac{(ax+b) - e^0}{x-0} = a$$

$$f'_+(0) = \lim_{x \to 0^+} \frac{e^x - e^0}{x-0} = e^0 = 1$$

所以 $a=1$.故所求常数为 $a=b=1$.

例2 设 $f(x)$ 在 $x=0$ 邻域内连续,且 $\lim_{x \to 0} \dfrac{f(x)}{\sqrt{1+x}-1} = 2$,求 $f'(0)$.

解 因为 $\lim_{x \to 0} \dfrac{f(x)}{\sqrt{1+x}-1} = 2$,且分母趋于 0,相应分子也应该趋于 0,由 $f(x)$ 在 $x=0$ 邻域内连续知
$$f(0) = \lim_{x \to 0} f(x) = 0$$
所以
$$f'(0) = \lim_{x \to 0} \frac{f(x) - f(0)}{x-0} = \lim_{x \to 0} \frac{f(x)}{x}$$
$$= \lim_{x \to 0} \frac{f(x)}{\sqrt{1+x}-1} \cdot \frac{\sqrt{1+x}-1}{x}$$
$$= 2 \cdot \lim_{x \to 0} \frac{(1+x)-1}{x(\sqrt{1+x}+1)} = 2 \cdot \frac{1}{2} = 1$$

例3 求圆 $x^2+y^2=1$ 在 $x=\dfrac{1}{2}$ 时的切线.

解 因为当 $x=\dfrac{1}{2}$ 时,确定了圆周上的两个点 $A\left(\dfrac{1}{2},\dfrac{\sqrt{3}}{2}\right)$ 和 $B\left(\dfrac{1}{2},-\dfrac{\sqrt{3}}{2}\right)$(图 2.1). 首先求这两点处的切线斜率 k_A 和 k_B.

在方程 $x^2+y^2=1$ 两边对 x 求导,得

$$2x+2y\cdot\dfrac{\mathrm{d}y}{\mathrm{d}x}=0$$

因此

$$\dfrac{\mathrm{d}y}{\mathrm{d}x}=-\dfrac{x}{y}$$

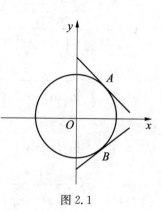

图 2.1

所以

$$k_A=\dfrac{\mathrm{d}y}{\mathrm{d}x}\bigg|_{A\left(\frac{1}{2},\frac{\sqrt{3}}{2}\right)}=-\dfrac{\frac{1}{2}}{\frac{\sqrt{3}}{2}}=-\dfrac{1}{\sqrt{3}}=-\dfrac{\sqrt{3}}{3}$$

$$k_B=\dfrac{\mathrm{d}y}{\mathrm{d}x}\bigg|_{B\left(\frac{1}{2},-\frac{\sqrt{3}}{2}\right)}=-\dfrac{\frac{1}{2}}{-\frac{\sqrt{3}}{2}}=\dfrac{1}{\sqrt{3}}=\dfrac{\sqrt{3}}{3}$$

故所求切线为

$$y-\dfrac{\sqrt{3}}{2}=-\dfrac{\sqrt{3}}{3}\left(x-\dfrac{1}{2}\right) \quad 和 \quad y+\dfrac{\sqrt{3}}{2}=\dfrac{\sqrt{3}}{3}\left(x-\dfrac{1}{2}\right)$$

例4 求下列函数的导数或导函数.

(1) $y=2^{\sin x^2}$,求 y';

(2) $y=\ln\left[\ln\left(\ln\tan\dfrac{x}{2}\right)\right]$,求 y';

(3) $y=a^{b^x}+x^{a^b}+b^{x^a}$,求 y';

(4) 设函数 $y=f(x)$ 由方程 $\sin(xy)-\ln\dfrac{x+1}{y}=1$ 确定,

求 $y'|_{x=0}$.

解 (1) $y' = (2^{\sin x^2})' = 2^{\sin x^2}\ln 2 \cdot (\sin x^2)'$
$= 2^{\sin x^2}\ln 2 \cdot \cos x^2 (x^2)' = 2^{\sin x^2}\ln 2 \cdot \cos x^2 \cdot 2x$
$= 2\ln 2 \cdot 2^{\sin x^2} x\cos x^2.$

(2) $y' = \dfrac{1}{\ln\left(\ln\tan\dfrac{x}{2}\right)} \cdot \left[\ln\left(\ln\tan\dfrac{x}{2}\right)\right]'$

$= \dfrac{1}{\ln\left(\ln\tan\dfrac{x}{2}\right)} \cdot \dfrac{1}{\ln\tan\dfrac{x}{2}} \left(\ln\tan\dfrac{x}{2}\right)'$

$= \dfrac{1}{\ln\left(\ln\tan\dfrac{x}{2}\right)} \cdot \dfrac{1}{\ln\tan\dfrac{x}{2}} \cdot \dfrac{1}{\tan\dfrac{x}{2}} \cdot \left(\tan\dfrac{x}{2}\right)'$

$= \dfrac{1}{\ln\left(\ln\tan\dfrac{x}{2}\right)} \cdot \dfrac{1}{\ln\tan\dfrac{x}{2}} \cdot \dfrac{1}{\tan\dfrac{x}{2}} \cdot \dfrac{1}{\cos^2\dfrac{x}{2}} \cdot \left(\dfrac{x}{2}\right)'$

$= \dfrac{1}{2} \cdot \dfrac{1}{\cos^2\dfrac{x}{2}} \cdot \dfrac{1}{\tan\dfrac{x}{2}} \cdot \dfrac{1}{\ln\tan\dfrac{x}{2}} \cdot \dfrac{1}{\ln\left(\ln\tan\dfrac{x}{2}\right)}$

$= \dfrac{1}{\sin x} \cdot \dfrac{1}{\ln\tan\dfrac{x}{2}} \cdot \dfrac{1}{\ln\left(\ln\tan\dfrac{x}{2}\right)}.$

(3) $y' = a^{b^x}\ln a \cdot b^x \ln b + a^b x^{a^b-1} + b^{x^a}\ln b \cdot ax^{a-1}.$

(4) 方程两边对 x 求导数,得

$$\cos(xy)\cdot(y+xy') - \dfrac{y}{x+1} \cdot \dfrac{[y-y'(x+1)]}{y^2} = 0$$

$$y\cos(xy) + x\cos(xy)y' - \dfrac{1}{x+1} + \dfrac{y'}{y} = 0$$

当 $x=0$ 时,代入原方程得 $y=e$,把 $x=0$, $y=e$ 代入上式,得

$$y'|_{x=0} = e - e^2$$

例5 设 $f(x) = \begin{cases} \dfrac{2}{a}a^x + 1 - \dfrac{2}{a}, & x\leqslant 0 \\ \dfrac{\sin x}{x}, & x>0 \end{cases}$ $(a>0, a\neq 1)$,求 $f'(x)$.

解 当 $x<0$ 时,有
$$f'(x) = \frac{2}{a}\ln a \cdot a^x$$
当 $x>0$ 时,有
$$f'(x) = \frac{x\cos x - \sin x}{x^2}$$
当 $x=0$ 时,有
$$f'_-(0) = \lim_{x\to 0^-}\frac{f(x)-f(0)}{x-0} = \lim_{x\to 0^-}\frac{\frac{2}{a}a^x + 1 - \frac{2}{a} - 1}{x}$$
$$= \lim_{x\to 0^-}\frac{\frac{2}{a}(a^x-1)}{x} = \frac{2}{a}\ln a$$
$$f'_+(0) = \lim_{x\to 0^+}\frac{f(x)-f(0)}{x} = \lim_{x\to 0^+}\frac{\frac{\sin x}{x}-1}{x}$$
$$= \lim_{x\to 0^+}\frac{\sin x - x}{x^2} = \lim_{x\to 0^+}\frac{\cos x - 1}{2x} = 0$$

因为 $f'_-(0) \neq f'_+(0)$,所以 $f'(0)$ 不存在,故
$$f'(x) = \begin{cases} \dfrac{2}{a}\ln a \cdot a^x, & x<0 \\ \dfrac{x\cos x - \sin x}{x^2}, & x>0 \end{cases}$$

例 6 求高阶导数.

(1) 设 $y = \sin^3 x$,求 $y^{(n)}$;

(2) 设 $u = f[\varphi(x) + 2x]$,其中 $f(x), \varphi(x)$ 均二阶可导,试求 $\dfrac{\mathrm{d}^2 u}{\mathrm{d}x^2}$.

解 (1) 将函数进行三角变换,可得
$$y = \sin^3 x = \frac{3}{4}\sin x - \frac{1}{4}\sin 3x$$
根据 $\sin x$ 的 n 阶导数公式,有
$$y^{(n)} = \frac{3}{4}\sin\left(x + \frac{n\pi}{2}\right) - \frac{3^n}{4}\sin\left(3x + \frac{n\pi}{2}\right)$$

(2) 令 $v=\varphi(x)+2x$，则有

$$\frac{\mathrm{d}u}{\mathrm{d}x} = \frac{\mathrm{d}f}{\mathrm{d}v} \cdot \frac{\mathrm{d}v}{\mathrm{d}x} = \frac{\mathrm{d}f}{\mathrm{d}v}\left(\frac{\mathrm{d}\varphi}{\mathrm{d}x}+2\right)$$

$$\frac{\mathrm{d}^2 u}{\mathrm{d}x^2} = \frac{\mathrm{d}^2 f}{\mathrm{d}v^2}\left(\frac{\mathrm{d}\varphi}{\mathrm{d}x}+2\right)^2 + \frac{\mathrm{d}f}{\mathrm{d}v}\left(\frac{\mathrm{d}^2 \varphi}{\mathrm{d}x^2}\right)$$

例 7 求极限 $\lim\limits_{x\to 0}\left(\dfrac{\sin x}{x}\right)^{\frac{1}{1-\cos x}}$.

解 因

$$\lim\limits_{x\to 0}\left(\frac{\sin x}{x}\right)^{\frac{1}{1-\cos x}} = \lim\limits_{x\to 0}\mathrm{e}^{\frac{1}{1-\cos x}\ln\left|\frac{\sin x}{x}\right|} = \mathrm{e}^{\lim\limits_{x\to 0}\frac{1}{1-\cos x}\ln\left|\frac{\sin x}{x}\right|}$$

而

$$\lim\limits_{x\to 0}\frac{1}{1-\cos x}\ln\left|\frac{\sin x}{x}\right| = \lim\limits_{x\to 0}\frac{\ln|\sin x| - \ln|x|}{1-\cos x}$$

$$= \lim\limits_{x\to 0}\frac{x\cos x - \sin x}{x\sin^2 x}$$

$$= \lim\limits_{x\to 0}\frac{x\cos x - \sin x}{x^3}$$

$$= \lim\limits_{x\to 0}\frac{-x\sin x}{3x^2} = -\frac{1}{3}$$

所以

$$\lim\limits_{x\to 0}\left(\frac{\sin x}{x}\right)^{\frac{1}{1-\cos x}} = \mathrm{e}^{-\frac{1}{3}}$$

例 8 求极限 $\lim\limits_{x\to 0}\dfrac{\mathrm{e}^x - \sqrt{1+2x}}{\ln(1+x^2)}$.

解法 1 应用洛必塔法则，有

$$\lim\limits_{x\to 0}\frac{\mathrm{e}^x - \sqrt{1+2x}}{\ln(1+x^2)} = \lim\limits_{x\to 0}\frac{\mathrm{e}^x - \dfrac{1}{2\sqrt{1+2x}}\cdot 2}{\dfrac{2x}{1+x^2}}$$

$$= \lim\limits_{x\to 0}\frac{1+x^2}{2}\lim\limits_{x\to 0}\frac{\mathrm{e}^x - \dfrac{1}{\sqrt{1+2x}}}{x}$$

$$= \frac{1}{2}\lim\limits_{x\to 0}\left[\mathrm{e}^x + \frac{1}{2\sqrt{(1+2x)^3}}\cdot 2\right] = 1$$

解法 2 无穷小代换与洛必塔法则相结合,有

$$\lim_{x\to 0}\frac{e^x-\sqrt{1+2x}}{\ln(1+x^2)} = \lim_{x\to 0}\frac{e^x-\sqrt{1+2x}}{x^2}$$

$$= \lim_{x\to 0}\frac{e^x-\dfrac{1}{2\sqrt{1+2x}}\cdot 2}{2x}$$

$$= \frac{1}{2}\lim_{x\to 0}\left[e^x+\frac{1}{2\sqrt{(1+2x)^3}}\cdot 2\right] = 1$$

例 9 设 $f(x)$ 具有连续的二阶导数,且 $f(0)=0, f'(0)=0$, $f''(0)=6$,试求极限 $\lim\limits_{x\to 0}\dfrac{f(\sin^2 x)}{x^4}$.

解 由题意得

$$\lim_{x\to 0}\frac{f(\sin^2 x)}{x^4} = \lim_{x\to 0}\frac{f'(\sin^2 x)\cdot \sin 2x}{4x^3}$$

$$= \frac{1}{2}\lim_{x\to 0}\frac{f'(\sin^2 x)}{x^2}\lim_{x\to 0}\frac{\sin 2x}{2x}$$

$$= \frac{1}{2}\lim_{x\to 0}\frac{f''(\sin^2 x)\sin 2x}{2x}$$

$$= \frac{1}{2}\lim_{x\to 0}\frac{f''(\sin^2 x)}{1}\cdot \lim_{x\to 0}\frac{\sin 2x}{2x}$$

$$= \frac{1}{2}f''(0) = 3$$

例 10 确定函数 $f(x)=(x-1)e^{\frac{\pi}{2}+\arctan x}$ 的单调区间.

解 函数的定义域为 $(-\infty,+\infty)$,求函数的导数:

$$f'(x) = e^{\frac{\pi}{2}+\arctan x} + (x-1)\cdot e^{\frac{\pi}{2}+\arctan x}\cdot \frac{1}{1+x^2}$$

$$= \frac{x^2+x}{1+x^2}e^{\frac{\pi}{2}+\arctan x}$$

令 $f'(x)=0$,解方程得驻点 $x_1=0, x_2=-1$. 驻点把函数定义域 $(-\infty,+\infty)$ 分成三个部分区间 $(-\infty,-1]$,$[-1,0]$ 及 $[0,+\infty)$.

易知,在区间 $(-\infty,-1]$ 内,$f'(x)>0$;在区间 $(-1,0)$ 内,$f'(x)<0$;在区间 $(0,+\infty)$ 内,$f'(x)>0$. 因此,函数 $f(x)$ 的单调增加

区间为$(-\infty,-1]$,$[0,+\infty)$;函数$f(x)$的单调减少区间为$[-1,0]$.

例 11 试确定 a 的取值范围,使函数 $f(x) = \dfrac{x^2+ax-2}{x-1}$ 取得极值.

解 求导数,得
$$f'(x) = \frac{(2x+a)(x-1)-(x^2+ax-2)}{(x-1)^2}$$
$$= \frac{x^2-2x-a+2}{(x-1)^2}$$

令 $f'(x)=0$,可得
$$x^2-2x-a+2=0$$

若该方程有解,则
$$\Delta = (-2)^2 - 4(2-a) = 4(a-1) \geqslant 0$$

解得 $a \geqslant 1$. 此时,驻点为
$$x_{1,2} = \frac{2\pm\sqrt{\Delta}}{2} = 1\pm\sqrt{a-1}$$

当 $a=1$ 时,有
$$f'(x) = \frac{x^2-2x+1}{(x-1)^2} = \frac{(x-1)^2}{(x-1)^2} = 1 > 0$$

故
$$f(x) = \frac{x^2+x-2}{x-1} = \frac{(x+2)(x-1)}{x-1} = x+2$$

在 $x \in \mathbf{R}$ 且 $x \neq 1$ 时是单调递增的函数,故无极值.

当 $a>1$ 时,由于
$$f''(x) = \frac{(2x-2)(x-1)^2 - 2(x^2-2x-a+2)(x-1)}{(x-1)^4}$$
$$= \frac{2(a-1)}{(x-1)^3}$$

所以
$$f''(x_{1,2}) = \frac{2(a-1)}{(\pm\sqrt{a-1})^3} = \pm\frac{2}{\sqrt{a-1}} \neq 0$$

即函数 $f(x)$ 在 x_1,x_2 点处取得极值.

因此，要使函数 $f(x) = \dfrac{x^2 + ax - 2}{x - 1}$ 能取得极值，a 的取值范围应是 $a > 1$.

例 12 有一立体的下部为圆柱体，上部为以圆柱体顶面为底的半球体，若该物体的体积为常数 V，问圆柱体的高 h 与底面圆半径 r 各取多少时，此立方体表面积最小？

解 设立体的体积为 V，表面积为 S，则有

$$V = \frac{2}{3}\pi r^3 + \pi r^2 h$$

解得

$$h = \frac{V}{\pi r^2} - \frac{2}{3}r$$

$$S = 2\pi rh + 3\pi r^2$$
$$= 2\pi r\left(\frac{V}{\pi r^2} - \frac{2}{3}r\right) + 3\pi r^2 = \frac{2V}{r} + \frac{5\pi}{3}r^2$$

又由

$$h = \frac{V}{\pi r^2} - \frac{2}{3}r > 0$$

可推知

$$0 < r < \sqrt[3]{\frac{3V}{2\pi}}$$

而

$$\frac{\mathrm{d}S}{\mathrm{d}r} = \frac{10\pi}{3}r - \frac{2V}{r^2}$$

令 $\dfrac{\mathrm{d}S}{\mathrm{d}r} = 0$，得驻点 $r = \sqrt[3]{\dfrac{3V}{5\pi}}$，这时

$$h = \left(\frac{V}{\pi r^3} - \frac{2}{3}\right)r = \left(\frac{V}{\pi} \cdot \frac{5\pi}{3V} - \frac{2}{3}\right)r = r$$

且有

$$\frac{\mathrm{d}^2 S}{\mathrm{d}r^2} = \frac{10\pi}{3} + \frac{4V}{r^3} > 0$$

故当 $r = h = \sqrt[3]{\dfrac{3V}{5\pi}}$ 时，表面积 S 取最小值，且

$$S_{\min} = 5\pi\sqrt[3]{\frac{9V^2}{25\pi^2}} = \sqrt[3]{45\pi V^2}$$

例 13 求曲线 $y = \sqrt[3]{x}$ 的拐点与凹凸区间.

解 由

$$y' = \frac{1}{3}x^{-\frac{2}{3}}$$

$$y'' = -\frac{2}{9}x^{-\frac{5}{3}}$$

可得导数不存在的点 $x=0$. 又 $x>0$ 时,$y''<0$;$x<0$ 时,$y''>0$. 故 y 在 $(-\infty,0)$ 内为凹的,在 $(0,+\infty)$ 内为凸的,$(0,0)$ 为拐点.

例 14 求曲线 $y = f(x) = x - 2\arctan x$ 的渐近线.

解 易知曲线 $y=f(x)$ 没有水平渐近线和垂直渐近线. 又因为

$$k = \lim_{x \to \pm\infty} \frac{f(x)}{x} = \lim_{x \to \pm\infty} \left(1 - \frac{2\arctan x}{x}\right) = 1$$

$$b_1 = \lim_{x \to +\infty} [f(x) - kx] = \lim_{x \to +\infty} (-2\arctan x) = -\pi$$

$$b_2 = \lim_{x \to -\infty} [f(x) - kx] = \lim_{x \to -\infty} (-2\arctan x) = \pi$$

所以曲线 $y=f(x)$ 有两条斜渐近线方程为

$$y = x - \pi$$

$$y = x + \pi$$

例 15 画出函数 $y = \dfrac{2x-1}{(x-1)^2}$ 的图形.

解 函数的定义域为 $(-\infty,1) \cup (1,+\infty)$,且

$$y' = \frac{-2x}{(x-1)^3}$$

$$y'' = \frac{2(2x+1)}{(x-1)^4}$$

令 $y'=0$ 得 $x=0$,令 $y''=0$ 得 $x=-\dfrac{1}{2}$. 在定义域内没有不可导的点.

列表讨论,如表 2.1 所示.

因为 $\lim\limits_{x \to \infty} \dfrac{2x-1}{(x-1)^2} = 0$,所以 $y = 0$ 为曲线的一条水平渐近线;又

因为 $\lim\limits_{x\to 1}\dfrac{2x-1}{(x-1)^2}=\infty$,所以 $x=1$ 为曲线的一条垂直渐近线. 曲线 $y=\dfrac{2x-1}{(x-1)^2}$ 与坐标轴的交点为 $(0,-1)$,$\left(\dfrac{1}{2},0\right)$;适当补点 $(2,3)$,$\left(4,\dfrac{7}{9}\right)$.

表 2.1

x	$\left(-\infty,-\dfrac{1}{2}\right)$	$-\dfrac{1}{2}$	$\left(-\dfrac{1}{2},0\right)$	0	(0,1)	$(1,+\infty)$
y'	−	−	−	0	+	−
y''	−	0	+	+	+	+
y	↘	拐点 $\left(-\dfrac{1}{2},-\dfrac{8}{9}\right)$	↘	极小值 $y(0)=-1$	↗	↘

根据以上讨论,即可画出函数 $y=\dfrac{2x-1}{(x-1)^2}$ 的图形,如图 2.2 所示.

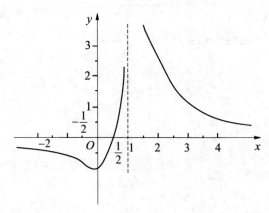

图 2.2

例 16 求 $y=\mathrm{e}^{2x}-x\log_2 x+\arctan\dfrac{2\pi}{5}$ 的微分 $\mathrm{d}y$.

解 由题意得

$$\frac{dy}{dx} = 2e^{2x} - \log_2 x - x \cdot \frac{1}{x\ln 2}$$

$$= 2e^{2x} - \log_2 x - \frac{1}{\ln 2}$$

所以
$$dy = \left(2e^{2x} - \log_2 x - \frac{1}{\ln 2}\right)dx$$

例 17 设 $y = f(e^x)e^{f(x)}$,其中 $f(x)$ 可微,求 dy.

解 由题意得
$$\frac{dy}{dx} = f'(e^x)e^x e^{f(x)} + f(e^x)e^{f(x)}f'(x)$$

$$= e^{f(x)}[f'(e^x)e^x + f(e^x)f'(x)]$$

所以
$$dy = e^{f(x)}[f'(e^x)e^x + f(e^x)f'(x)]dx$$

【习题参考答案】

1. (1) 提示：
$$(\sin 3x)' = \lim_{h \to 0} \frac{\sin(3x + 3h) - \sin 3x}{h}$$

$$= \lim_{h \to 0} \cos\left(3x + \frac{3h}{2}\right) \cdot \frac{3\sin\frac{3h}{2}}{\frac{3h}{2}} = 3\cos 3x$$

所以 $(\sin 3x)'|_{x=0} = 3$.

(2)
$$f'(x) = \lim_{h \to 0} \frac{f(x+h) - f(x)}{h} = \lim_{h \to 0} \frac{\ln(x+h) - \ln x}{h}$$

$$= \lim_{h \to 0} \frac{\ln\left(1 + \frac{h}{x}\right)}{h} = \lim_{h \to 0} \frac{1}{x} \cdot \ln\left(1 + \frac{h}{x}\right)^{\frac{x}{h}}$$

$$= \frac{1}{x}\ln e = \frac{1}{x}$$

即 $(\ln x)' = \frac{1}{x}$.

第 2 章 一元函数微分学

2. 切线方程为 $y=4x-3$；法线方程为 $y-5=-\dfrac{1}{4}(x-2)$.

3. (1) 由于 $f(x)$ 的左右导数分别为：$f'_+(0)=1, f'_-(0)=-1$，故 $|x|$ 在点 $x=0$ 处不可导.

(2) 因为
$$\lim_{x\to 0} f(x) = \lim_{x\to 0} x\sin\frac{1}{x} = 0 = f(0)$$

所以 $f(x)$ 在 $x=0$ 处连续. 又因为
$$\lim_{x\to 0}\frac{f(x)-f(0)}{x-0} = \lim_{x\to 0}\sin\frac{1}{x}$$

不存在，所以 $f(x)$ 在 $x=0$ 处不可导.

4. (1) $y'=2x+3$；

(2) $y'=2x(1+3x)(x+2)+3x^2(x+2)+x^2(1+3x)$；

(3) $y'=x\cos x$；　　(4) $y'=\dfrac{1}{2\sqrt{x}}\sin x+\sqrt{x}\cos x$；

(5) $y'=-\csc^2 x$；　　(6) $y'=3a^x\ln a+\mathrm{e}^x+\dfrac{2}{x^2}$；

(7) $y'=3x^2-4x+\cos x$；　　(8) $y'=2\sec^2 x+\sec x\tan x$；

(9) $y'=8(2x+5)^3$；　　(10) $y'=3\sin 6x$；

(11) $y'=\dfrac{2x}{1+x^4}$；　　(12) $y'=-\tan x$；

(13) $y'=10^{x\tan 2x}\ln 10(\tan 2x+2x\sec^2 2x)$；　　(14) $y'=\csc x$；

(15) $y'=\dfrac{1}{\sqrt{1-1/x^2}}\cdot\dfrac{1}{x^2}=\dfrac{|x|}{x^2\sqrt{x^2-1}}$；

(16) $y'=2\cos 2x\ln x+\dfrac{1}{x}\sin 2x$；　　(17) $y'=\dfrac{2\sqrt{x}+1}{4\sqrt{x}\sqrt{x+\sqrt{x}}}$；

(18) $y'=\dfrac{x^{n-1}-\ln x\cdot nx^{n-1}}{x^{2n}}=\dfrac{1-n\ln x}{x^{n+1}}$.

5. (1) $y'=\dfrac{y-3x^2}{3y^2-x}$；　　(2) $y'=\dfrac{-\csc^2(x+y)}{1+\csc^2(x+y)}=\dfrac{-1}{\sin^2(x+y)+1}$；

(3) $y'=\dfrac{\mathrm{e}^{x+y}-y}{x-\mathrm{e}^{x+y}}$；　　(4) $y'=\dfrac{\mathrm{e}^{y+1}}{1-x\mathrm{e}^{y+1}}$.

6. (1) $y'=(2x\ln x+x)x^{x^2}$；

(2) $y'=\dfrac{\sqrt{x+2}(3-x)^4}{(x+1)^5}\left[\dfrac{1}{2(x+2)}-\dfrac{4}{3-x}-\dfrac{5}{x+1}\right]$；

(3) $y'=\dfrac{1}{2}\sqrt{\dfrac{(x-3)(x+2)}{(x+3)(x-4)}}\left(\dfrac{1}{x-3}+\dfrac{1}{x+2}-\dfrac{1}{x+3}-\dfrac{1}{x-4}\right)$；

(4) $y' = \dfrac{1}{2}\sqrt{x\sin x\ \sqrt{1-e^x}}\left[\dfrac{1}{x}+\dfrac{\cos x}{\sin x}-\dfrac{e^x}{2(1-e^x)}\right]$;

(5) $y' = \dfrac{\dfrac{y}{x}-\ln y}{\dfrac{x}{y}-\ln x} = \dfrac{y^2-xy\ln y}{x^2-xy\ln x}$;

(6) $y' = 10^{x\tan 2x}\ln 10(\tan 2x+2x\sec^2 2x)$.

7. (1) $y' = \left(2x^3+\dfrac{1}{\sqrt{x}}+\dfrac{1}{x}\right)' = 4x-\dfrac{1}{2}x^{-\frac{3}{2}}-4x^{-2}$,

$y'' = 4+\dfrac{3}{4}x^{-\frac{5}{2}}+8x^{-3}$;

(2) $y' = \dfrac{2}{2x+1}, y'' = -\dfrac{4}{(2x+1)^2}$;

(3) $y' = -2\cos x\sin x\ln x+\cos^2 x\cdot\dfrac{1}{x}$,

$y'' = -2\cos 2x\cdot\ln x-\dfrac{2\sin 2x}{x}-\dfrac{\cos^2 x}{x^2}$;

(4) $y' = \dfrac{\cos t e^t-\sin t e^t}{e^{2t}} = \dfrac{\cos t-\sin t}{e^t}, y'' = -2e^{-t}\cos t$.

8. (1) $f'''(x) = 120(x+10)^3, f'''(1) = 159\,720$;

(2) $y' = \dfrac{1}{1+x}, y'' = -\dfrac{1}{(1+x)^2}, y''' = \dfrac{1\cdot 2}{(1+x)^3}, y^{(4)} = -\dfrac{1\cdot 2\cdot 3}{(1+x)^4},\cdots,$

$y^{(n)} = (-1)^{n-1}\dfrac{(n-1)!}{(1+x)^n}$,即

$$[\ln(1+x)]^{(n)} = (-1)^{n-1}\dfrac{(n-1)!}{(1+x)^n}$$

9. 证明：(1) 存在性. 设 $f(x) = x^3+2x^2+2x-5$, 显然 $f(x)$ 在 $[-1,2]$ 上连续, 且

$$f(-1) = -6 < 0,\quad f(2) = 15 > 0$$

由零点定理(介值定理), 至少存在一点 $\xi\in[-1,2]$, 使得 $f(\xi)=0$ 成立, 即方程 $x^3+2x^2+2x-5=0$ 至少有一个根.

(2) 唯一性. 设存在两点 $\xi_1,\xi_2\in[-1,2]$, 使得 $f(\xi_1)=f(\xi_2)=0$ 成立. 则函数 $f(x)$ 在区间 $[\xi_1,\xi_2]$ 上满足罗尔中值定理, 即至少存在一点 $\eta\in(\xi_1,\xi_2)$, 使得函数在该点处的导数为零, 也就是

$$f'(\eta) = 3\eta^2+4\eta+2 = \left(\sqrt{3}\eta+\dfrac{2}{\sqrt{3}}\right)^2+\dfrac{2}{3} = 0$$

成立, 这显然是不可能的. 故方程 $x^3+2x^2+2x-5=0$ 只有一个实根.

10. (1) $\dfrac{3}{5}$; (2) $-\dfrac{1}{2}$; (3) 2; (4) 0; (5) $\dfrac{1}{2}$;

(6) 1; (7) 1.

(8) 1. 提示：

$$\lim_{x\to+\infty}\left[\dfrac{\ln(1+x)}{x}\right]^{\frac{1}{x}}=\mathrm{e}^{\lim\limits_{x\to+\infty}\frac{1}{x}\ln\frac{\ln(1+x)}{x}}$$

其中

$$\lim_{x\to+\infty}\dfrac{1}{x}\ln\dfrac{\ln(1+x)}{x}=\lim_{x\to+\infty}\dfrac{\ln[\ln(1+x)]-\ln x}{x}=0$$

（3 次应用洛必塔法则）

故

$$\lim_{x\to+\infty}\left[\dfrac{\ln(1+x)}{x}\right]^{\frac{1}{x}}=\mathrm{e}^0=1$$

11. (1) 列表讨论，如表 2.2 所示.

表 2.2

x	$(-\infty,-1)$	-1	$(-1,0)$	0	$(0,1)$	1	$(1,+\infty)$
$f'(x)$	$-$	0	$+$	0	$-$	0	$+$
$f(x)$	减函数	-6	增函数	-5	减函数	-6	增函数

(2) 函数在其定义域内处处单调增加.

12. (1) 列表讨论，如表 2.3 所示.

表 2.3

x	$(-\infty,0)$	0	$(0,1)$	1	$(1,+\infty)$
$f'(x)$	$+$	0	$-$	0	$+$
$f(x)$	增函数	极大值 $f(0)=0$	减函数	极小值 $f(1)=-1$	增函数

(2) 函数在 $x=\dfrac{12}{5}$ 处取得极大值，$y\left(\dfrac{12}{5}\right)=\dfrac{1}{10}\sqrt{205}$.

(3) 函数在 $x=\mathrm{e}$ 处取得极小值，$f(\mathrm{e})=\mathrm{e}$.

(4) 函数在 $x=-\dfrac{1}{2}\ln 2$ 处取得极小值，$f\left(-\dfrac{1}{2}\ln 2\right)=2\sqrt{2}$.

13. 提示：由 $f'(x)=0$ 时，$x=\dfrac{\pi}{3}$，可得 $a=2$. 又

$$f''\left(\frac{\pi}{3}\right) = -2\sin\frac{\pi}{3} - 3\sin\pi < 0$$

故函数 $f(x) = a\sin x + \frac{1}{3}\sin 3x$ 在 $x = \frac{\pi}{3}$ 处取得极大值 $\sqrt{3}$.

14. 提示：设 $S(x) = \sum_{i=1}^{n}(x-x_i)^2$，令 $S'(x)=0$，得驻点 $x = \frac{1}{n}\sum_{i=1}^{n}x_i$. 而 $S''(x) = 2n > 0$，则 $S(x)$ 在 x 点处取得极小值. 故当 $x = \frac{1}{n}\sum_{i=1}^{n}x_i$ 时，x 与 $x_i(i=1,2,\cdots,n)$ 之差的平方和最小.

15. 提示：经验公式两端同时对 t 求导，得
$$v = W' = \frac{k}{341.5}W(341.5-W)$$
则
$$v' = W'' = \frac{k^2}{341.5^2}W(341.5-W)(341.5-2W)$$
令 $v'=0$，解得 $W=170.75$，代入经验公式得 $t=1.66$. 即当 $t=1.66$ 月时，婴儿的体重增长率 v 最快.

16. $t \approx 1.1630$ 时，血药浓度最高，且最高浓度为
$$C(1.1630) = 40(e^{-0.2\times 1.1630} - e^{-2.3\times 1.1630}) = 28.9423$$

17. 提示：设圆内接矩形的长、宽分别为 $2x, 2y$，则圆面积为 $S = 2x \cdot 2y = 4xy$，且有 $x^2 + y^2 = R^2$，于是
$$S(x) = 4x\sqrt{R^2 - x^2}$$
令 $S'(x)=0$，解得 $x = \frac{\sqrt{2}}{2}R$，故圆内接矩形的长、宽均为 $\sqrt{2}R$ 时，矩形面积最大，且最大面积为 $2R^2$.

18. $t=18$ 时细胞的生长率最大，且最大生长率为 324.

19. (1) 曲线 $y = x - x^2$ 在 $(-\infty, +\infty)$ 内是凸的；
    (2) 曲线 $y = x\arctan x$ 在 $(-\infty, +\infty)$ 内是凹的.

20. (1) 列表讨论，如表 2.4 所示.

表 2.4

x	$\left(-\infty, \frac{5}{3}\right)$	$\frac{5}{3}$	$\left(\frac{5}{3}, +\infty\right)$
$f''(x)$	$-$	0	$+$
$f(x)$	凸	拐点 $\left(\frac{5}{3}, \frac{20}{27}\right)$	凹

(2) 列表讨论,如表 2.5 所示.

表 2.5

x	$(-\infty,-1)$	-1	$(-1,1)$	1	$(1,+\infty)$
$f''(x)$	$-$	0	$+$	0	$-$
$f(x)$	凸	拐点 $(-1,\ln 2)$	凹	拐点 $(1,\ln 2)$	凸

(3) 列表讨论,如表 2.6 所示.

表 2.6

x	$(0,1)$	$(1,e^2)$	e^2	$(e^2,+\infty)$
$f''(x)$	$-$	$+$	0	$-$
$f(x)$	凸	凹	拐点 (e^2,e^2)	凸

(4) 函数在其定义域内无拐点,函数图形在其定义区间为凹的.

21. 提示:由
$$f'(-2)=0, \quad f''(1)=0$$
$$f(-2)=44, \quad f(1)=-10$$

可得方程组
$$\begin{cases} 12a-4b+c=0 \\ 3a+b=0 \\ -8a+4b-2c+d=44 \\ a+b+c+d=-10 \end{cases}$$

解方程组得
$$a=1, \quad b=-3$$
$$c=-24, \quad d=16$$

22. (1) 直线 $x=-1,x=1$ 为曲线的垂直渐近线,直线 $y=1$ 为曲线的水平渐近线.

(2) 直线 $x=0$ 为曲线 $f(x)$ 的垂直渐近线,直线 $y=x$ 是曲线 $f(x)$ 的斜渐近线.

23. (1) 函数没有渐近线,可列表讨论,如表 2.7 所示.

表 2.7

x	$(-\infty, -1)$	-1	$\left(-1, -\dfrac{\sqrt{2}}{2}\right)$	$-\dfrac{\sqrt{2}}{2}$	$\left(-\dfrac{\sqrt{2}}{2}, 0\right)$	0	$\left(0, \dfrac{\sqrt{2}}{2}\right)$	$\dfrac{\sqrt{2}}{2}$	$\left(\dfrac{\sqrt{2}}{2}, 1\right)$	1	$(1, +\infty)$
$f'(x)$	+	0	−	−	−	0	−	−	−	0	+
$f''(x)$	−	−	−	0	+	0	−	0	+	+	+
$f(x)$	↗	极大值 $(-1,2)$	↘	拐点	↘	拐点	↘	拐点	↘	极小值 $(1,-2)$	↗

画出函数图形如图 2.3 所示.

(2) $x=\pm\sqrt{3}$ 是函数曲线的垂直渐近线,$y=0$ 是函数曲线的水平渐近线,列表讨论,如表 2.8 所示.

表 2.8

x	$(-\infty, -\sqrt{3})$	$-\sqrt{3}$	$(-\sqrt{3}, 0)$	0	$(0, \sqrt{3})$	$\sqrt{3}$	$(\sqrt{3}, +\infty)$
$f'(x)$	+	无意义	+	+	+	无意义	+
$f''(x)$	+	无意义	−	0	+	无意义	−
$f(x)$	↗	无意义	↗	拐点 $(0,1)$	↗	无意义	↗

画出函数图形如图 2.4 所示.

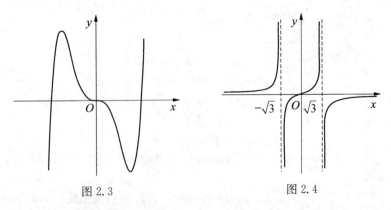

图 2.3　　　　　　　　图 2.4

(3) $x=0$ 是函数曲线的垂直渐近线,$y=0$ 是函数曲线的水平渐近线. 列表讨论,如表 2.9 所示.

表 2.9

x	$(0,e)$	e	$(e,e\sqrt{e})$	$e\sqrt{e}$	$(e\sqrt{e},+\infty)$
$f'(x)$	+	0	−	−	−
$f''(x)$	−	−	−	0	+
$f(x)$	↗	极大值,凸 $y(e)=\dfrac{1}{e}$	↘	拐点 $\left(e\sqrt{e},\dfrac{3}{2e\sqrt{e}}\right)$	↘

画出函数图形如图 2.5 所示.

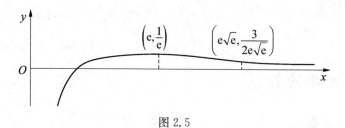

图 2.5

(4) $x=1$ 是函数曲线的垂直渐近线,$y=\dfrac{1}{4}x-\dfrac{5}{4}$ 为曲线的斜渐近线. 列表讨论,如表 2.10 所示.

表 2.10

x	$(-\infty,-1)$	-1	$(-1,1)$	1	$(1,3)$	3	$(3,+\infty)$
$f'(x)$	+	0	−	无意义	−	0	+
$f''(x)$	−	−	−	无意义	+	+	+
$f(x)$	↗	极大值,凸 $y(-1)=-2$	↘	无意义	↘	极小值 $y(3)=0$	↗

画出函数图形如图 2.6 所示.

24. (1) $dy=\left(-\dfrac{1}{x^2}+\dfrac{1}{2\sqrt{x}}\right)dx$;   (2) $dy=(2xe^{2x}+2x^2e^{2x})dx$;

(3) $dy=(\sin 2x+2x\cos 2x)dx$;   (4) $dy=\left(\dfrac{e^x}{1+e^{2x}}-\dfrac{1}{1+x^2}\right)dx$;

(5) 函数在 $x=1$ 处的微分为 $dy|_{x=1}=dx$;

(6) $dy|_{x=0}=0.005$.

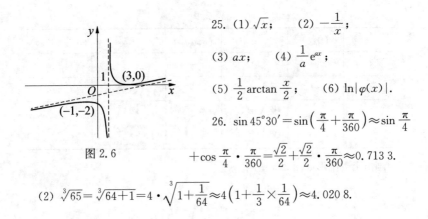

图 2.6

25. (1) $\sqrt{x}$;　　(2) $-\dfrac{1}{x}$;

(3) ax;　　(4) $\dfrac{1}{a}e^{ax}$;

(5) $\dfrac{1}{2}\arctan\dfrac{x}{2}$;　　(6) $\ln|\varphi(x)|$.

26. $\sin 45°30' = \sin\left(\dfrac{\pi}{4}+\dfrac{\pi}{360}\right) \approx \sin\dfrac{\pi}{4}$

$+\cos\dfrac{\pi}{4}\cdot\dfrac{\pi}{360} = \dfrac{\sqrt{2}}{2}+\dfrac{\sqrt{2}}{2}\cdot\dfrac{\pi}{360} \approx 0.7133$.

(2) $\sqrt[3]{65} = \sqrt[3]{64+1} = 4\cdot\sqrt[3]{1+\dfrac{1}{64}} \approx 4\left(1+\dfrac{1}{3}\times\dfrac{1}{64}\right) \approx 4.0208$.

【补充习题】

一、填空题

1. 设 $y = \ln(x+\sqrt{a^2+x^2})$,则 $y' = $ _____.

2. 已知 $y = \ln x + \cos x$,则 $y'' = $ _____.

3. 已知 $f(x) = \begin{cases} \dfrac{g(x)}{x}, & x \neq 0 \\ 0, & x = 0 \end{cases}$,且 $g(0) = g'(0) = 0, g''(0) = 3$.

则 $f'(0) = $ _____.

4. 函数 $f(x) = 1 - \sqrt[3]{(x-2)^2}$ 的单调增加区间为 _____.

5. 函数 $f(x) = (x-1)\sqrt[3]{x^2}, x \in [-1,1]$ 的最大值为 _____,最小值为 _____.

6. 函数 $y = x + 36x^2 - 2x^3 - x^4$ 的拐点有 _____ 和 _____.

7. 函数 $y = x^{1/x}(x>0)$ 在 _____ 处取得极 _____ 值,且极值为 _____.

8. 函数 $2y(x+1)^2 = x^3$ 的垂直渐近线方程为 _____,斜渐近线方程为 _____.

9. 函数 $y=\arctan x$ 当 $x=\dfrac{1}{2}$，$\Delta x=0.01$ 时的微分为 _____.

10. 已知函数 $y=\ln\tan\dfrac{x}{2}$，则 $\mathrm{d}y=$ _____.

二、判断题

1. 函数 $y=f(x)$ 在点 x_0 处的导数等于 $[f(x_0)]'$. （　）

2. 函数 $y=f(x)$ 在点 x_0 处连续，则 $f(x)$ 在点 x_0 处可导. （　）

3. 设函数 $y=f(x)$ 是 $x=\varphi(y)$ 的反函数，则 $f'(x)=\dfrac{1}{\varphi'(y)}$. （　）

4. 设函数 $y=f(x)$，$y=g(x)$ 在点 x_0 处都没有导数，则 $f(x)+g(x)$ 在点 x_0 处也没有导数. （　）

5. 若函数 $f(x)$ 为可微的偶函数，则 $f'(x)$ 必为奇函数. （　）

6. 函数 $y=x|x|$ 在点 $x=0$ 处不可导. （　）

7. 若可微函数 $f(x)$ 在 (a,b) 内单增，则任意 $x\in(a,b)$ 必使 $f'(x)>0$. （　）

8. 若 $\lim\limits_{x\to x_0}\dfrac{f(x)}{g(x)}=a(\neq\infty)$，且 $f'(x)$，$g'(x)$ 皆存在，则必有 $\lim\limits_{x\to x_0}\dfrac{f'(x)}{g'(x)}=a$. （　）

9. 若在区间 $[a,b]$ 上，$f''(x)>0$，且有 $x_0\in(a,b)$，使 $f'(x_0)=0$，则 $f(x_0)$ 是 $f(x)$ 在 $[a,b]$ 上的最小值. （　）

10. 若 $f'(x_0)=a\neq 0$，则 $f(x_0)$ 一定不是函数 $f(x)$ 的极值. （　）

三、选择题

1. 设 $f(x)=\begin{cases}\dfrac{1-\cos x}{\sqrt{x}}, & x>0 \\ x^2 g(x), & x\leqslant 0\end{cases}$，其中 $g(x)$ 是有界函数，则 $f(x)$ 在点 $x=0$ 处 _____.

  A. 极限不存在   B. 极限存在，但不连续

  C. 连续，但不可导   D. 可导

2. 函数 $f(x)$ 在点 x_0 处可微是 $f(x)$ 在点 x_0 处连续的_____.

   A. 必要条件,但不是充分条件
   B. 充分条件,但不是必要条件
   C. 充分必要条件
   D. 既不是必要条件,也不是充分条件

3. 设当 $x\to 0$ 时,$e^x-(ax^2+bx+1)$ 是比 x^2 高阶的无穷小,则_____.

   A. $a=\dfrac{1}{2},b=1$ B. $a=1,b=1$

   C. $a=-\dfrac{1}{2},b=1$ D. $a=-1,b=1$

4. 过点 $M_0(1,2)$,试作曲线 $y=2+3\sqrt{x-1}$ 的切线,则此切线_____.

   A. 不存在   B. 方程为 $x=1$

   C. 方程为 $y=2$ D. 方程为 $y-2=\dfrac{1}{3}(x-1)$

5. 设 $f(x)$ 是可微函数,令 $u=xf(x)$,则 $\dfrac{d}{dx}\{f[xf(x)]\}=$_____.

   A. $f'(u)$ B. $f'(u)f'(x)$
   C. $f'(u)f(x)$ D. $f'(u)[f(x)+xf'(x)]$

6. 已知 $y=f(x)$ 对一切 x 满足 $xf''(x)+2x[f'(x)]^2=1-e^{-x}$,若 $f'(x_0)=0(x_0\neq 0)$,则_____.

   A. $f(x_0)$ 是 $f(x)$ 的极大值
   B. $f(x_0)$ 是 $f(x)$ 的极小值
   C. $(x_0,f(x_0))$ 是曲线 $y=f(x)$ 的拐点
   D. $f(x_0)$ 不是 $f(x)$ 的极值,$(x_0,f(x_0))$ 也不是曲线 $y=f(x)$ 的拐点

7. 函数 $f(x)$ 在 $[a,b]$ 上连续,在 (a,b) 内可导,$a<x_1<x_2<b$,则至少存在一点 ξ 使_____.

   A. $f(b)-f(a)=f'(\xi)(x_2-x_1),\xi\in(x_1,x_2)$

B. $f(x_2)-f(x_1)=f'(\xi)(x_2-x_1),\xi\in(a,b)$

C. $f(b)-f(a)=f'(\xi)(b-a),\xi\in(x_1,x_2)$

D. $f(x_2)-f(x_1)=f'(\xi)(b-a),\xi\in(x_1,x_2)$

8. 设函数 $f(x)$ 在区间 $(-\infty,+\infty)$ 上可微,且当 $x\neq0$ 时 $xf'(x)>0$,则_____.

   A. $f(x)$ 在 $(-\infty,+\infty)$ 上单调递增

   B. $f(x)$ 在 $(-\infty,+\infty)$ 上是凹的

   C. $x=0$ 是 $f(x)$ 的极值点

   D. $x=0$ 是 $f(x)$ 的拐点

9. 对于曲线 $y=\dfrac{\sin x}{x}+\arctan(1-\sqrt{x})$,下面结论正确的是_____.

   A. 曲线没有渐近线   B. $y=-\dfrac{\pi}{2}$ 是曲线的渐近线

   C. $x=0$ 是曲线的渐近线   D. $y=\dfrac{\pi}{2}$ 是曲线的渐近线

10. 设 $f(x)$ 在 $[a,b]$ 上连续且单调减少,且 $a<b$,则 $f(x)$ 在 $[a,b]$ 上的最大值是_____.

   A. $f(a)$ B. $f(b)$ C. $f\left(\dfrac{a+b}{2}\right)$ D. $f\left(\dfrac{b+2a}{3}\right)$

四、计算题

1. 求下列函数(隐函数)的导数或微分.

(1) 已知 $e^{x+y}=y+\tan x$,求 y';

(2) $y=\sqrt[3]{\dfrac{x(x^3-1)}{(x+1)^2}}$,求 y';

(3) $y=\dfrac{1-\ln x}{1+\ln x}$,求 y';

(4) 设 $y=f(xy)$,$f''(x)$ 存在,且 $f'(x)\neq\dfrac{1}{x}$,求 $\dfrac{d^2y}{dx^2}$;

(5) $y=3^{\ln\tan x}$,求 dy;

(6) 设 $y=a^{f(x)}(\tan x)^x$,其中 $a>0,a\neq1,f(x)$ 是可微函数,求 dy.

2. 用洛必塔法则求下列极限.

(1) $\lim\limits_{x\to 0}\dfrac{\ln(1+x)}{x}$;

(2) $\lim\limits_{x\to 0}\dfrac{e^x-e^{-x}}{\sin x}$;

(3) $\lim\limits_{x\to a}\dfrac{\sin x-\sin a}{x-a}$;

(4) $\lim\limits_{x\to \pi}\dfrac{\sin x}{\tan 2x}$;

(5) $\lim\limits_{x\to \frac{\pi}{2}}\dfrac{\ln \sin x}{(\pi-2x)^2}$;

(6) $\lim\limits_{x\to a}\dfrac{x^m-a^m}{x^n-a^n}$;

(7) $\lim\limits_{x\to 0^+}\dfrac{\ln \tan 7x}{\ln \tan 2x}$;

(8) $\lim\limits_{x\to 0}\dfrac{\ln(1+x^2)}{\sec x-\cos x}$;

(9) $\lim\limits_{x\to 0} x\cot 2x$;

(10) $\lim\limits_{x\to 0} x^2 e^{\frac{1}{x^2}}$;

(11) $\lim\limits_{x\to \infty}\left(1+\dfrac{a}{x}\right)^x$;

(12) $\lim\limits_{x\to 0^+} x^{\sin x}$;

(13) $\lim\limits_{x\to 0^+}\left(\dfrac{1}{x}\right)^{\tan x}$;

(14) $\lim\limits_{x\to 1}\left(\dfrac{1}{\ln x}-\dfrac{1}{x-1}\right)$;

(15) $\lim\limits_{x\to \infty}\left(\dfrac{a_1^{\frac{1}{x}}+a_2^{\frac{1}{x}}+\cdots+a_n^{\frac{1}{x}}}{n}\right)^x$ $(a_1,a_2,\cdots,a_n>0)$;

(16) $\lim\limits_{x\to 0}\left(\dfrac{\sin x}{x}\right)^{\frac{1}{x^2}}$.

五、应用题

1. 设 $y=f(x)$ 是由方程 $\sin y + xe^y = 1$ 所确定的隐函数,求函数 $y=f(x)$ 在点 $M(1,0)$ 处的切线方程.

2. 欲制一只圆柱形铁皮桶,为使同样容积下用料最省,高度 H 与半径 R 应该怎样设计?

【补充习题参考答案】

一、填空题

1. $\dfrac{1}{\sqrt{a^2+x^2}}$. 2. $-\dfrac{1}{x^2}-\cos x$.

3. $f'(0)=\lim\limits_{x\to 0}\dfrac{f(x)-f(0)}{x}=\lim\limits_{x\to 0}\dfrac{g(x)}{x^2}=\lim\limits_{x\to 0}\dfrac{g'(x)}{2x}=\lim\limits_{x\to 0}\dfrac{g'(x)-g'(0)}{2x}=$

$\frac{1}{2}g''(0)=\frac{3}{2}.$

4. $(-\infty,2).$

5. 最大值为 $f(0)=f(1)=0$,最小值为 $f(-1)=-2.$

6. $(-3,294);(2,114).$

7. $x=\mathrm{e};$ 大;$y(\mathrm{e})=\mathrm{e}^{\frac{1}{\mathrm{e}}}.$ 提示:因为

$$y = x^{\frac{1}{x}} \Rightarrow \ln y = \frac{1}{x}\ln x \Rightarrow \frac{1}{y}y' = -\frac{1}{x^2}\ln x + \frac{1}{x^2} = \frac{1}{x^2}(1-\ln x)$$

$$\Rightarrow y' = x^{\frac{1}{x}}\frac{1}{x^2}(1-\ln x) \Rightarrow y' = x^{\frac{1}{x}}\frac{1}{x^2}(1-\ln x) = 0 \Rightarrow x = \mathrm{e}$$

所以 $y(\mathrm{e})=\mathrm{e}^{\frac{1}{\mathrm{e}}}.$

8. $x=-1;y=\frac{1}{2}x-1.$ 9. $0.008.$ 10. $\frac{1}{2}\cot\frac{x}{2}\sec^2\frac{x}{2}\mathrm{d}x.$

二、判断题

1. ×.   2. ×.   3. ×.   4. ×.

5. √.

解:$f(x)=f(-x) \Rightarrow f'(x)=f'(-x)(-x)' \Rightarrow f'(x)=-f'(-x)$
$\xrightarrow{t=-x} f'(-t)=-f'(t).$

6. ×.   7. ×.   8. ×.   9. √.   10. √.

三、选择题

1. D.   2. B.   3. A.   4. B.   5. D.   6. B.   7. B.

8. C.   9. B.   10. A.

四、计算题

1. (1) $\dfrac{\sec^2 x - \mathrm{e}^{x+y}}{\mathrm{e}^{x+y}-1}.$

(2) $\dfrac{1}{3}\sqrt[3]{\dfrac{x(x^3-1)}{(x+1)^2}}\left(\dfrac{1}{x}+\dfrac{3x^2}{x^3-1}-\dfrac{2}{x+1}\right).$

(3) $\dfrac{-2}{x(1+\ln x)^2}.$

(4) 解:由题意得

$$y' = f'(xy)(xy)' = f'(xy)(y+xy')$$

$$\Rightarrow y'[1-f'(xy)x] = f'(xy)y \Rightarrow y' = \dfrac{f'(xy)y}{1-f'(xy)x}$$

$$\dfrac{\mathrm{d}^2 y}{\mathrm{d}x^2} = y'' = \left[\dfrac{f'(xy)y}{1-f'(xy)x}\right]'$$

$$= \frac{[f'(xy)y]'[1-f'(xy)x]-f'(xy)y[1-f'(xy)x]'}{[1-f'(xy)x]^2}$$

$$= \frac{f''(xy)y^2+f''(xy)xyy'+f'(xy)y'-[f'(xy)]^2xy'+[f'(xy)]^2y}{[1-f'(xy)x]^2}$$

将 $y' = \dfrac{f'(xy)y}{1-f'(xy)x}$ 代入上式,得

$$\frac{d^2y}{dx^2} = \frac{y^2f''(xy)+2yf'^2(xy)-2xyf'^3(xy)}{[1-xf'(xy)]^3}$$

(5) $2\ln 3 \cdot \csc 2x \cdot 3^{\ln \tan x} dx$.

(6) $dy = a^{f(x)}(\tan x)^x \left[f'(x)\ln a + \ln \tan x + \dfrac{x}{\sin x \cos x} \right] dx$.

提示:先用对数求导法求 $\dfrac{dy}{dx}$.

2. (1) 1;   (2) 2;   (3) $\cos a$;   (4) $-\dfrac{1}{2}$;   (5) $-\dfrac{1}{8}$;

(6) $\dfrac{m}{n}a^{m-n}$;   (7) 1;   (8) 1;   (9) $\dfrac{1}{2}$;   (10) ∞;   (11) e^a;

(12) 1;   (13) 1;   (14) $\dfrac{1}{2}$;

(15) 解:

$$\lim_{x\to\infty}\left(\frac{a_1^{\frac{1}{x}}+a_2^{\frac{1}{x}}+\cdots+a_n^{\frac{1}{x}}}{n}\right)^x = \lim_{x\to\infty} e^{x\ln\left(\frac{a_1^{\frac{1}{x}}+a_2^{\frac{1}{x}}+\cdots+a_n^{\frac{1}{x}}}{n}\right)}$$

$$\lim_{x\to\infty} x\ln\left(\frac{a_1^{\frac{1}{x}}+a_2^{\frac{1}{x}}+\cdots+a_n^{\frac{1}{x}}}{n}\right) = \lim_{x\to\infty}\frac{\ln(a_1^{\frac{1}{x}}+a_2^{\frac{1}{x}}+\cdots+a_n^{\frac{1}{x}})-\ln n}{\frac{1}{x}}$$

$$= \lim_{x\to\infty} \frac{(a_1^{\frac{1}{x}}\ln a_1+a_2^{\frac{1}{x}}\ln a_2+\cdots+a_n^{\frac{1}{x}}\ln a_n)\left(-\dfrac{1}{x^2}\right)}{(a_1^{\frac{1}{x}}+a_2^{\frac{1}{x}}+\cdots+a_n^{\frac{1}{x}})\left(-\dfrac{1}{x^2}\right)}$$

$$= \frac{(\ln a_1+\ln a_2+\cdots+\ln a_n)}{(1+1+\cdots+1)} = \frac{1}{n}\ln a_1a_2\cdots a_n = \ln\sqrt[n]{a_1a_2\cdots a_n}$$

$$\lim_{x\to\infty}\left(\frac{a_1^{\frac{1}{x}}+a_2^{\frac{1}{x}}+\cdots+a_n^{\frac{1}{x}}}{n}\right)^x = \lim_{x\to\infty} e^{x\ln\left(\frac{a_1^{\frac{1}{x}}+a_2^{\frac{1}{x}}+\cdots+a_n^{\frac{1}{x}}}{n}\right)}$$

$$= e^{\ln\sqrt[n]{a_1a_2\cdots a_n}} = \sqrt[n]{a_1a_2\cdots a_n} = (a_1a_2\cdots a_n)^{\frac{1}{n}}$$

(16) 解法 1

$$\lim_{x\to 0}\ln\left(\frac{\sin x}{x}\right)^{\frac{1}{x^2}} = \lim_{x\to 0}\frac{\ln\dfrac{\sin x}{x}}{x^2} = \lim_{x\to 0}\frac{\ln \sin x - \ln x}{x^2}$$

$$= \lim_{x\to 0} \frac{\frac{\cos x}{\sin x} - \frac{1}{x}}{2x} = \lim_{x\to 0} \frac{x\cos x - \sin x}{2x^2}$$

$$= \lim_{x\to 0} \frac{\cos x - x\sin x - \cos x}{6x^2} = -\frac{1}{6}$$

故 $\lim_{x\to 0} \left(\frac{\sin x}{x}\right)^{\frac{1}{x^2}} = \mathrm{e}^{-\frac{1}{6}}$.

解法 2

$$\lim_{x\to 0} \ln\left(\frac{\sin x}{x}\right)^{\frac{1}{x^2}} = \lim_{x\to 0} \frac{\ln \frac{\sin x}{x}}{x^2} = \lim_{x\to 0} \frac{\ln\left(1 + \frac{\sin x}{x} - 1\right)}{x^2}$$

$$= \lim_{x\to 0} \frac{\frac{\sin x}{x} - 1}{x^2} = \lim_{x\to 0} \frac{\sin x - x}{x^3}$$

$$= \lim_{x\to 0} \frac{\cos x - 1}{3x^2} = \lim_{x\to 0} \frac{-\frac{1}{2}x^2}{3x^2} = -\frac{1}{6}$$

故 $\lim_{x\to 0}\left(\frac{\sin x}{x}\right)^{\frac{1}{x^2}} = \mathrm{e}^{-\frac{1}{6}}$.

五、应用题

1. 对方程 $\sin y + x\mathrm{e}^y = 1$ 两边关于 x 求导，得

$$\cos y \cdot \frac{\mathrm{d}y}{\mathrm{d}x} + \mathrm{e}^y + x\mathrm{e}^y \cdot \frac{\mathrm{d}y}{\mathrm{d}x} = 0 \Rightarrow \frac{\mathrm{d}y}{\mathrm{d}x} = \frac{-\mathrm{e}^y}{\cos y + x\mathrm{e}^y}$$

函数 $y = f(x)$ 在点 $M(1, 0)$ 处的切线斜率为

$$k = \frac{\mathrm{d}y}{\mathrm{d}x}\bigg|_{\substack{x=1 \\ y=0}} = -\frac{1}{2}$$

所以函数的切线方程为

$$y = -\frac{1}{2}x + \frac{1}{2} \quad \text{或} \quad x + 2y - 1 = 0$$

2. 由题意可知：$V = \pi R^2 H$ 为一常数，用料面积 S 为

$$S = 2\pi R^2 + 2\pi RH = 2\pi R(R + H) = 2\pi R\left(R + \frac{V}{\pi R^2}\right)$$

故在容积 V 不变的条件下，可通过改变 R 使 S 取最小值.

$$\frac{\mathrm{d}S}{\mathrm{d}R} = 4\pi R - \frac{2V}{R^2} = 0$$

$$R^3 = \frac{V}{2\pi} = \frac{1}{2\pi} \cdot \pi R^2 \cdot H = \frac{R^2}{2}H$$

所以当 $R = \frac{H}{2}$ 时，用料最省.

【自测题】

一、填空题(每小题 2 分,共 20 分)

1. 设 $f(x)$ 是可导函数,Δx 是自变量在点 x 处的增量,则 $\lim\limits_{\Delta x \to 0} \dfrac{f^2(x+\Delta x)-f^2(x)}{\Delta x} =$ _____.

2. 设函数 $f(x)$ 在点 x_0 处可微,则 $\lim\limits_{x \to x_0} f(x) =$ _____.

3. 设 $x_0 \neq 0$,则曲线 $y = x^3$ 在点 $P(x_0, y_0)$ 处的法线方程为 _____.

4. 若已知函数 $f(x) = \begin{cases} x^2, & x \leqslant 1 \\ ax+b, & x > 1 \end{cases}$ 在点 $x=1$ 处可导,则 $a =$ _____ ,$b =$ _____.

5. 函数 $y = 1-(x-2)^{2/3}$ 在其定义区间上有极_____值,且极值点对应的坐标为 _____.

6. 设 $y = e^{-x} \cos 2x$,则 $dy =$ _____.

7. 曲线 $y = x e^{\frac{2}{x}} + 1$ 的垂直渐近线方程为 _____,斜渐近线方程为 _____.

8. $d\ln(x+\sqrt{1+x^2}) =$ _____ $d\sqrt{1+x^2}$.

9. 设 $y = y(x)$ 由方程 $x\sin y + ye^x = 0$ 所确定,则 $y'(0) =$ _____.

10. 设 $y^2 + 2\ln y = x^4$,则 $\dfrac{dy}{dx} =$ _____.

二、选择题(每小题 2 分,共 20 分)

1. 设函数 $f(x) = \begin{cases} 2x^2, & x \leqslant 1 \\ 3x-1, & x > 1 \end{cases}$,$f(x)$ 在点 $x = 1$ 处 _____.

  A. 不连续   B. 连续但左、右导数不存在
  C. 连续但不可导   D. 可导

2. 若函数在点 x_0 的某邻域内有定义,且在该邻域内 $f(x) < f(x_0)(x \neq x_0)$,则称 $f(x_0)$ 是 $f(x)$ 的_____.

A. 极大值点　　B. 极大值　　C. 极小值点　　D. 极小值

3. 设 $f(x)$ 在点 $x=0$ 处可导,则 $f'(0) =$ _____.

A. $\lim\limits_{\Delta x \to 0} \dfrac{f(-\Delta x)-f(0)}{\Delta x}$　　　　B. $\lim\limits_{\Delta x \to 0}[f(\Delta x)+f(0)]$

C. $\lim\limits_{\Delta x \to 0} \dfrac{f(\Delta x)+f(0)}{\Delta x}$　　　　D. $\lim\limits_{\Delta x \to 0} \dfrac{f(\Delta x)-f(0)}{\Delta x}$

4. 设 $y = y(x)$ 是由方程 $xy + \ln y = 0$ 确定的函数,则 $\dfrac{\mathrm{d}y}{\mathrm{d}x} =$ _____.

A. $-\dfrac{\ln y}{x}$　　B. $-y^2$　　C. $-\dfrac{y^2}{xy+1}$　　D. $-\dfrac{y^2+1}{xy}$

5. 设 $y = \ln \sin x$,则 $y'' =$ _____.

A. $\dfrac{1}{\sin^2 x}$　　B. $-\dfrac{1}{\sin^2 x}$　　C. $\dfrac{1}{\cos^2 x}$　　D. $-\dfrac{1}{\cos^2 x}$

6. 设 $y = \dfrac{\varphi(x)}{x}$,则 $\mathrm{d}y =$ _____.

A. $\dfrac{\varphi'(x)-\varphi(x)}{x^2}\mathrm{d}x$　　　　B. $-\dfrac{\mathrm{d}\varphi(x)}{x^2}$

C. $\dfrac{x\mathrm{d}\varphi(x)-\varphi(x)\mathrm{d}x}{x^2}$　　　　D. $\dfrac{x\mathrm{d}\varphi(x)-\mathrm{d}\varphi(x)}{x^2}$

7. 设 $F'(x) = G'(x)$,则_____.

A. $F(x)+G(x)$ 为常数　　B. $F(x)-G(x)$ 为常数

C. $F(x)-G(x)=0$　　　　D. 以上均不正确

8. 下列求极限问题中能够使用洛必塔法则的有_____.

A. $\lim\limits_{x \to 0} \dfrac{x^2 \sin \dfrac{1}{x}}{\sin x}$　　　　B. $\lim\limits_{x \to 0} \dfrac{1-x}{1-\sin bx}$

C. $\lim\limits_{x \to 0} \dfrac{x-\sin x}{x \sin x}$　　　　D. $\lim\limits_{x \to 0} x\left(\dfrac{\pi}{2} - \arctan x\right)$

9. 函数 $y = 2\ln \dfrac{x+3}{x} - 3$ 的水平渐近线方程是_____.

A. $y=2$ B. $y=1$ C. $y=-3$ D. $y=0$

10. 函数 $y=|\sin x+1|$ 在 $(\pi,2\pi)$ 内是_____.
    A. 凹的   B. 凸的   C. 既有凹又有凸   D. 直线

三、计算题(每小题 6 分,共 42 分)

1. $y=xe^x\ln x$,求 y'.

2. $y=\operatorname{arccot}\dfrac{1}{x}$,求 y'.

3. $y=x\sqrt{\dfrac{1-x}{1+x}}$,求 y'.

4. $y=e^x\cos x$,求 y'''.

5. $x=e^{\frac{x-y}{y}}$,求 y'.

6. 求极限 $\lim\limits_{x\to 0}\left(1+\dfrac{1}{x^2}\right)^x$.

7. 求极限 $\lim\limits_{x\to 0^+}\dfrac{\sqrt{x}}{1-e^{2\sqrt{x}}}$.

四、应用题(每小题 6 分,共 18 分)

1. 试求函数 $y=a-\sqrt[3]{x-b}$ 的拐点及凹凸区间.

2. 试求内接于椭圆 $\dfrac{x^2}{a^2}+\dfrac{y^2}{b^2}=1$,而面积为最大的矩形的各边之长.

3. 描绘函数 $y=e^{-x^2}$ 的图形.

【自测题参考答案】

一、填空题

1. $2f'(x)f(x)$.   2. $f(x_0)$.   3. $y-y_0=-\dfrac{1}{3x_0^2}(x-x_0)$.

4. $a=2,b=-1$.   5. 大,(2,1).   6. $-e^{-x}(2\sin 2x+\cos 2x)dx$.

7. $x=0$ 是曲线的垂直渐近线;$y=x+3$ 是曲线的斜渐近线.

8. $\dfrac{1}{x}$.   9. 0.   10. $\dfrac{2x^3y}{1+y^2}$.

二、选择题

1. C.   2. B.   3. D.   4. C.   5. B.   6. C.   7. B.

8. C.   9. C.   10. A.

三、计算题

1. $e^x(1+\ln x+x\ln x)$. 2. $\dfrac{1}{1+x^2}$.

3. $\sqrt{\dfrac{1-x}{1+x}} \cdot \dfrac{1-x-x^2}{(1-x)(1+x)}$. 4. $-2e^x(\sin x+\cos x)$.

5. 解：

$$x = e^{\frac{x-y}{y}} \Rightarrow \ln x = \frac{x-y}{y} \Rightarrow y\ln x = x-y$$

$$\Rightarrow y'\ln x + y\frac{1}{x} = 1 - y' \Rightarrow y'(1+\ln x) = 1 - \frac{y}{x}$$

所以

$$y' = \frac{1-\dfrac{y}{x}}{1+\ln x} = \frac{x-y}{x(1+\ln x)} = \frac{x-y}{x\left(1+\dfrac{x-y}{y}\right)} = \frac{xy-y^2}{x^2}$$

6. 解：

$$\lim_{x\to 0}\left(1+\frac{1}{x^2}\right)^x = \lim_{x\to 0} e^{x\ln\left(1+\frac{1}{x^2}\right)} = e^{\lim_{x\to 0} x\ln\left(1+\frac{1}{x^2}\right)}$$

$$\lim_{x\to 0} x\ln\left(1+\frac{1}{x^2}\right) = \lim_{x\to 0}\frac{\ln\left(1+\dfrac{1}{x^2}\right)}{\dfrac{1}{x}}$$

$$= \lim_{x\to 0}\frac{-\dfrac{2}{x^3}}{\left(1+\dfrac{1}{x^2}\right)\left(-\dfrac{1}{x^2}\right)} = 0$$

所以

$$\lim_{x\to 0}\left(1+\frac{1}{x^2}\right)^x = e^0 = 1$$

7. $-\dfrac{1}{2}$.

四、应用题

1. 函数的拐点为 (b,a)；函数在 $(-\infty,b]$ 上是凸的，在 $[b,+\infty)$ 上是凹的.

2. 解：

$$\frac{x^2}{a^2} + \frac{y^2}{b^2} = 1 \Rightarrow y = b\sqrt{1-\frac{x^2}{a^2}}$$

如图 2.7 所示矩形面积为

$$S(x) = 4xy = \frac{4b}{a} x\sqrt{a^2-x^2}$$

$$S'(x) = \frac{4b}{a}\left(\sqrt{a^2-x^2} + x\frac{-2x}{2\sqrt{a^2-x^2}}\right) = \frac{4b}{a} \cdot \frac{a^2-2x^2}{\sqrt{a^2-x^2}}$$

令 $S'(x)=0$,则

$$S'(x) = 0 \Rightarrow a^2 - 2x^2 = 0 \Rightarrow x = \frac{a}{\sqrt{2}} \Rightarrow y = \frac{b}{\sqrt{2}}$$

所以,使面积最大的矩形边长分别为 $\sqrt{2}a, \sqrt{2}b$.

3. 函数图形如图 2.8 所示.

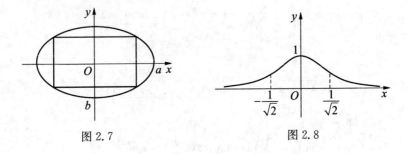

图 2.7　　　　　　　　图 2.8

第3章 一元函数积分学

【目的与要求】

1. 掌握
(1) 不定积分和定积分的概念.
(2) 不定积分基本公式及直接积分法、换元积分法和分部积分法.
(3) 变上限积分以及导数.
(4) 牛顿-莱布尼兹公式以及定积分计算.
(5) 求平面图形面积、旋转体体积的方法.
(6) 广义积分的概念及计算.

2. 熟悉
(1) 不定积分、定积分的性质以及几何意义.
(2) 有理函数的不定积分.
(3) 微元法的应用.

3. 了解
(1) 原函数存在定理.
(2) 函数可积的条件.
(3) 积分表的使用.

【重点与难点】

3.1 不定积分

1. 原函数与不定积分的概念
(1) 原函数.

① 若在某区间上,有 $F'(x)=f(x)$ 或 $\mathrm{d}F(x)=f(x)\mathrm{d}x$,则 $F(x)$ 为 $f(x)$ 在该区间上的一个原函数;

② 如果函数 $f(x)$ 在某区间上连续,则在该区间上 $f(x)$ 的原函数一定存在;

③ 如果 $f(x)$ 有原函数,那么它的原函数有无穷多个;

④ 如果 $F(x)$ 和 $G(x)$ 都是 $f(x)$ 的原函数,那么 $F(x)$ 和 $G(x)$ 相差一个常数.

(2) 不定积分.

① 如果 $F(x)$ 是 $f(x)$ 的一个原函数,则

$$\int f(x)\mathrm{d}x = F(x)+C$$

② 几何意义:不定积分表示 $f(x)$ 的一族积分曲线,而 $f(x)$ 正是积分曲线的斜率.

2. 不定积分的计算

(1) 直接积分法.

利用不定积分的运算性质、基本积分公式以及代数式的恒等变换直接求出不定积分,直接积分法是不定积分计算中最基本的方法.

(2) 第一类换元积分法(凑微分法).

当被积函数 $f(x)$ 是复合函数,不能用直接积分法求解时,可考虑进行换元. 第一类换元法的关键是在被积表达式 $f(x)\mathrm{d}x$ 中,设法凑出微分因子 $\mathrm{d}\varphi(x)$,把被积表达式表示成 $g[\varphi(x)]\mathrm{d}\varphi(x)$ 的形式后,再令 $u=\varphi(x)$ 进行换元,使换元后的不定积分 $\int g(u)\mathrm{d}u$ 能够用直接积分法计算.

凑微分法是不定积分计算中最重要的方法,其技巧性、灵活性较强,要求具有一定的分析能力. 这不仅要熟练运用积分的基本公式,熟记一些常用凑微分的类型,还要熟悉一些典型的例子,因此要做多种类型的题目,大量反复地练习,在练习中分析、归纳和总结,这样就能够逐步提高解题能力.

(3) 第二类换元积分法.

当被积表达式 $f(x)\mathrm{d}x$ 不容易凑微分时,直接引入变量代换

$x=\varphi(t)$，使代换后的不定积分 $\int f[\varphi(t)]\mathrm{d}\varphi(t)$ 容易积分，此法通常解决被积函数是无理式的积分问题，目的是通过直接引入变量代换去掉根号. 常用的变量代换有三角代换和无理代换.

① 三角代换.

正弦代换：针对形如 $\sqrt{a^2-x^2}(a>0)$ 的根式，方法：令 $x=a\sin t$；

正切代换：针对形如 $\sqrt{a^2+x^2}(a>0)$ 的根式，方法：令 $x=a\tan t$；

正割代换：针对形如 $\sqrt{x^2-a^2}(a>0)$ 的根式，方法：令 $x=a\sec t$.

以上用三角代换时，在开根号时都是在主值区间内考虑的，所以通常取正号. 在变量还原时，通常用辅助三角形法换回原来的变量.

② 无理代换.

当被积函数含有 $\sqrt[n_1]{x},\sqrt[n_2]{x},\cdots,\sqrt[n_k]{x}$ 的无理式时，可考虑设 n 为 n_i $(1\leqslant i\leqslant k)$ 的最小公倍数，作代换 $t=\sqrt[n]{x}$，把原被积函数的无理式化为 t 的有理函数.

当被积函数中只有一种根式 $\sqrt[n]{ax+b}$ 或 $\sqrt[n]{\dfrac{ax+b}{cx+e}}$ 时，可考虑作代换 $t=\sqrt[n]{ax+b}$ 或 $t=\sqrt[n]{\dfrac{ax+b}{cx+e}}$，把原被积函数的无理式化为 t 的有理函数.

（4）分部积分法.

① 分部积分公式：

$$\int uv'\mathrm{d}x = uv - \int u'v\mathrm{d}x \quad \text{或} \quad \int u\mathrm{d}v = uv - \int v\mathrm{d}u$$

② 分部积分法适用类型.

当被积函数是两种不同类型函数积的形式（特别是含有对数函数和反三角函数）时，可考虑使用分部积分法. 如：

$\int x^m \ln^n x \mathrm{d}x$，$\int x^m \mathrm{e}^{ax} \mathrm{d}x$，$\int x^m \sin ax \mathrm{d}x$，$\int x^m \cos ax \mathrm{d}x$，

$\int \mathrm{e}^{ax} \sin bx \mathrm{d}x$，$\int \mathrm{e}^{ax} \cos bx \mathrm{d}x$，$\int x^m \arcsin x \mathrm{d}x$，$\int x^m \arctan x \mathrm{d}x$

等等.

③ 分部积分公式使用要点.

在使用分部积分时,u,v 的选择不是随意的,否则有可能计算很复杂,甚至计算不出来. 一般在被积函数的两个不同类型函数中,应把(相比之下)容易积分,积分后比较简单的那个函数作为 v',把积分较难或积分后比较复杂的那个函数作为 u. 这样不仅 v 较容易求,而且使得 $\int v du$ 比 $\int u dv$ 更容易积出.

分部积分公式可以连续使用,当出现循环时,可考虑由等式两边以合并同类项的形式,解出所要求的积分.

有时分部积分法和换元法结合使用会有更好的效果.

(5) 有理函数的积分法.

具体步骤如下.

第一步:用多项式除以多项式的方法,将有理函数化为多项式函数与有理真分式之和.

第二步:采用待定系数法将有理真分式化为最简分式之和,具体方法如下.

① 用分解因式法,把分母 $Q(x)$ 化为标准分解式:
$$Q(x) = b(x-\alpha_1)^{l_1}\cdots(x-\alpha_k)^{l_k}(x^2+p_1 x+q_1)^{s_1}\cdots(x^2+p_t x+q_t)^{s_t}$$

② 设
$$\frac{P(x)}{Q(x)} = \frac{A_{11}}{x-\alpha_1} + \frac{A_{12}}{(x-\alpha_1)^2} + \cdots + \frac{A_{1l_1}}{(x-\alpha_1)^{l_1}} + \cdots$$
$$+ \frac{C_{11}x+D_{11}}{x^2+p_1 x+q_1} + \frac{C_{12}x+D_{12}}{(x^2+p_1 x+q_1)^2} + \cdots$$
$$+ \frac{C_{1s_1}x+D_{1s_1}}{(x^2+p_1 x+q_1)^{s_1}} + \cdots$$

其中 $A_{11},A_{12},\cdots,C_{11},D_{11},\cdots$ 为待定系数;

③ 将等式右边进行通分,相加后把分子整理成一个多项式,比较等式两边分子同次项系数,得到一个线性方程组;

④ 解线性方程组,求出所有待定系数,从而有理真分式就表示成最简分式之和了.

第三步:对已化为多项式函数与最简分式之和的被积函数分项求不定积分.

不定积分的计算是微积分的难点,在解题中要注意合理地进行一些恒等变换,灵活选择或综合利用各种方法,形成技能与技巧,为后面学习定积分和多元积分打下基础.

3.2 定 积 分

1. 定积分的概念

(1) 定积分 $\int_a^b f(x)\mathrm{d}x$ 是一个和式的极限,即

$$\int_a^b f(x)\mathrm{d}x = \lim_{\lambda \to 0} \sum_{i=1}^n f(\xi_i)\Delta x_i$$

(2) 定积分 $\int_a^b f(x)\mathrm{d}x$ 的几何意义为:它是介于 x 轴、函数 $f(x)$ 的图形及两条直线 $x=a, x=b$ 之间的各部分面积的代数和.

(3) 函数可积条件:

① 闭区间上的连续函数可积;

② $f(x)$ 在闭区间 $[a,b]$ 上有界,且存在有限个不连续点,则 $f(x)$ 在 $[a,b]$ 上可积.

2. 变上限积分及其导数

(1) 变上限积分:

$$R(x) = \int_a^x f(t)\mathrm{d}t, \quad x \in [a,b]$$

(2) 变上限积分的导数:

① $\left(\int_a^x f(t)\mathrm{d}t\right)' = f(x)$;

② $\left(\int_x^b f(t)\mathrm{d}t\right)' = -f(x)$;

③ $\left(\int_a^{\varphi(x)} f(t)\mathrm{d}t\right)' = f[\varphi(x)] \cdot \varphi'(x)$;

④ $\left(\int_{\psi(x)}^{\varphi(x)} f(t)\mathrm{d}t\right)' = f[\varphi(x)] \cdot \varphi'(x) - f[\psi(x)] \cdot \psi'(x)$.

3. 定积分的计算

(1) 运算性质.

① $\int_a^b [f(x) \pm g(x)] \mathrm{d}x = \int_a^b f(x) \mathrm{d}x \pm \int_a^b g(x) \mathrm{d}x$;

② $\int_a^b k f(x) \mathrm{d}x = k \int_a^b f(x) \mathrm{d}x$;

③ $\int_a^b f(x) \mathrm{d}x = \int_a^c f(x) \mathrm{d}x + \int_c^b f(x) \mathrm{d}x$.

(2) 牛顿-莱布尼兹公式：若

$$\int f(x) \mathrm{d}x = F(x) + C$$

则

$$\int_a^b f(x) \mathrm{d}x = F(b) - F(a)$$

牛顿-莱布尼兹公式使用要点：

使用牛顿-莱布尼兹公式计算有限区间定积分时，应注意不要忽略了被积函数 $f(x)$ 在积分区间 $[a,b]$ 上连续的条件，否则会出现错误的结果．当被积函数分段连续时，可用定积分的性质把积分区间分成若干个子区间来计算．

(3) 定积分的换元积分法．

定积分换元公式：

$$\int_a^b f(x) \mathrm{d}x \xrightarrow{x = \varphi(t)} \int_\alpha^\beta f[\varphi(t)] \varphi'(t) \mathrm{d}t$$

其中函数应满足以下三个条件：

① $\varphi(\alpha) = a, \varphi(\beta) = b$；

② $\varphi(t)$ 在 $[\alpha, \beta]$ 上单值且有连续导数；

③ 当 t 在 $[\alpha, \beta]$ 上变化时，对应 $x = \varphi(t)$ 值在 $[a,b]$ 上变化．

换元积分公式运用要点：

① 在运用换元公式时要特别注意：用变换 $x = \varphi(t)$ 把原来的积分变量 x 换为新变量 t 时，原积分限也要相应换成新变量 t 的积分限，也就是说，换元的同时也要换限．原上限对应新上限，原下限对应新下限．

② 用换元积分法计算定积分时，如果引入新的变量，那么求得关于新变量的原函数后，不必回代，直接将新的积分上、下限代入计算就可以了．如果不引入新的变量，那么也就不需要换积分限，直接

计算就可以得出结果.

(4) 定积分的分部积分法.

定积分的分部积分公式:

$$\int_a^b u\,\mathrm{d}v = uv\big|_a^b - \int_a^b v\,\mathrm{d}u$$

分部积分法运用要点:

定积分分部积分法适用类型及其使用要点与不定积分是相同的,它们的不同点主要在于定积分分部积分公式中每一项都带有积分上、下限,其中 $uv\big|_a^b$ 是一个常数,在计算中应随时确定下来.

4. 广义积分

(1) 无穷区间上的广义积分.

① $\int_a^{+\infty} f(x)\,\mathrm{d}x = \lim\limits_{b\to+\infty}\int_a^b f(x)\,\mathrm{d}x$;

② $\int_{-\infty}^b f(x)\,\mathrm{d}x = \lim\limits_{a\to-\infty}\int_a^b f(x)\,\mathrm{d}x$;

③ $\int_{-\infty}^{+\infty} f(x)\,\mathrm{d}x = \int_c^{+\infty} f(x)\,\mathrm{d}x + \int_{-\infty}^c f(x)\,\mathrm{d}x$ (c 为任意常数).

(2) 被积函数具有无穷间断点的广义积分.

设 $f(x)$ 在 a 的右邻域内无界,即 $\lim\limits_{x\to a^+} f(x) = \infty$,则

$$\int_a^b f(x)\,\mathrm{d}x = \lim\limits_{\varepsilon\to 0^+}\int_{a+\varepsilon}^b f(x)\,\mathrm{d}x$$

设 $f(x)$ 在 b 的左邻域内无界,即 $\lim\limits_{x\to b^-} f(x) = \infty$,则

$$\int_a^b f(x)\,\mathrm{d}x = \lim\limits_{\varepsilon\to 0^+}\int_a^{b-\varepsilon} f(x)\,\mathrm{d}x$$

设 $f(x)$ 在 $c\,(a<c<b)$ 的某邻域内无界,即 $\lim\limits_{x\to c} f(x) = \infty$,则

$$\int_a^b f(x)\,\mathrm{d}x = \int_a^c f(x)\,\mathrm{d}x + \int_c^b f(x)\,\mathrm{d}x$$

(3) 广义积分计算要点.

广义积分的计算一般分为两步:

① 把广义积分转化为相应连续区间上的定积分,用牛顿-莱布尼兹公式计算该定积分;

② 令相应连续区间趋于广义积分区间,对定积分的结果取极

限,即可得到广义积分的结果.

也可仿照微积分基本公式的记法,简化计算过程,即
$$\int_a^{+\infty} f(x)\mathrm{d}x = [F(x)]_a^{+\infty} = F(+\infty) - F(a)$$
其中 $F(+\infty) = \lim\limits_{x \to +\infty} F(x)$,同理 $F(-\infty) = \lim\limits_{x \to -\infty} F(x)$.

若 $\lim\limits_{x \to a^+} f(x) = \infty$,则
$$\int_a^b f(x)\mathrm{d}x = [F(x)]_a^b = F(b) - \lim\limits_{\varepsilon \to 0^+} F(a+\varepsilon)$$
同理,若 $\lim\limits_{x \to b^-} f(x) = \infty$,则
$$\int_a^b f(x)\mathrm{d}x = [F(x)]_a^b = \lim\limits_{\varepsilon \to 0^+} F(b-\varepsilon) - F(a)$$

对于区间是有限的积分,首先要判断该积分是定积分(称常义积分)还是被积函数有无穷间断点的广义积分.把广义积分当成定积分直接计算是广义积分计算中常犯的错误,要注意加以避免.

5. 定积分的应用

(1) 微元法.

微元法就是将实际问题转换成定积分定义中的"分割、近似、求和、取极限"的方法.在具体解决问题时归纳为以下步骤:

① 选取坐标系及积分变量 x,并确定它的变化区间 $[a,b]$;

② 设想将区间 $[a,b]$ 分成若干小区间,取其中的任一小区间 $[x, x+\mathrm{d}x]$,对该区间上的微量 ΔA 作近似代替,分析出它所对应的近似值,即微元 $\mathrm{d}A = f(x)\mathrm{d}x$($f(x)$ 为 $[a,b]$ 上一连续函数);

③ 以 $\mathrm{d}A = f(x)\mathrm{d}x$ 作被积表达式,以 $[a,b]$ 为积分区间进行积分,即得 $A = \int_a^b f(x)\mathrm{d}x$.

(2) 平面图形面积的计算.

面积的计算公式:由一条曲线 $y = f(x)$($f(x) \geqslant 0$) 及直线 $x = a$ 与 $x = b$($a < b$) 与 x 轴所围成的曲边梯形面积
$$A = \int_a^b f(x)\mathrm{d}x$$

由上、下两条曲线 $y = f(x)$ 与 $y = g(x)$($f(x) \geqslant g(x)$) 及直线 $x = a, x = b$($a < b$) 所围成的图形面积

$$A = \int_a^b [f(x)_{上} - g(x)_{下}] dx$$

由左、右两条曲线 $x=\varphi(y)$ 和 $x=\psi(y)$（$\varphi(y) \geqslant \psi(y)$）及直线 $y=c, y=d(c<d)$ 所围成的图形面积

$$A = \int_c^d [\varphi(y)_{右} - \psi(y)_{左}] dy$$

面积的计算步骤：

① 根据所给条件，在平面直角坐标系中，画出有关曲线，确定各曲线所围成的平面图形简图；

② 求解每两条曲线方程所构成的方程组，得到各交点的坐标；

③ 适当地选择积分变量并确定图形在 x 轴（或 y 轴）上的投影区间；

④ 确定上、下曲线（或左、右曲线），给出面积微元；

⑤ 确定积分的上、下限，以面积微元为被积表达式，在积分限上作定积分，便可计算出平面图形面积．

(3) 旋转体体积的计算．

旋转体体积公式：由曲线 $y=f(x)$，直线 $x=a, x=b$ 及 x 轴所围成的曲边梯形，绕 x 轴旋转一周而生成的旋转体的体积

$$V = \pi \int_a^b f^2(x) dx$$

由曲线 $x=\varphi(y)$，直线 $y=c, y=d$ 及 y 轴所围成的曲边梯形，绕 y 轴旋转一周而生成的旋转体的体积

$$V = \pi \int_c^d \varphi^2(y) dy$$

计算旋转体体积的一般步骤：

① 根据所给条件，取坐标系，画出相应的平面图形简图，并求出各曲线交点的坐标；

② 根据旋转轴，适当地选择积分变量并确定积分限；

③ 求出积分变量任一点处垂直于旋转轴的截面面积表达式，确定体积微元；

④ 以体积微元为被积表达式，在积分限上作定积分，便得所求体积．

【典型例题】

例1 设 $f'(\ln x)=1+x$,求 $f(x)$.

解 设 $\ln x=t$,则 $x=e^t$,从而 $f'(t)=1+e^t$,即
$$f'(x) = 1+e^x$$
则
$$f(x) = \int f'(x)dx = \int (1+e^x)dx = x+e^x+C$$

例2 设 $\int xf(x)dx = \arcsin x+C$,求 $\int \dfrac{1}{f(x)}dx$.

解 对 $\int xf(x)dx = \arcsin x+C$ 两边同时求导得
$$xf(x) = (\arcsin x+C)' = \frac{1}{\sqrt{1-x^2}}$$
则
$$\int \frac{1}{f(x)}dx = \int x\sqrt{1-x^2}dx = \frac{1}{2}\int \sqrt{1-x^2}dx^2$$
$$= -\frac{1}{2}\int \sqrt{1-x^2}d(1-x^2)$$
$$= -\frac{1}{3}(1-x^2)^{\frac{3}{2}}+C$$

例3 设 $f(\sin^2 x) = \dfrac{x}{\sin x}$,求 $\int \dfrac{\sqrt{x}}{\sqrt{1-x}}f(x)dx$

解法1 设 $\sin^2 x=t, t\in(0,1]$,则
$$x = \arcsin\sqrt{t}, \quad f(t) = \frac{\arcsin\sqrt{t}}{\sqrt{t}}$$
即
$$f(x) = \frac{\arcsin\sqrt{x}}{\sqrt{x}}$$

则

$$\int \frac{\sqrt{x}}{\sqrt{1-x}} f(x) \mathrm{d}x = \int \frac{\arcsin\sqrt{x}}{\sqrt{1-x}} \mathrm{d}x = -\int \frac{\arcsin\sqrt{x}}{\sqrt{1-x}} \mathrm{d}(1-x)$$

$$= -2\int \arcsin\sqrt{x} \,\mathrm{d}\sqrt{1-x}$$

$$= -2\sqrt{1-x}\arcsin\sqrt{x} + 2\int \sqrt{1-x} \,\mathrm{d}\arcsin\sqrt{x}$$

$$= -2\sqrt{1-x}\arcsin\sqrt{x}$$

$$\quad + 2\int \sqrt{1-x} \,\frac{1}{\sqrt{1-(\sqrt{x})^2}} (\sqrt{x})' \mathrm{d}x$$

$$= -2\sqrt{1-x}\arcsin\sqrt{x} + 2\sqrt{x} + C$$

解法 2 由 $f(\sin^2 t) = \dfrac{t}{\sin t}$,设 $x = \sin^2 t$,则 $x \in (0,1]$,$t \in \left(0, \dfrac{\pi}{2}\right]$,$t = \arcsin\sqrt{x}$. 故

$$\int \frac{\sqrt{x}}{\sqrt{1-x}} f(x) \mathrm{d}x = \int \frac{\sin t}{\cos t} f(\sin^2 t) 2\sin t \cos t \,\mathrm{d}t$$

$$= 2\int \sin^2 t f(\sin^2 t) \mathrm{d}t$$

$$= 2\int t \sin t \,\mathrm{d}t = -2\int t \,\mathrm{d}\cos t$$

$$= -2t\cos t + 2\int \cos t \,\mathrm{d}t$$

$$= -2t\cos t + 2\sin t + C$$

$$= -2\sqrt{1-x}\arcsin\sqrt{x} + 2\sqrt{x} + C$$

例4 设 $\dfrac{\sin x}{x}$ 是 $f(x)$ 的一个原函数,求 $\int x^3 f'(x) \mathrm{d}x$.

解 因为 $\left(\dfrac{\sin x}{x}\right)' = f(x)$,而

$$\int x^3 f'(x) \mathrm{d}x = \int x^3 \mathrm{d}f(x) = x^3 f(x) - 3\int x^2 f(x) \mathrm{d}x$$

$$= x^3 f(x) - 3\int x^2 \left(\frac{\sin x}{x}\right)' \mathrm{d}x$$

$$= x^3 f(x) - 3\int x^2 \mathrm{d}\frac{\sin x}{x}$$

$$= x^3 f(x) - 3x^2 \frac{\sin x}{x} + 3\int \frac{\sin x}{x} \mathrm{d}x^2$$

$$= x^3 f(x) - 3x\sin x + 6\int \sin x \mathrm{d}x$$

$$= x^3 \left(\frac{\sin x}{x}\right)' - 3x\sin x - 6\cos x + C$$

$$= x^2 \cos x - 4x\sin x - 6\cos x + C$$

例 5 设 $F(x)$ 为 $f(x)$ 的一个原函数,满足 $f(x)F(x) = \dfrac{1}{2}\mathrm{e}^x$,且 $F(0) = 1, F(x) > 0$,求 $f(x)$.

解 因为 $F'(x) = f(x)$,对 $f(x)F(x) = \dfrac{1}{2}\mathrm{e}^x$ 两边同时积分得

$$\int f(x)F(x)\mathrm{d}x = \int \frac{1}{2}\mathrm{e}^x \mathrm{d}x$$

而

$$\int f(x)F(x)\mathrm{d}x = \int F(x)F'(x)\mathrm{d}x = \int F(x)\mathrm{d}F(x)$$

$$= \frac{1}{2}F^2(x) + C$$

故

$$\frac{1}{2}F^2(x) = \frac{1}{2}\mathrm{e}^x + C$$

由 $F(0)=1$,得 $C=0$,也即 $F^2(x)=\mathrm{e}^x$. 又因 $F(x)>0$,故 $F(x)=\mathrm{e}^{\frac{x}{2}}$,则

$$f(x) = F'(x) = \frac{1}{2}\mathrm{e}^{\frac{x}{2}}$$

例 6 求下列不定积分.

(1) $\displaystyle\int \frac{1}{1-\sin x + \cos x} \mathrm{d}x$; (2) $\displaystyle\int \frac{\ln x - 1}{x^2} \mathrm{d}x$;

(3) $\displaystyle\int \frac{\arctan \mathrm{e}^x}{\mathrm{e}^x} \mathrm{d}x$; (4) $\displaystyle\int \frac{x^2}{1+x^2} \arctan x \mathrm{d}x$.

解 (1) 由三角学知道,$\sin x$ 与 $\cos x$ 都可以用 $\tan \dfrac{x}{2}$ 的有理式

表示,即

$$\sin x = 2\sin\frac{x}{2}\cos\frac{x}{2} = \frac{2\sin\frac{x}{2}\cos\frac{x}{2}}{\sin^2\frac{x}{2}+\cos^2\frac{x}{2}} = \frac{2\tan\frac{x}{2}}{\tan^2\frac{x}{2}+1}$$

$$\cos x = \cos^2\frac{x}{2} - \sin^2\frac{x}{2} = \frac{\cos^2\frac{x}{2}-\sin^2\frac{x}{2}}{\sin^2\frac{x}{2}+\cos^2\frac{x}{2}} = \frac{1-\tan^2\frac{x}{2}}{1+\tan^2\frac{x}{2}}$$

若设 $t=\tan\frac{x}{2}$,则

$$\sin x = \frac{2t}{1+t^2}, \quad \cos x = \frac{1-t^2}{1+t^2}$$

而

$$x = 2\arctan t, \quad \mathrm{d}x = \frac{2}{1+t^2}\mathrm{d}t$$

于是

$$\int \frac{1}{1-\sin x+\cos x}\mathrm{d}x = \int \frac{\frac{2}{1+t^2}}{1-\frac{2t}{1+t^2}+\frac{1-t^2}{1+t^2}}\mathrm{d}t$$

$$= \int \frac{2}{2(1-t)}\mathrm{d}t = -\ln|1-t|+C$$

$$= -\ln\left|1-\tan\frac{x}{2}\right|+C$$

变量代换 $t=\tan\frac{x}{2}$ 对三角函数有理式的积分都可以应用,经变换后,三角函数有理式的积分转化为有理函数的积分,故把此变换称为"万能代换". 但化出的有理函数的积分往往比较繁,因此这种代换不一定是最简便的解决问题的方法.

(2)

$$\int \frac{\ln x-1}{x^2}\mathrm{d}x = -\int (\ln x-1)\mathrm{d}\frac{1}{x}$$

$$= -\frac{1}{x}(\ln x-1) + \int \frac{1}{x}\mathrm{d}(\ln x-1)$$

$$=-\frac{1}{x}(\ln x-1)+\int\frac{1}{x^2}\,\mathrm{d}x=-\frac{1}{x}\ln x+C$$

(3)
$$\int\frac{\arctan\mathrm{e}^x}{\mathrm{e}^x}\,\mathrm{d}x=-\int\arctan\mathrm{e}^x\,\mathrm{d}\mathrm{e}^{-x}$$
$$=-\mathrm{e}^{-x}\arctan\mathrm{e}^x+\int\mathrm{e}^{-x}\,\mathrm{d}\arctan\mathrm{e}^x$$
$$=-\mathrm{e}^{-x}\arctan\mathrm{e}^x+\int\frac{1}{1+\mathrm{e}^{2x}}\,\mathrm{d}x$$
$$=-\mathrm{e}^{-x}\arctan\mathrm{e}^x+\int\left(1-\frac{\mathrm{e}^{2x}}{1+\mathrm{e}^{2x}}\right)\mathrm{d}x$$
$$=-\mathrm{e}^{-x}\arctan\mathrm{e}^x+x-\frac{1}{2}\ln(1+\mathrm{e}^{2x})+C$$

此题也可采用换元法求解. 设 $u=\mathrm{e}^x$, 则
$$x=\ln u,\quad \mathrm{d}x=\frac{1}{u}\mathrm{d}u$$
则得
$$\int\frac{\arctan\mathrm{e}^x}{\mathrm{e}^x}\mathrm{d}x=\int\frac{\arctan u}{u^2}\,\mathrm{d}u=-\int\arctan u\,\mathrm{d}\frac{1}{u}$$
再用分部积分法求之.

(4)
$$\int\frac{x^2}{1+x^2}\arctan x\,\mathrm{d}x=\int\left(1-\frac{1}{1+x^2}\right)\arctan x\,\mathrm{d}x$$
$$=\int\arctan x\,\mathrm{d}x-\int\arctan x\,\mathrm{d}\arctan x$$
$$=x\arctan x-\int\frac{x}{1+x^2}\,\mathrm{d}x-\frac{1}{2}\arctan^2 x$$
$$=x\arctan x-\frac{1}{2}\int\frac{1}{1+x^2}\,\mathrm{d}(x^2+1)-\frac{1}{2}\arctan^2 x$$
$$=x\arctan x-\frac{1}{2}\ln(1+x^2)-\frac{1}{2}\arctan^2 x+C$$

此题也可采用换元法求解. 设 $t=\arctan x$, 则
$$\int\frac{x^2}{1+x^2}\arctan x\,\mathrm{d}x=\int\frac{\tan^2 t}{\sec^2 t}\cdot t\cdot\sec^2 t\,\mathrm{d}t$$

$$= \int t(\sec^2 t - 1)\mathrm{d}t = \int t\sec^2 t\mathrm{d}t - \int t\mathrm{d}t$$

$$= \int t\mathrm{d}\tan t - \frac{1}{2}t^2$$

$$= \cdots$$

例 7 试求极限 $\lim_{x \to a} \dfrac{x}{x-a} \int_a^x f(t)\mathrm{d}t$,其中 $f(x)$ 为连续函数.

解 由积分中值定理得

$$\int_a^x f(t)\mathrm{d}t = f(\xi)(x-a), \quad \xi \in [a,x]$$

则

$$\lim_{x \to a} \frac{x}{x-a} \int_a^x f(t)\mathrm{d}t = \lim_{x \to a} \frac{x}{x-a} f(\xi)(x-a)$$

$$= \lim_{x \to a} xf(\xi) = af(a)$$

例 8 设 $f(x)$ 在闭区间 $[c,d]$ 上连续,在 (c,d) 内可导,且 $f'(x) \leqslant 0$,求证:

$$F(x) = \frac{1}{x-c} \int_c^x f(t)\mathrm{d}t$$

在 (c,d) 内有 $F'(x) \leqslant 0$.

证 因 $f(x)$ 在 $[c,d]$ 上连续,由积分中值定理得

$$\int_c^x f(t)\mathrm{d}t = f(\xi)(x-c), \quad \xi \in (c,x)$$

而

$$F'(x) = \frac{f(x)(x-c) - \int_c^x f(t)\mathrm{d}t}{(x-c)^2}$$

$$= \frac{f(x)(x-c) - f(\xi)(x-c)}{(x-c)^2}$$

$$= \frac{f(x) - f(\xi)}{x-c}$$

因为在 (c,d) 内 $f'(x) \leqslant 0$,即当 $x > \xi$ 时,$f(x) < f(\xi)$,也即

$$\frac{f(x) - f(\xi)}{x - \xi} \leqslant 0$$

而
$$\frac{f(x)-f(\xi)}{x-c} \leqslant \frac{f(x)-f(\xi)}{x-\xi}$$

所以 $F'(x) \leqslant 0$.

例 9 求 $\displaystyle\lim_{x\to 0}\frac{\int_0^x\left[\int_0^{u^2}\arctan(1+t)\mathrm{d}t\right]\mathrm{d}u}{x(1-\cos x)}$.

解 当 $x \to 0$ 时,$1-\cos x \sim \dfrac{x^2}{2}$,并设

$$\varphi(u) = \int_0^{u^2} \arctan(1+t)\mathrm{d}t$$

则

$$\lim_{x\to 0}\frac{\int_0^x\left[\int_0^{u^2}\arctan(1+t)\mathrm{d}t\right]\mathrm{d}u}{x(1-\cos x)}$$

$$= 2\lim_{x\to 0}\frac{\int_0^x \varphi(u)\mathrm{d}u}{x^3} = 2\lim_{x\to 0}\frac{\varphi(x)}{3x^2}$$

$$= 2\lim_{x\to 0}\frac{\int_0^{x^2}\arctan(1+t)\mathrm{d}t}{3x^2}$$

$$= 2\lim_{x\to 0}\frac{[\arctan(1+x^2)]2x}{6x}$$

$$= \frac{\pi}{4} \cdot \frac{4}{6} = \frac{\pi}{6}$$

例 10 设函数 $f(x)$ 连续,且

$$\int_0^x tf(2x-t)\mathrm{d}t = \frac{1}{2}\arctan x^2$$

已知 $f(1)=1$,求 $\displaystyle\int_1^2 f(x)\mathrm{d}x$ 的值.

解 设 $u = 2x - t$,则

$$\int_0^x tf(2x-t)\mathrm{d}t = -\int_{2x}^x (2x-u)f(u)\mathrm{d}u$$

$$= 2x\int_x^{2x} f(u)\mathrm{d}u - \int_x^{2x} uf(u)\mathrm{d}u$$

即
$$\frac{1}{2}\arctan x^2 = 2x\int_x^{2x} f(u)\mathrm{d}u - \int_x^{2x} uf(u)\mathrm{d}u$$
$$= 2x\left[\int_0^{2x} f(u)\mathrm{d}u - \int_0^x f(u)\mathrm{d}u\right]$$
$$-\left[\int_0^{2x} uf(u)\mathrm{d}u - \int_0^x uf(u)\mathrm{d}u\right]$$

两边对 x 求导得
$$\frac{x}{1+x^4} = 2\int_x^{2x} f(u)\mathrm{d}u + 2x[2f(2x) - f(x)] - 4xf(2x) + xf(x)$$
$$= 2\int_x^{2x} f(u)\mathrm{d}u - xf(x)$$

当 $x=1$ 时,有
$$2\int_1^2 f(u)\mathrm{d}u = \frac{1}{2} + 1$$

则
$$\int_1^2 f(x)\mathrm{d}x = \frac{3}{4}$$

例 11 过曲线 $y=x^2$ ($x \geqslant 0$) 上某点 A 作一切线,使得切线、曲线及 x 轴围成的面积为 $\frac{1}{12}$,求:

(1) 切点 A 的坐标;

(2) 过切点 A 的切线方程;

(3) 上述平面图形绕 x 轴旋转一周得到的旋转体体积.

解 设切点为 (x_0, x_0^2),则切线方程为
$$y - x_0^2 = 2x_0(x - x_0)$$

切线与 x 轴的交点坐标为 $\left(\frac{x_0}{2}, 0\right)$,

故所围成的面积为(图 3.1)

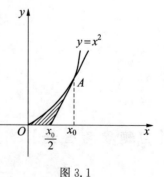

图 3.1

$$S = \int_0^{x_0} x^2 \mathrm{d}x - \frac{1}{2}\left(x_0 - \frac{x_0}{2}\right)x_0^2 = \frac{1}{12}x_0^3$$

由已知得 $\frac{x_0^3}{12}=\frac{1}{12}$, $x_0=1$, 故 A 的坐标为 $(1,1)$, 切线方程为
$$y-1=2(x-1)$$
所得旋转体体积为
$$V=\int_0^1 \pi(x^2)^2 dx - \int_{\frac{1}{2}}^1 \pi(2x-1)^2 dx$$
$$=\frac{\pi}{30}$$

例 12 计算广义积分 $\int_1^{+\infty}\frac{1}{x\sqrt{x-1}}dx$.

解 由于 $x=1$ 为无穷间断点,所以广义积分为
$$\int_1^{+\infty}\frac{1}{x\sqrt{x-1}}dx = \lim_{\substack{b\to+\infty\\ \varepsilon\to 0^+}}\int_{1+\varepsilon}^b \frac{1}{x\sqrt{x-1}}dx$$

设 $\sqrt{x-1}=t$, 则
$$\int_1^{+\infty}\frac{1}{x\sqrt{x-1}}dx = \lim_{\substack{b\to+\infty\\ \varepsilon\to 0^+}}\int_{\sqrt{\varepsilon}}^{\sqrt{b-1}} \frac{2t}{1+t^2}\cdot\frac{1}{t}dt$$
$$=2\lim_{\substack{b\to+\infty\\ \varepsilon\to 0^+}}\int_{\sqrt{\varepsilon}}^{\sqrt{b-1}} \frac{1}{1+t^2}dt$$
$$=2\lim_{\substack{b\to+\infty\\ \varepsilon\to 0^+}}\left[\arctan t\right]_{\sqrt{\varepsilon}}^{\sqrt{b-1}}$$
$$=2\lim_{\substack{b\to+\infty\\ \varepsilon\to 0^+}}(\arctan\sqrt{b-1}-\arctan\sqrt{\varepsilon})$$
$$=2\left(\frac{\pi}{2}-0\right)=\pi$$

【习题参考答案】

1. (1) $\frac{2}{7}x^{\frac{7}{2}}+C$. (2) $\frac{1}{2}x^2-3x+3\ln|x|+\frac{1}{x}+C$.

(3) $x-\arctan x+C$.

(4) $\arcsin x+C$. 提示: $\sqrt{1-x^4}=\sqrt{1-x^2}\cdot\sqrt{1+x^2}$.

(5) $-\dfrac{1}{2\ln 5}\left(\dfrac{1}{5}\right)^x+\dfrac{1}{5\ln 2}\left(\dfrac{1}{2}\right)^x+C.$ (6) $2(\sqrt{2}-1)\sqrt{x}+C.$

(7) $\sin x+\cos x+C.$ 提示：

$\qquad \cos 2x=\cos^2 x-\sin^2 x=(\cos x-\sin x)(\cos x+\sin x)$

(8) $\tan x+\sec x+C.$ (9) $\tan x+x+C.$

(10) $-\cot x-\tan x+C.$ 提示：

$$\cos 2x=\cos^2 x-\sin^2 x$$

$$\dfrac{\cos^2 x-\sin^2 x}{\sin^2 x\cos^2 x}=\dfrac{1}{\sin^2 x}-\dfrac{1}{\cos^2 x}$$

2. (1) $-\dfrac{1}{2}e^{-2x}+C.$ (2) $\dfrac{1}{42}(2x-1)^{21}+C.$

(3) $-\dfrac{1}{2}\ln|1-x^2|+C.$

(4) $-\dfrac{1}{2}(2-3x)^{\frac{2}{3}}+C.$ (5) $\dfrac{4}{3}(x^4-8)^{\frac{3}{2}}+C.$

(6) $\dfrac{1}{2}e^{2x}-e^x+x+C.$ 提示：$e^{3x+1}=(e^x+1)(e^{2x}-e^x+1).$

(7) $\dfrac{2}{3}(\ln x)^{\frac{3}{2}}+C.$ (8) $\sin e^x+C.$

(9) $e^x+e^{-x}+C.$ 提示：$\dfrac{e^{2x}-1}{e^x}=e^x-e^{-x}.$

(10) $-\dfrac{1}{4\ln 7}\cdot 7^{-4x+2}.$ 提示：$dx=-\dfrac{1}{4}d(-4x+2).$

(11) $\dfrac{1}{3}(\arctan x)^3+C.$

(12) $\ln|\csc 2x-\cot 2x|+C.$ 提示：$\dfrac{1}{\sin x\cos x}=\dfrac{2}{\sin 2x}=2\csc 2x.$

(13) $\arctan e^x+C.$ 提示：$\dfrac{1}{e^x+e^{-x}}dx=\dfrac{e^x}{e^{2x}+1}dx=\dfrac{1}{(e^x)^2+1}de^x.$

(14) $2\sqrt{1+\tan x}+C.$ 提示：$\dfrac{1}{\cos^2 x}dx=d\tan x.$

(15) $2e^{\sqrt{x}}+C.$

(16) $\dfrac{1}{2\sqrt{2}}\arctan(\sqrt{2}x^2)+C.$ 提示：$xdx=\dfrac{1}{2}dx^2,\dfrac{1}{1+2x^4}=\dfrac{1}{1+(\sqrt{2}x^2)^2}.$

(17) $-2\sqrt{1-x^2}-\arcsin x+C.$ 提示：

$$\dfrac{2x-1}{\sqrt{1-x^2}}dx=\dfrac{1}{\sqrt{1-x^2}}dx^2-\dfrac{1}{\sqrt{1-x^2}}dx$$

(18) $\dfrac{3}{2}(\sin x-\cos x)^{\frac{2}{3}}+C$. 提示：$(\sin x+\cos x)dx=d(\sin x-\cos x)$.

(19) $-\dfrac{1}{x\ln x}+C$. 提示：$(1+\ln x)dx=d(x\ln x)$.

(20) $\dfrac{1}{3}\sec^3 x-\sec x+C$. 提示：$\tan x \cdot \sec x dx=d\sec x$.

(21) $\dfrac{2}{3}\left(\sin\dfrac{x}{2}\right)^3+C$.　　(22) $\ln|\ln\ln x|+C$.

(23) $(\arctan\sqrt{x})^2+C$. 提示：$\dfrac{1}{1+(\sqrt{x})^2}d\sqrt{x}=d\arctan\sqrt{x}$.

(24) $-\ln(e^{-x}+\sqrt{e^{-2x}+1})+C$. 提示：

$$\dfrac{1}{\sqrt{1+e^{2x}}}dx=\dfrac{e^{-x}}{\sqrt{1+e^{-2x}}}dx=-\dfrac{1}{\sqrt{1+(e^{-x})^2}}de^{-x}$$

(25) $\dfrac{1}{2}\arctan(\sin^2 x)+C$. 提示：$\sin x\cos x dx=\sin x d\sin x=\dfrac{1}{2}d\sin^2 x$;

(26) $6(\sqrt[6]{x}-\arctan\sqrt[6]{x})+C$. 提示：设 $x=t^6$.

(27) $-\arcsin\dfrac{1-2x}{3}+C$. 提示：

$$\sqrt{2+x-x^2}=\sqrt{\dfrac{9}{4}-\left(\dfrac{1}{2}-x\right)^2}$$

设 $\dfrac{1}{2}-x=t$.

(28) $\dfrac{x}{\sqrt{1-x^2}}+C$. 提示：设 $x=\sin t$.

(29) $\arcsin x+\dfrac{\sqrt{1-x^2}-1}{x}+C$. 提示：设 $x=\sin t$，换元得

$$\int\dfrac{dx}{1+\sqrt{1-x^2}}dx=\int\dfrac{\cos t}{1+\cos t}dt=\int\left(1-\dfrac{1}{1+\cos t}\right)dt$$

而

$$\int\dfrac{1}{\cos t+1}dt=\int\dfrac{1}{2\cos^2\dfrac{t}{2}}dt=\int\dfrac{1}{\cos^2\dfrac{t}{2}}d\dfrac{t}{2}=\tan\dfrac{t}{2}+C$$

$$\tan\dfrac{t}{2}=\dfrac{1-\cos t}{\sin t}$$

由辅助三角形得 $\cos t=\sqrt{1-x^2}$.

(30) $\dfrac{1}{99}(1-x)^{-99}-\dfrac{2}{98}(1-x)^{-98}+\dfrac{1}{97}(1-x)^{-97}+C$. 提示：设 $1-x=t$.

3. (1) $x\sin x+\cos x+C.$ (2) $-xe^{-x}-e^{-x}+C.$

(3) $-\frac{1}{2}x^2\cos 2x+\frac{x}{2}\sin 2x+\frac{1}{4}\cos 2x+C.$

(4) $\frac{1}{2}(x^2+1)\ln(x^2+1)-\frac{1}{2}x^2+C.$

(5) $-\frac{1}{x}\arctan x+\frac{1}{2}\ln\left(1+\frac{1}{x^2}\right)+C.$ 提示：$\frac{1}{x^2}dx=-d\frac{1}{x}$，取 $v=\frac{1}{x}$.

(6) $-\frac{1}{100}x(1-x)^{100}-\frac{1}{100\times 101}(1-x)^{101}+C.$ 提示：

$$(1-x)^{99}dx=-\frac{1}{100}d(1-x)^{100}$$

取 $v=(1-x)^{100}$.

(7) $\frac{2}{13}e^{3x}\sin 2x+\frac{3}{13}e^{3x}\cos 2x+C.$

(8) $x(\ln^2 x-2\ln x+2)+C.$

(9) $-2\sqrt{x}\cos\sqrt{x}+2\sin\sqrt{x}+C.$ 提示：先换元，设 $\sqrt{x}=t.$

(10) $3e^{3\sqrt{x}}(\sqrt[3]{x^2}-2\sqrt[3]{x}+2)+C.$ 提示：先换元，设 $\sqrt[3]{x}=t.$

(11) $\frac{1}{2}x[\sin(\ln x)-\cos(\ln x)]+C.$ 提示：取 $v=x$，两次使用分部积分.

(12) $-\frac{1}{x}\ln^2 x-\frac{2}{x}\ln x-\frac{2}{x}+C.$

(13) $-\sqrt{1-x^2}\arcsin x+x+C.$ 提示：

$$\frac{x}{\sqrt{1-x^2}}dx=-\frac{1}{2}\frac{1}{\sqrt{1-x^2}}d(1-x^2)=-d\sqrt{1-x^2}$$

取 $v=\sqrt{1-x^2}$.

(14) $\tan x\cdot\ln\cos x+\tan x-x+C.$ 提示：$\frac{1}{\cos^2 x}dx=d\tan x$，取 $v=\tan x.$

(15) $\frac{1}{2}x\sqrt{2+4x}-\frac{1}{12}(2+4x)^{\frac{3}{2}}+C.$ 提示：

$$\frac{1}{\sqrt{2+4x}}dx=\frac{1}{4}\frac{1}{\sqrt{2+4x}}d(2+4x)=\frac{1}{2}d\sqrt{2+4x}$$

取 $v=\sqrt{2+4x}.$

(16) $\frac{1}{2}\left(x\sqrt{4^2-x^2}+16\arcsin\frac{x}{4}\right)+C.$ 提示：取 $v=x$，由分部积分得

$$\int\sqrt{4^2-x^2}dx=x\sqrt{4^2-x^2}+\int\frac{x^2}{\sqrt{4^2-x^2}}dx$$

而

$$\int \frac{x^2}{\sqrt{4^2-x^2}}dx = -\int \sqrt{4^2-x^2}\,dx + \int \frac{4^2}{\sqrt{4^2-x^2}}dx$$

(17) $e^x \ln x + C$. 提示：$\int \frac{e^x}{x}(1+x\ln x)dx = \int \frac{e^x}{x}dx + \int e^x \ln x\,dx$.

(18) $x^2\sqrt{x}\left(\frac{2}{5}\ln 3x - \frac{4}{25}\right) + C$. 提示：$x\sqrt{x}\,dx = \frac{2}{5}dx^{\frac{5}{2}}$.

(19) $x(\arcsin x)^2 + 2\sqrt{1-x^2}\arcsin x - 2x + C$. 提示：取 $v = x$，分部积分后，应用(13)题的结论.

(20) $\frac{1}{4}e^{2x} - \frac{1}{8}e^{2x}\cos 2x - \frac{1}{8}e^{2x}\sin 2x + C$. 提示：$e^{2x}dx = \frac{1}{2}de^{2x}$，取 $v = e^{2x}$.

4. (1) $4\ln|x-3| - 3\ln|x-2| + C$. 提示：

$$\frac{x+1}{(x-2)(x-3)} = \frac{4}{x-3} - \frac{3}{x-2}$$

(2) $\frac{1}{2}\ln(x^2+4x+5) - \arctan(x+2) + C$. 提示：

$$\int \frac{x+1}{x^2+4x+5}dx = \int \frac{x+2-1}{(x+2)^2+1}d(x+2)$$

设 $u = x+2$.

(3) $\frac{1}{2}x^2 - \frac{9}{2}\ln(x^2+9) + C$.

(4) $\frac{1}{x+1} + \frac{1}{2}\ln|x^2-1| + C$. 提示：

$$\frac{x^2+1}{(x+1)^2(x-1)} = \frac{1}{2(x+1)} - \frac{1}{(x+1)^2} + \frac{1}{2(x-1)}$$

(5) $\frac{1}{4\sqrt{3}}\arctan\frac{x^4}{\sqrt{3}} + C$. 提示：$x^3 dx = \frac{1}{4}dx^4$，设 $u = x^4$.

(6) $\ln|x| - \frac{1}{2}\ln(x^2+1) + C$.

(7) $\ln\left|\frac{\sqrt{2x+1}-1}{\sqrt{2x+1}+1}\right| + C$. 提示：设 $\sqrt{2x+1} = t$.

(8) $x+1 - 4\sqrt{x+1} + 4\ln|\sqrt{x+1}-1| + C$. 提示：设 $\sqrt{x+1} = t$.

(9) $\frac{1}{6}(2x+1)^{\frac{3}{2}} - \frac{1}{2}(2x+1)^{\frac{1}{2}} + C$. 提示：解法1

$$\frac{x}{\sqrt{2x+1}} = \frac{1}{2} \cdot \frac{2x+1-1}{\sqrt{2x+1}} = \frac{1}{2}\sqrt{2x+1} - \frac{1}{2}\frac{1}{\sqrt{2x+1}}$$

解法2 设 $\sqrt{2x+1} = t$，换元.

(10) $2\sqrt{x} - 4\sqrt[4]{x} + 4\ln(\sqrt[4]{x}+1) + C$. 提示：设 $\sqrt[4]{x} = t$.

5. (1) $\dfrac{x}{10(5+x^2)}+\dfrac{\sqrt{5}}{50}\arctan\dfrac{\sqrt{5}}{5}x+C$;

(2) $-\dfrac{\cos x}{3\sin^3 x}-\dfrac{2}{3}\cot x+C$;

(3) $\dfrac{e^{-2x}(-2\sin 3x-3\cos 3x)}{13}+C$;

(4) $\dfrac{1}{3}\sqrt{(x^2+16)^3}+C$;

(5) $\dfrac{\sqrt{3}}{9}\ln\left|\dfrac{\tan\dfrac{x}{2}+\sqrt{3}}{\tan\dfrac{x}{2}-\sqrt{3}}\right|+C$;

(6) $-\sqrt{1+x-x^2}+\dfrac{1}{2}\arcsin\dfrac{2x-1}{\sqrt{5}}+C$;

(7) $\dfrac{1}{\sqrt{6}}\arctan\left(\dfrac{\sqrt{6}}{3}\tan x\right)+C$; (8) $\left(\dfrac{1}{2}x^2-\dfrac{1}{2}x+\dfrac{1}{4}\right)e^{2x}+C$.

6. $e-1$. 提示：将区间 n 等分，则 $\Delta x_i=\dfrac{1}{n}$，取左端点的分点 $\xi_i=\dfrac{i-1}{n}$，则

$$\sum_{i=1}^n f(\xi_i)\Delta x_i = \dfrac{1}{n}(1+e^{\frac{1}{n}}+e^{\frac{2}{n}}+\cdots+e^{\frac{n-1}{n}})$$

$$= \dfrac{1}{n}\cdot\dfrac{(e^{\frac{1}{n}})^n-1}{e^{\frac{1}{n}}-1} = \dfrac{e-1}{e^{\frac{1}{n}}-1}\cdot\dfrac{1}{n}$$

而

$$\lim_{n\to\infty}\sum_{i=1}^n f(\xi_i)\Delta x_i = (e-1)\lim_{n\to\infty}\dfrac{\dfrac{1}{n}}{e^{\frac{1}{n}}-1}$$

$$= (e-1)\lim_{n\to\infty}\dfrac{-\dfrac{1}{n^2}}{e^{\frac{1}{n}}\cdot\left(-\dfrac{1}{n^2}\right)} = e-1$$

7. (1) $\int_0^1 x\mathrm{d}x > \int_0^1 x^2\mathrm{d}x$.

(2) $\int_0^{\frac{\pi}{2}} x\mathrm{d}x > \int_0^{\frac{\pi}{2}}\sin x\mathrm{d}x$. 提示：设 $f(x)=x-\sin x, f'(x)=1-\cos x\geqslant 0$，$f(x)$ 在 $\left[0,\dfrac{\pi}{2}\right]$ 上是增函数，且有 $f(x)\geqslant f(0)=0$，即 $x\geqslant\sin x$.

(3) $\int_0^1 e^x\mathrm{d}x > \int_0^1(1+x)\mathrm{d}x$. 提示：设 $f(x)=e^x-(1+x)$，同上.

(4) $\int_1^2 \ln x\mathrm{d}x > \int_1^2(\ln x)^2\mathrm{d}x$. 提示：因为 $0\leqslant\ln x<1$，所以 $\ln x>(\ln x)^2$.

8. $\cos x^2, -\cos x^2, 2x\cos x^4 - \cos x^2$. 提示：
$$\int_0^{x^2} \cos t^2 dt = \cos(x^2)^2 (x^2)' = 2x\cos x^4$$

9. (1) 1;　　(2) $-\dfrac{1}{2}$;　　(3) 12.

10. $x=0$.

11. (1) $-\dfrac{3}{2}$.　　(2) $\dfrac{\pi}{3a}$.　　(3) $5-e^\pi$.　　(4) $1+\dfrac{\pi}{4}$.

(5) 12. 提示：将分母有理化.

(6) $2\sqrt{2}-2$. 提示：用积分区间的可加性，将区间分为 $\left[0,\dfrac{\pi}{4}\right]$, $\left[\dfrac{\pi}{4},\dfrac{\pi}{2}\right]$.

(7) $\dfrac{5}{2}$. 提示：将积分区间分成 $[0,2]$, $[2,3]$.

(8) $\dfrac{16}{3}\pi-2\sqrt{3}$. 提示：设 $\sqrt{\sqrt{x}-1}=t$，则
$$\int_1^{16} \arctan\sqrt{\sqrt{x}-1}\,dx = 4\int_0^{\sqrt{3}} (t^3+t)\arctan t\,dt$$
而后分别使用分部积分.

(9) $\dfrac{51}{512}$.　　(10) $\dfrac{1}{4}$.

(11) $\dfrac{(e-1)^2}{2e}$. 提示：$\int_0^1 \dfrac{e^x-e^{-x}}{2}dx = \int_0^1 \dfrac{1-e^{-2x}}{2}de^x$.

(12) $\dfrac{\pi}{4}$.　　(13) $2\sqrt{3}-2$.　　(14) $1-e^{-\frac{1}{2}}$.

(15) $\dfrac{\pi}{2}$. 提示：$\dfrac{1}{x^2+2x+2}dx = \dfrac{1}{(x+1)^2+1}d(x+1)$.

(16) $\ln\dfrac{3}{2}$. 提示：$\dfrac{a}{(x-a)(x-2a)} = \dfrac{1}{x-2a}-\dfrac{1}{x-a}$.

(17) $2+2\ln\dfrac{2}{3}$.　　(18) $\dfrac{a^4}{16}\pi$.　　(19) $2-\dfrac{\pi}{2}$. 提示：设 $\sqrt{e^x-1}=t$.

(20) $\dfrac{2-\pi}{16}$. 提示：设 $x=2\sec t$.

(21) $\dfrac{4}{3}$. 提示：$\sqrt{\cos x-\cos^3 x} = \sqrt{\cos x}\cdot|\sin x|$，把区间分成 $\left[-\dfrac{\pi}{2},0\right]$ 和 $\left[0,\dfrac{\pi}{2}\right]$.

(22) $\ln\dfrac{3}{2}$.　　(23) $\dfrac{1}{2}(1-\ln 2)$.　　(24) $\dfrac{6+\sqrt{3}\pi}{12}$.

(25) $4(2\ln 2-1)$. 提示：先换元，令 $\sqrt{x}=t$，然后分部积分.

(26) $\left(\dfrac{1}{4} - \dfrac{\sqrt{3}}{9}\right)\pi + \dfrac{1}{2}\ln\dfrac{3}{2}$. 提示：$\dfrac{1}{\sin^2 x}\mathrm{d}x = \mathrm{d}\cot x$，取 $\cot x = v$.

(27) $2\left(1 - \dfrac{1}{\mathrm{e}}\right)$. 提示：将积分区间分成 $\left[\dfrac{1}{\mathrm{e}}, 1\right]$ 和 $[1, \mathrm{e}]$.

(28) $\ln\dfrac{3}{2}(1+\mathrm{e})$. 提示：$\displaystyle\int_{-1}^{0}\dfrac{1}{1+\mathrm{e}^x}\mathrm{d}x = -\int_{-1}^{0}\dfrac{1}{1+\mathrm{e}^{-x}}\mathrm{d}\,\mathrm{e}^{-x}$.

12. (1) 提示：$\displaystyle\int_{-a}^{a} f(x)\mathrm{d}x = \int_{-a}^{0} f(x)\mathrm{d}x + \int_{0}^{a} f(x)\mathrm{d}x$，设 $x = -t$.

(2) 证略.　　(3) 证略.　　(4) ① 0；　② 0.

13. 提示：设 $t = a+b-x$，则 $\displaystyle\int_a^b f(a+b-x)\mathrm{d}x = -\int_b^a f(t)\mathrm{d}t = \int_a^b f(t)\mathrm{d}t = 1$.

14. 提示：
$$\int_a^{a+l} f(x)\mathrm{d}x = \int_a^0 f(x)\mathrm{d}x + \int_0^l f(x)\mathrm{d}x + \int_l^{a+l} f(x)\mathrm{d}x$$

并设 $x = l+t$，则
$$\int_l^{a+l} f(x)\mathrm{d}x = \int_0^a f(l+t)\mathrm{d}t \xrightarrow{f(l+t) = f(t)} -\int_a^0 f(t)\mathrm{d}t = -\int_a^0 f(x)\mathrm{d}x$$

15. $-\dfrac{1}{2}$. 提示：
$$\int_a^b xf(x)\cdot f'(x)\mathrm{d}x = \int_a^b xf(x)\mathrm{d}f(x) = \dfrac{1}{2}\int_a^b x\,\mathrm{d}f^2(x)$$

然后分部积分.

16. $\dfrac{k}{12}b^4$. 提示：有效药量 $D = \displaystyle\int_0^b f(t)\mathrm{d}t$.

17. (1) $\dfrac{1}{5a^5}$.　　(2) 发散.　　(3) π. 提示：
$$\int\dfrac{1}{x^2+2x+2}\mathrm{d}x = \int\dfrac{1}{(x+1)^2+1}\mathrm{d}(x+1)$$

设 $u = x+1$.

(4) 2. 提示：设 $\sqrt{x} = t$.　　(5) -1.　　(6) $\dfrac{8}{3}$.

(7) 0. 提示：
$$\int_{\frac{\pi}{2}}^{\frac{3\pi}{2}} \dfrac{\sin x}{\sqrt{1-\cos 2x}}\mathrm{d}x = \lim_{\varepsilon_1 \to 0^+}\int_{\frac{\pi}{2}}^{\pi-\varepsilon_1}\dfrac{\sin x}{\sqrt{1-2\cos 2x}}\mathrm{d}x$$
$$+ \lim_{\varepsilon_2 \to 0^+}\int_{\pi+\varepsilon_2}^{\frac{3\pi}{2}}\dfrac{\sin x}{\sqrt{1-\cos 2x}}\mathrm{d}x$$
$$= \lim_{\varepsilon_1 \to 0^+}\int_{\frac{\pi}{2}}^{\pi-\varepsilon_1}\dfrac{\sin x}{\sqrt{2}\sin x}\mathrm{d}x - \lim_{\varepsilon_2 \to 0^+}\int_{\pi+\varepsilon_2}^{\frac{3\pi}{2}}\dfrac{\sin x}{\sqrt{2}\sin x}\mathrm{d}x$$

(8) $\frac{\pi}{2}$. 提示：因

$$\int_0^1 \frac{\mathrm{d}x}{(2-x)\sqrt{1-x}} = \lim_{\varepsilon \to 0^+} \int_0^{1-\varepsilon} \frac{\mathrm{d}x}{(2-x)\sqrt{1-x}}$$

设 $\sqrt{1-x}=t$，则 $x=0, t=1; x=1-\varepsilon, t=\sqrt{\varepsilon}$.

18. (1) $\frac{3}{2} - \ln 2$.

(2) $\frac{7}{6}$. 提示：取 x 为积分变量，$x \in [0,2]$，将积分区间 $[0,2]$ 分为 $[0,1]$ 和 $[1,2]$，再求积分.

(3) $\frac{2-\sqrt{2}}{3}$. 提示：取 y 为积分变量，积分区间 $[0,1]$.

(4) $2(\sqrt{2}-1)$. 提示：取 x 为积分变量，将积分区间 $\left[0, \frac{\pi}{2}\right]$ 分为 $\left[0, \frac{\pi}{4}\right]$ 和 $\left[\frac{\pi}{4}, \frac{\pi}{2}\right]$.

19. $\frac{9}{4}$. 提示：求出切线方程分别为 $y=4x-3, y=-2x+6$，并求出交点 $\left(\frac{3}{2}, 3\right)$，取 x 为积分变量，将积分区间分为 $\left[0, \frac{3}{2}\right]$ 和 $\left[\frac{3}{2}, 3\right]$. 由微元法得积分

$$S = \int_0^{\frac{3}{2}} [4x-3-(-x^2+4x-3)]\mathrm{d}x$$
$$+ \int_{\frac{3}{2}}^3 [-2x+6-(-x^2+4x-3)]\mathrm{d}x$$
$$= \int_0^{\frac{3}{2}} x^2 \mathrm{d}x + \int_{\frac{3}{2}}^3 (x^2-6x+9)\mathrm{d}x$$

20. (1) $2\pi a x_0^2$. (2) $\frac{57}{10}\pi$.

(3) 95π. 提示：$V = \int_0^{10} \pi 10 y \mathrm{d}y - \int_0^1 \pi(10y-10)\mathrm{d}y$.

21. $\frac{128\pi}{7}$; $\frac{64\pi}{5}$.

22. 提示：把所求体积看成是 $x=\sqrt{R^2-y^2}$ 绕 y 轴旋转得到的旋转体，故球缺的体积为

$$V = \pi \int_{R-H}^R (R^2-y^2)\mathrm{d}y$$

第3章 一元函数积分学

23. $\dfrac{4}{3}\sqrt{3}R^3$.

24. (1) $\dfrac{8}{27}(10\sqrt{10}-1)$.

(2) $1+\dfrac{1}{\sqrt{2}}\ln(1+\sqrt{2})$. 提示：由题意得 $x\in[0,1]$，则

$$l=\int_0^1 \sqrt{\dfrac{1+2x-2\sqrt{x}}{x}}\,\mathrm{d}x$$

设 $\sqrt{x}=t$，则

$$l=2\int_0^1 \sqrt{1+2t^2-2t}\,\mathrm{d}t$$

$$=2\sqrt{2}\int_0^1 \sqrt{\left(\dfrac{1}{2}\right)^2+\left(t-\dfrac{1}{2}\right)^2}\,\mathrm{d}t$$

$$=2\sqrt{2}\left[\dfrac{t-\dfrac{1}{2}}{2}\sqrt{\left(\dfrac{1}{2}\right)^2+\left(t-\dfrac{1}{2}\right)^2}\right.$$

$$\left.+\dfrac{\dfrac{1}{4}}{2}\ln\left|t-\dfrac{1}{2}+\sqrt{\left(\dfrac{1}{2}\right)^2+\left(t-\dfrac{1}{2}\right)^2}\right|\right]_0^1$$

$$=1+\dfrac{\sqrt{2}}{2}\ln(1+\sqrt{2})$$

(3) $2a\pi^2$.

25. $\bar{v}=\dfrac{ak}{rT}(1-\mathrm{e}^{-rT})$.　　26. 12 m/s.　　27. $(800\pi\ln 2)$J.

28. 30 N·m. 提示：变力为 $F=100+500x$.

29. 2 450 kJ. 提示：将水全部抽出的过程，看作是从水的表面到底部将水一层一层地抽出，抽取每薄层水力的大小等于该层水的重量，取 y 为积分变量，$y\in[0,5]$，在 $[0,5]$ 上任取一小区间 $[y,y+\mathrm{d}y]$，则这一层水的重力大小近似为 $G=9.8\times 20\mathrm{d}y$，则微功

$$\mathrm{d}W=196\cdot(5-y)\mathrm{d}y$$

所做功

$$W=\int_0^5 196(5-y)\mathrm{d}y=2\,450(\mathrm{KJ})$$

30. (1) $\dfrac{1}{6}\rho gah^2$（ρ 为水的密度）；　　(2) 压力增加了1倍.

【补充习题】

1. 若设 $f'(e^x)=2+3x$,则 $f(x)=$ _____.

2. 设 $f'(\ln x)=\begin{cases} 1, & 0<x\leqslant 1 \\ x, & x>1 \end{cases}$,且 $f(0)=0$,试求 $f(x)$.

3. 若 $f'(\sin^2 x)=\cos 2x+\tan^2 x (0<x<1)$,求 $f(x)$.

4. 已知 $x^{-1}+e^x$ 是 $f(x)$ 的一个原函数,则 $\int f(\tan x)\sec^2 x \, dx=$ _____.

5. 设 $\dfrac{\sin x}{x}$ 是 $f(x)$ 的一个原函数,则 $\int xf'(2x)dx=$ _____.

6. 设 $F(x)$ 为 $f(x)$ 的一个原函数,满足 $f(x)F(x)=\sin^2 x$,且 $F(0)=1, F(x)\geqslant 0$,求 $f(x)$.

7. 求下列不定积分.

(1) $\displaystyle\int \dfrac{1}{2+\cos x}dx$;

(2) $\displaystyle\int \dfrac{1+\sin x}{\sin x(1+\cos x)}dx$;

(3) $\displaystyle\int \dfrac{\arcsin \sqrt{x}}{\sqrt{x}}dx$;

(4) $\displaystyle\int \dfrac{1}{x^2(1+x^2)}\arctan x \, dx$;

(5) $\displaystyle\int \dfrac{\operatorname{arccot} e^x}{e^x}dx$;

(6) $\displaystyle\int \dfrac{x\cos^4 \dfrac{x}{2}}{\sin^3 x}dx$.

8. 设 $f(x)$ 在 $[a,b]$ 上连续,且 $\displaystyle\int_a^b [f(x)]^2 dx=0$,试证在 $[a,b]$ 上恒有 $f(x)=0$.

9. 试证明推广的积分中值定理,即:$f(x), g(x)$ 在 $[a,b]$ 上连续,且 $g(x)>0$,则存在一点 $\xi\in[a,b]$,使

$$\int_a^b f(x)g(x)dx = f(\xi)\int_a^b g(x)dx$$

10. $y=\displaystyle\int_0^{u^2+1} \dfrac{x^2-1}{(x+1)^2}dx$,试求:

(1) $\int_1^e \left(\dfrac{dy}{du}\right)du$;　　　　　(2) $\dfrac{d^2y}{du^2}\bigg|_{u=1}$.

11. 求 a,b 值，使 $\lim\limits_{x\to 0}\dfrac{1}{bx-\sin x}\int_0^x \dfrac{t^2}{\sqrt{a+t}}dt=1$.

12. 已知 $f(0)=1, f(2)=3, f'(2)=5$，求 $\int_0^1 xf''(2x)dx$.

13. 设 $f(x)$ 是 $(-\infty,+\infty)$ 上的连续函数且满足
$$\int_0^x f(x-t)\,t\,dt = e^x - x - 1$$
求 $f(x)$.

14. 设 $f(x)=\int_1^x e^{-t^2}dt$，求 $\int_0^1 f(x)dx$.

15. 若 $f(x)=\dfrac{1}{1+x^2}+\sqrt{1-x^2}\int_0^1 f(x)dx$，求 $\int_0^1 f(x)dx$.

16. 设曲线 $y=e^{-x}(x\geqslant 0)$，则：

（1）把曲线 $y=e^{-x}$，x 轴，y 轴和直线 $x=\xi(\xi>0)$ 所围成的平面图形绕 x 轴旋转一周，得一旋转体，求此旋转体体积 $V(\xi)$；求满足 $V(a)=\dfrac{1}{2}\lim\limits_{\xi\to+\infty}V(\xi)$ 的 a.

（2）在此曲线上找一点，使过该点的切线与两个坐标轴所夹平面图形的面积最大，并求出该面积.

17. 设 S_1 是 $y^2=x$ 与直线 $x=0$ 及 $y=t(0<t<1)$ 所围成的图形的面积，S_2 是 $y^2=x$ 与直线 $x=1$ 及 $y=t$ $(0<t<1)$ 所围成的图形的面积. 问 t 为何值时，S_1+S_2 最小？最小值是多少？

18. 已知 $\lim\limits_{x\to\infty}\left(\dfrac{x-a}{x+a}\right)^x=\int_a^{+\infty}4x^2e^{-2x}dx$，求常数 a 的值.

19. 设函数 $f(x)=\begin{cases}\dfrac{1}{2}e^x, & x\leqslant 0 \\ \dfrac{1}{4}, & 0<x\leqslant 2 \\ 0, & x>2\end{cases}$，求 $F(x)=\int_{-\infty}^x f(t)dt$.

【补充习题参考答案】

1. $3x\ln x - x + C$. 提示：设 $e^x = t$.
2. $f(x) = \begin{cases} x, & x \leqslant 0 \\ e^x - 1, & x > 0 \end{cases}$, 提示：设 $\ln x = t$.
3. $-\ln|1-x| - x^2 + C$. 提示：设 $\sin^2 x = t$.
4. $\cot x + e^{\tan x} + C$.
5. $\frac{1}{4}\cos 2x - \frac{\sin 2x}{4x} + C$. 提示：

$$\int xf'(2x)\mathrm{d}x = \frac{1}{2}\int xf'(2x)\mathrm{d}2x = \frac{1}{2}\int x\mathrm{d}f(2x)$$
$$= \frac{1}{2}xf(2x) - \frac{1}{2}\int f(2x)\mathrm{d}x$$

因为
$$\int f(x)\mathrm{d}x = \frac{\sin x}{x} + C_1$$

换元得
$$\int f(2t)\mathrm{d}2t = \frac{\sin 2t}{2t} + C_1$$

故
$$\int f(2x)\mathrm{d}x = \frac{\sin 2x}{4x} + C_2, \quad f(2x) = \frac{2x\cos 2x - \sin 2x}{4x^2}$$

6. $\dfrac{\sin^2 x}{\sqrt{x - \frac{1}{2}\sin 2x + 1}}$. 提示：

$$\frac{1}{2}F^2(x) = \int \sin^2 x\, \mathrm{d}x, \quad F(x) = \sqrt{x - \frac{1}{2}\sin 2x + 1}$$

7. (1) $\dfrac{2\sqrt{3}}{3}\arctan\left(\dfrac{\sqrt{3}}{3}\tan\dfrac{x}{2}\right) + C$. 提示：设 $\tan\dfrac{x}{2} = t, \cos x = \dfrac{1-t^2}{1+t^2}$.

(2) $\dfrac{1}{4}\tan^2\dfrac{x}{2} + \tan\dfrac{x}{2} + \dfrac{1}{2}\ln\left|\tan\dfrac{x}{2}\right| + C$. 提示：设

$$\tan\dfrac{x}{2} = t, \quad \sin x = \dfrac{2t}{1+t^2}$$
$$\cos x = \dfrac{1-t^2}{1+t^2}, \quad \mathrm{d}x = \dfrac{2}{1+t^2}\mathrm{d}t$$

(3) $2\sqrt{x}\arcsin\sqrt{x}+2\sqrt{1-x}+C.$ 提示：$\int \dfrac{\arcsin\sqrt{x}}{\sqrt{x}}\mathrm{d}x=2\int \arcsin\sqrt{x}\,\mathrm{d}\sqrt{x}.$

(4) $-\dfrac{\arctan x}{x}+\ln\dfrac{|x|}{\sqrt{1+x^2}}-\dfrac{1}{2}(\arctan x)^2+C.$ 提示：

解法1 换元设 $x=\tan t$，得

$$\text{原式}=\int t(\cot^2 t)\mathrm{d}t=\int t(\csc^2 t-1)\mathrm{d}t=\int t\mathrm{d}(-\cot t)-\int t\,\mathrm{d}t$$

解法2

$$\int \dfrac{\arctan x}{x^2(1+x^2)}\mathrm{d}x=\int\dfrac{\arctan x}{x^2}\mathrm{d}x-\int\dfrac{\arctan x}{(1+x^2)}\mathrm{d}x$$
$$=\int \arctan x\,\mathrm{d}\left(-\dfrac{1}{x}\right)-\int \arctan x\,\mathrm{d}\arctan x$$

(5) $-\mathrm{e}^{-x}\operatorname{arccot}\mathrm{e}^x-x+\dfrac{1}{2}\ln(1+\mathrm{e}^{2x})+C.$ 提示：

$$\int \dfrac{\operatorname{arccot}\mathrm{e}^x}{\mathrm{e}^x}\mathrm{d}x=-\int \operatorname{arccot}\mathrm{e}^x\,\mathrm{d}\mathrm{e}^{-x}$$

(6) $-\dfrac{1}{8}x\csc^2\dfrac{x}{2}-\dfrac{1}{4}\cot\dfrac{x}{2}+C.$ 提示：

$$\sin x=2\sin\dfrac{x}{2}\cos\dfrac{x}{2}$$

$$\text{原式}=\dfrac{1}{8}\int\dfrac{x\cos\dfrac{x}{2}}{\sin^3\dfrac{x}{2}}\mathrm{d}x=\dfrac{1}{4}\int x\cot\dfrac{x}{2}\csc^2\dfrac{x}{2}\mathrm{d}\dfrac{x}{2}$$
$$=-\dfrac{1}{4}\int x\cot\dfrac{x}{2}\mathrm{d}\cot\dfrac{x}{2}=-\dfrac{1}{8}\int x\mathrm{d}\cot^2\dfrac{x}{2}$$

8. 证明略.

9. 提示：
$$mg(x)\leqslant f(x)g(x)\leqslant Mg(x)$$
$$m\int_a^b g(x)\mathrm{d}x\leqslant \int_a^b f(x)g(x)\mathrm{d}x\leqslant M\int_a^b g(x)\mathrm{d}x$$

10. (1) $\mathrm{e}^2-1-2\ln\dfrac{\mathrm{e}^2+2}{3}.$ (2) $\dfrac{14}{9}.$ 提示：$\dfrac{\mathrm{d}y}{\mathrm{d}u}=\dfrac{2u^3}{u^2+2}.$

11. $a=4,b=1.$ 提示：
$$\lim_{x\to 0}\dfrac{1}{bx-\sin x}\int_0^x\dfrac{t^2}{\sqrt{a+t}}\mathrm{d}t=\lim_{x\to 0}\dfrac{1}{b-\cos x}\cdot\dfrac{x^2}{\sqrt{a+x}}$$

因

故
$$\lim_{x\to 0}\frac{x^2}{\sqrt{a+x}}=0$$

$$\lim_{x\to 0}(b-\cos x)=0$$

则得 $b=1$. 而

$$\lim_{x\to 0}\frac{1}{1-\cos x}\cdot\frac{x^2}{\sqrt{a+x}}=\lim_{x\to 0}\frac{1}{\frac{x^2}{2}}\cdot\frac{x^2}{\sqrt{a+x}}=\lim_{x\to 0}\frac{2}{\sqrt{a+x}}=1$$

则得 $a=4$.

12. 2. 提示：$\int_0^1 xf''(2x)\mathrm{d}x=\frac{1}{2}\int_0^1 x\mathrm{d}f'(2x)$.

13. e^x. 提示：设 $u=x-t$，则

$$\int_0^x f(x-t)\mathrm{d}t=\int_0^x f(u)(x-u)\mathrm{d}u$$
$$=x\int_0^x f(u)\mathrm{d}u-\int_0^x f(u)u\mathrm{d}u=\mathrm{e}^x-x-1$$

两边求导得

$$\int_0^x f(u)\mathrm{d}u+xf(x)-f(x)x=\mathrm{e}^x-1$$

即

$$\int_0^x f(u)\mathrm{d}u=\mathrm{e}^x-1$$

14. $\frac{1}{2}(\mathrm{e}^{-1}-1)$. 提示：

$$\int_0^1 f(x)\mathrm{d}x=[xf(x)]_0^1-\int_0^1 xf'(x)\mathrm{d}x$$
$$f'(x)=\mathrm{e}^{-x^2},\quad f(1)=0$$

则

$$\int_0^1 f(x)\mathrm{d}x=-\int_0^1 x\mathrm{e}^{-x^2}\mathrm{d}x=\left[\frac{1}{2}\mathrm{e}^{-x^2}\right]_0^1=\frac{1}{2}(\mathrm{e}^{-1}-1)$$

15. $\frac{\pi}{4-\pi}$. 提示：

$$\int_0^1\left(\sqrt{1-x^2}\int_0^1 f(x)\mathrm{d}x\right)\mathrm{d}x=\int_0^1 f(x)\mathrm{d}x\int_0^1\sqrt{1-x^2}\mathrm{d}x$$
$$=\frac{\pi}{4}\int_0^1 f(x)\mathrm{d}x$$

16. (1) $\frac{\pi}{2}(1-\mathrm{e}^{-2\xi})$；$\frac{1}{2}\ln 2$. 提示：$V(\xi)=\pi\int_0^\xi y^2\mathrm{d}x=\frac{\pi}{2}(1-\mathrm{e}^{-2\xi})$.

(2) $(1, e^{-1})$；$2e^{-1}$. 提示：设该点坐标为(a, e^{-a})，则该面积为
$$S = \frac{1}{2}(1+a)^2 e^{-a}$$

17. $\frac{\sqrt{2}}{2}$；$\frac{2-\sqrt{2}}{3}$. 提示：
$$S_1 + S_2 = \int_0^{t^2} (t - \sqrt{x}) dx + \int_{t^2}^1 (\sqrt{x} - t) dt$$
$$= \frac{2}{3}t^3 - t + \frac{2}{3}$$

18. 0 或 -1. 提示：
$$\lim_{x \to \infty} \left(\frac{x-a}{x+a}\right)^x = \lim_{x \to \infty} \frac{\left[\left(1-\frac{a}{x}\right)^{-\frac{x}{a}}\right]^{-a}}{\left[\left(1+\frac{a}{x}\right)^{\frac{x}{a}}\right]^a} = e^{-2a}$$

$$\int_a^{+\infty} 4x^2 e^{-2x} dx = -2 \int_a^{+\infty} x^2 d e^{-2x} = 2a^2 e^{-2a} + 2a e^{-2a} + e^{-2a}$$

比较系数即得.

19. $F(x) = \begin{cases} \frac{1}{2} e^x, & x \leq 0 \\ \frac{1}{2} + \frac{1}{4}x, & 0 < x \leq 2 \\ 1, & x > 2 \end{cases}$ 提示：当 $x > 2$ 时，有

$$\int_{-\infty}^x f(t) dt = \int_{-\infty}^0 f(t) dt + \int_0^2 f(t) dt + \int_2^x f(t) dt$$

【自测题】

一、填空题(每小题 4 分, 共 24 分)

1. $\sin^2 x$ 和 $-\frac{1}{2}\cos 2x$ _____（填"是"或"不是"）同一函数的原函数.

2. 如果曲线 $y = f(x)$ 上点 (x, y) 处的切线斜率与 x^3 成正比例，且曲线通过 $A(1,6)$ 和 $B(2,-9)$，则该曲线方程为_____.

3. 若 $\int f(x) dx = F(x) + C$，则 $\int e^{-x} f(e^{-x}) dx = $ _____.

4. 图 3.2 中阴影部分的面积为_____.

5. 已知 $R(x) = \int_{x^2}^{0} \sqrt{1+t^2}\,dt$，则 $R'(x) =$ _____.

6. 设 $f(x) = \begin{cases} x, & 0 \leqslant x \leqslant 1 \\ 1, & 1 < x \leqslant 2 \end{cases}$，则 $\int_{0}^{2} f(x)\,dx =$ _____.

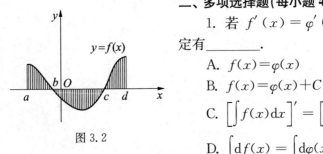

图 3.2

二、多项选择题(每小题 4 分，共 24 分)

1. 若 $f'(x) = \varphi'(x)$，那么一定有_____.

   A. $f(x) = \varphi(x)$
   B. $f(x) = \varphi(x) + C$
   C. $\left[\int f(x)\,dx\right]' = \left[\int \varphi(x)\,dx\right]'$
   D. $\int df(x) = \int d\varphi(x)$

2. 设 $f(x) = e^{-x}$，则 $\int \dfrac{f'(\ln x)}{x}\,dx =$ _____.

   A. $-\dfrac{1}{x} + C$ \qquad B. $-\ln x + C$

   C. $\dfrac{1}{x} + C$ \qquad D. $\ln x + C$

3. 如果 $\dfrac{2}{1-x^2} f(x) = \dfrac{d}{dx}[f(x)]^2$，且 $f(0) = 0$，那么 $f(x) =$ _____.

   A. $\dfrac{1+x}{1-x}$ \qquad B. $\dfrac{1-x}{1+x}$

   C. $\dfrac{1}{2}\ln\left|\dfrac{1+x}{1-x}\right|$ \qquad D. $\dfrac{1}{2}\ln\left|\dfrac{1-x}{1+x}\right|$

4. 积分中值定理：$\int_{a}^{b} f(x)\,dx = f(\xi)(b-a)$，其中_____.

   A. ξ 是 $[a,b]$ 内任一点
   B. ξ 是 $[a,b]$ 内必定存在的某一点
   C. ξ 是 $[a,b]$ 内唯一的某点
   D. ξ 是 $[a,b]$ 的中点

5. 定积分 $\int_0^{19} \dfrac{1}{\sqrt[3]{x+8}}\mathrm{d}x$ 作适当变换后应等于_____.

A. $\int_2^3 3x\mathrm{d}x$ B. $\int_0^3 3x\mathrm{d}x$

C. $\int_0^2 3x\mathrm{d}x$ D. $\int_{-2}^{-3} 3x\mathrm{d}x$

6. 下列广义积分中_____是收敛的.

A. $\int_{-\infty}^{+\infty} \sin x\mathrm{d}x$ B. $\int_{-1}^1 \dfrac{1}{x}\mathrm{d}x$

C. $\int_{-1}^0 \dfrac{\mathrm{d}x}{\sqrt{1-x^2}}$ D. $\int_{-\infty}^0 \mathrm{e}^x\mathrm{d}x$

三、计算题（每小题 7 分，共 42 分）

1. 求 $\int \dfrac{2-\sin\sqrt{x}}{\sqrt{x}}\mathrm{d}x$.

2. 求 $\int \sqrt{\dfrac{\arcsin x}{1-x^2}}\mathrm{d}x$.

3. 求 $\int \mathrm{e}^{\sqrt{2x-1}}\mathrm{d}x$.

4. 求 $\int_0^2 \dfrac{1}{\sqrt{x+1}+\sqrt{(x+1)^3}}\mathrm{d}x$.

5. 求极限 $\lim\limits_{x\to 0} \dfrac{\int_0^{1-\cos x}\cos t^2\mathrm{d}t}{x^2}$.

6. 设 $f(x)=\dfrac{\cos x}{1+\sin^2 x}$，求 $\int_0^{\frac{\pi}{2}} \dfrac{f'(x)}{1+[f(x)]^2}\mathrm{d}x$.

四、应用题（10 分）

已知曲线 $y=a\sqrt{x}$ $(a>0)$ 与曲线 $y=\ln\sqrt{x}$ 在点 (x_0,y_0) 处有公共切线，求：

(1) 常数 a 及切点 (x_0,y_0)；

(2) 两曲线与 x 轴围成的平面图形绕 x 轴旋转所得旋转体体积 V.

【自测题参考答案】

一、填空题

1. 是。   2. $y = -x^4 + 7$。   3. $-F(e^{-x}) + C$。

4. $\int_a^b f(x)dx - \int_b^c f(x)dx + \int_c^d f(x)dx$。   5. $-2x\sqrt{1+x^4}$。   6. $\dfrac{3}{2}$。

二、多项选择题

1. B,D。   2. C。   3. C。   4. B。   5. A。   6. C,D。

三、计算题

1. $4\sqrt{x} + 2\cos\sqrt{x} + C$。

2. $\dfrac{2}{3}(\arcsin x)^{\frac{3}{2}} + C$。提示：$\dfrac{1}{\sqrt{1-x^2}}dx = d\arcsin x$。

3. $e^{\sqrt{2x-1}}(\sqrt{2x-1} - 1) + C$。提示：设 $\sqrt{2x-1} = t, x = \dfrac{t^2+1}{2}, dx = tdt$。

4. $\dfrac{\pi}{6}$。提示：设 $u = \sqrt{x+1}$，则得 $\int_0^1 \dfrac{2u^2}{u^2+1}du$。

5. $\dfrac{1}{2}$。提示：用洛必塔法则，$\left(\int_0^{1-\cos x}\cos t^2 dt\right)' = \cos(1-\cos x)^2 \sin x$。

6. $-\dfrac{\pi}{4}$。提示：

$$\int_0^{\frac{\pi}{2}} \dfrac{f'(x)}{1+[f(x)]^2}dx = \int_0^{\frac{\pi}{2}} \dfrac{1}{1+[f(x)]^2}df(x)$$

$$\xrightarrow{u=f(x)} -\int_0^1 \dfrac{1}{1+u^2}du$$

四、应用题

(1) $a = \dfrac{1}{e}$，切点 $(e^2, 1)$。

(2) $\dfrac{\pi}{2}$。提示：$V = \pi\int_0^{e^2}\left(\dfrac{1}{e}\sqrt{x}\right)^2 dx - \pi\int_1^{e^2}(\ln\sqrt{x})^2 dx$。

第4章 多元函数微积分学

【目的与要求】

1. 掌握

(1) 二元函数的概念,二元函数的定义域的确定,用二元函数表示实际问题中的数量关系.

(2) 偏导数和全微分的求法;二阶偏导数的求法.

(3) 多元复合函数和隐函数的微分法.

(4) 简单二元函数极值的求法.

(5) 直角坐标系下二重积分的计算;交换二次积分次序的方法.

2. 熟悉

(1) 二元函数极值存在的必要条件;简单二元函数最值的求法.

(2) 二元函数连续性;二元函数在一点极限存在与连续、可导、可微之间的关系.

(3) 二重积分的定义和性质,以及它的几何与物理意义.

(4) 二重积分的简单应用.

3. 了解

(1) 多元函数定义与极限的概念,偏导数和微分的几何意义及几何应用.

(2) 条件极值及拉格朗日乘数法;最小二乘法.

【重点与难点】

4.1 多元函数的极限与连续

1. 二元函数的定义

二元函数的要素仍然是定义域和对应法则.二元函数的定义域是使解析式有意义的平面上点的集合,若是表达实际问题的,则定义域依具体意义而定;二元函数的对应法则与一元函数类似.

2. 二元函数的极限与连续

二元函数在点 P_0(可以不是定义域内的点)的极限存在,要求定义域中的动点 P 沿任何路径趋于 P_0 时,函数值 $f(P)$ 都趋于某确定常数 A,所以,确定二元函数极限的情况比较复杂.但通常以此判定二元函数在点 P_0 处的极限不存在,相对较方便一些,如 $\lim\limits_{\substack{x \to 0 \\ y \to 0}} \dfrac{xy}{x^2+y^2}$.

计算二元函数极限的方法与一元函数极限类似,可以用重要极限、夹逼准则、分解因式、有理化等,但不能用洛必塔法则,因为目前还没有同时对两个变量求导数的方法,如

$$\lim_{(x,y) \to (1,0)} \frac{\ln(1+xy)}{y}$$

二元函数的连续同一元函数一样,既有点连续和区间连续,也有在闭区域上连续的相关性质,以及利用函数连续性求函数极限的方法.

4.2 偏导数与全微分

1. 偏导数的概念

二元函数 $z=f(x,y)$ 对自变量 x 的偏导数,就是把变量 y 看作常数,对 x 求导即可,其求导法则与一元函数相同.类似地,可求得二元以上的多元函数偏导数.

在一阶偏导函数的基础上再求一次偏导数,就是二阶偏导数.依此类推,可定义高阶偏导数.在高阶偏导数里,出现了纯偏导和不

同次序的混合偏导. 当一个二元函数的两个混合二阶偏导函数连续时,则它们相等,这时二阶混合偏导与求导次序无关.

2. 全微分

(1) 全微分的定义.

若二元函数 $z=f(x,y)$ 的全增量
$$\Delta z = f(x+\Delta x, y+\Delta y) - f(x,y)$$
可以表示为
$$\Delta z = A\Delta x + B\Delta y + o(\rho)$$
则称二元函数 $z=f(x,y)$ 在点 (x,y) 可微. 当一阶偏导数连续时,二元函数一定可微,函数的微分
$$\mathrm{d}z = \frac{\partial z}{\partial x}\mathrm{d}x + \frac{\partial z}{\partial y}\mathrm{d}y$$
即对于二元初等函数求微分,只要先求出对每个变量的偏导数,再分别乘以相应变量的微分,最后相加即得.

(2) 多元函数的连续、可导与可微的关系.

多元函数的可导与连续、可导与可微的关系与一元函数不同!二元函数可导不一定连续,也不一定可微. 如
$$f(x,y) = \begin{cases} \dfrac{xy}{x^2+y^2}, & (x,y) \neq (0,0) \\ 0, & (x,y) = (0,0) \end{cases}$$
在 $(0,0)$ 点可导,但在 $(0,0)$ 点不连续,也不可微. 二元函数可微,则一定可导并且连续,但二元函数连续,不一定可导,也不一定可微.

4.3 二元复合函数和隐函数的微分法

1. 二元复合函数微分法

二元复合函数的求导法则,原则上同一元函数一样,但由于自变量个数增加,中间变量与自变量的关系更加复杂,使得二元复合函数的求导过程也更加复杂. 对于对应法则已知的二元复合函数的求导,一般可考虑两种计算方法:

(1) 用代入法消去中间变量,直接用一元复合函数求导法则计算;

(2) 用链形法则,即一链相乘,链间相加.

如果计算二元复合函数的高阶导数,特别是抽象函数表达式,用链形法则的优势就表现出来了,只要画准链形图,按链形法则一步一步去做即可. 画准链形图的关键是清楚地掌握复合函数中间变量的函数类型,一般常见的中间变量有以下三类.

(1) 中间变量为一元函数.

设函数 $z=f(u,v,w)$,其中 $u=\varphi(t)$,$v=\psi(t)$,$w=\gamma(t)$,则复合函数(图 4.1)
$$z=f[\varphi(t),\psi(t),\gamma(t)]$$

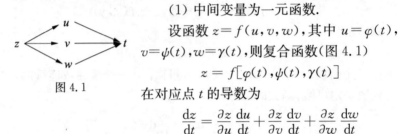

图 4.1

在对应点 t 的导数为
$$\frac{\mathrm{d}z}{\mathrm{d}t}=\frac{\partial z}{\partial u}\frac{\mathrm{d}u}{\mathrm{d}t}+\frac{\partial z}{\partial v}\frac{\mathrm{d}v}{\mathrm{d}t}+\frac{\partial z}{\partial w}\frac{\mathrm{d}w}{\mathrm{d}t}$$

(2) 中间变量为二元函数.

设函数 $z=f(u,v)$,其中 $u=\varphi(x,y)$,$v=\psi(x,y)$,则复合函数(图 4.2)
$$z=f[\varphi(x,y),\psi(x,y)]$$
在对应点 (x,y) 的偏导数为

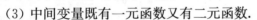

图 4.2

$$\frac{\partial z}{\partial x}=\frac{\partial z}{\partial u}\frac{\partial u}{\partial x}+\frac{\partial z}{\partial v}\frac{\partial v}{\partial x},\quad \frac{\partial z}{\partial y}=\frac{\partial z}{\partial u}\frac{\partial u}{\partial y}+\frac{\partial z}{\partial v}\frac{\partial v}{\partial y}$$

可推广到中间变量多于两个的情形.

(3) 中间变量既有一元函数又有二元函数.

设函数 $z=f(u,v)$,其中 $u=\varphi(x,y)$,$v=v(x)$,则复合函数(图 4.3)
$$z=f[\varphi(x,y),v(x)]$$

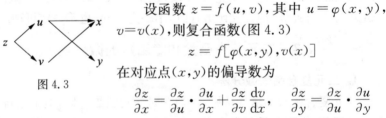

图 4.3

在对应点 (x,y) 的偏导数为
$$\frac{\partial z}{\partial x}=\frac{\partial z}{\partial u}\cdot\frac{\partial u}{\partial x}+\frac{\partial z}{\partial v}\frac{\mathrm{d}v}{\mathrm{d}x},\quad \frac{\partial z}{\partial y}=\frac{\partial z}{\partial u}\cdot\frac{\partial u}{\partial y}$$

特殊地,当某些中间变量本身又是复合函数的自变量时:设函数 $z=f(u,v,x,y)$,其中 $u=\varphi(x,y)$,$v=\psi(x,y)$,则复合函数(图 4.4)
$$z=f[\varphi(x,y),\psi(x,y),x,y]$$
在对应点 (x,y) 的偏导数为

$$\frac{\partial z}{\partial x} = \frac{\partial f}{\partial u} \cdot \frac{\partial u}{\partial x} + \frac{\partial f}{\partial v} \frac{\partial v}{\partial x} + \frac{\partial f}{\partial x}$$

$$\frac{\partial z}{\partial y} = \frac{\partial f}{\partial u} \cdot \frac{\partial u}{\partial y} + \frac{\partial f}{\partial v} \frac{\partial v}{\partial y} + \frac{\partial f}{\partial y}$$

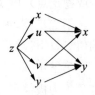

图 4.4

2. 隐函数微分法

(1) 二元方程所确定的一元隐函数的微分法.

设二元方程 $F(x,y)=0$ 确定的一元函数为 $y=f(x)$, 则

$$\frac{\mathrm{d}y}{\mathrm{d}x} = -\frac{F_x}{F_y}$$

(2) 三元方程所确定的二元隐函数的微分法.

设三元方程 $F(x,y,z)=0$ 确定的二元函数为 $z=f(x,y)$, 则

$$\frac{\partial z}{\partial x} = -\frac{F_x}{F_z}, \quad \frac{\partial z}{\partial y} = -\frac{F_y}{F_z}$$

4.4 二元函数的极值

1. 极值存在的必要条件

二元函数 $z=f(x,y)$ 在区域 D 上可导,则它在 $(x_0,y_0) \in D$ 存在极值的必要条件是

$$f_x(x_0,y_0) = 0, \quad f_y(x_0,y_0) = 0$$

2. 极值存在的充分条件

令

$$f_{xx}(x_0,y_0) = A, \quad f_{xy}(x_0,y_0) = B, \quad f_{yy}(x_0,y_0) = C$$

则 $f(x,y)$ 在点 (x_0,y_0) 处是否取得极值的条件如下:

(1) $B^2 - AC < 0$ 时,函数有极值,且 $A < 0$ 时函数有极大值, $A > 0$ 时函数有极小值;

(2) $B^2 - AC > 0$ 时,函数没有极值;

(3) $B^2 - AC = 0$ 时,函数可能有极值,也可能没有极值,还需另做讨论.

3. 求极值的一般步骤

第一步:求出函数 $z=f(x,y)$ 的所有一阶偏导数等于零的点(驻

点或稳定点),以及一阶偏导数不存在的点.

第二步:求函数的二阶偏导数,并把每个驻点对应的二阶偏导数的值 A,B,C 求出.

第三步:确定 B^2-AC 的符号和 A 的符号,按充分性定理得出驻点是否为极值点,以及是极大值还是极小值.

第四步:对于偏导数不存在的点,则应由定义判定其是否为极值.

4. 条件极值

用拉格朗日乘数法求函数 $z=f(x,y)$ 在条件 $\varphi(x,y)=0$ 下的极值的一般步骤如下.

第一步:构造拉格朗日函数
$$F(x,y) = f(x,y) + \lambda\varphi(x,y)$$
其中 λ 为某一常数.

第二步:由方程组
$$\begin{cases} F'_x = f'_x(x,y) + \lambda\varphi'_x(x,y) = 0 \\ F'_y = f'_y(x,y) + \lambda\varphi'_y(x,y) = 0 \\ \varphi(x,y) = 0 \end{cases}$$
解出 x,y,λ,其中 x,y 就是可能的极值点的坐标.

5. 最小二乘法

了解用最小二乘法求经验公式. 若点 (x_i,y_i) 在坐标系中大致呈一条直线形,说明拟合函数是线性的,可设 $y=ax+b$ 为经验公式. 但在许多场合下拟合函数不具有线性形式,此时由实际经验或相关学科知识,能够提供拟合函数的可取类型,而且可以通过适当的变量代换将拟合函数线性化,同样能建立经验公式. 如:① 模型 $y=ae^{bx}$ 可用变量替换 $Y=\ln y, X=x$,将函数化为线性函数 $Y=bX+\ln a$. ② 模型 $y=a+b\ln x$ 可用变量替换 $Y=y, X=\ln x$,将函数化为线性函数 $Y=a+bX$. ③ 模型 $\varphi(y)=a+bx$ 可用变量替换 $z=\varphi(y)$,将函数化为线性拟合 $z=a+bx$.

学习这一节内容时,注意与一元函数求极值进行比较,求二元函数极值不是太难,但很重要.

4.5 二 重 积 分

1. 二重积分的定义

与一元函数定积分类似,二重积分的定义也是一种和式的极限. 所不同的是,二重积分的被积函数是二元函数,积分范围是平面区域. 函数 $f(x,y)$ 在闭区域 D 上的二重积分定义为

$$\iint\limits_{D} f(x,y)\mathrm{d}\sigma = \lim_{\lambda \to 0} \sum_{i=1}^{n} f(\xi_i, \eta_i) \Delta \sigma_i$$

二重积分的性质同定积分类似. 用定义计算二重积分很难而且不现实,实际上计算二重积分的基本思想是将二重积分化成两次定积分来计算.

2. 在直角坐标系下计算二重积分

(1) D 是 x-型区域.

如果积分区域

$$D = \{(x,y) \mid a \leqslant x \leqslant b, \varphi_1(x) \leqslant y \leqslant \varphi_2(x)\}$$

则

$$\iint\limits_{D} f(x,y)\mathrm{d}x\mathrm{d}y = \int_a^b \mathrm{d}x \int_{\varphi_1(x)}^{\varphi_2(x)} f(x,y)\mathrm{d}y$$

(2) D 是 y-型区域.

如果积分区域

$$D = \{(x,y) \mid c \leqslant y \leqslant d, \psi_1(y) \leqslant x \leqslant \psi_2(y)\}$$

则

$$\iint\limits_{D} f(x,y)\mathrm{d}x\mathrm{d}y = \int_c^d \mathrm{d}y \int_{\psi_1(y)}^{\psi_2(y)} f(x,y)\mathrm{d}x$$

把二重积分化为二次积分的关键是将给定的积分区域 D 化为 x-型区域或 y-型区域. 一般地,如果积分区域是凸区域,则该积分区域既可以表示为 x-型区域,也可以表示为 y-型区域. 如果积分区域不是凸区域,则可把 D 分割成几部分,使每个部分是凸区域,然后根据积分区域的可加性,得到 D 上的二重积分. 至于凸区域是表示为 x-型区域,还是表示为 y-型区域,要根据具体情况而定. 既要考虑计算量的大小,又要考虑被积函数的特征. 因此,在计算二重积分时,

一方面要会合理选择积分次序,另一方面要学会改变给定二次积分的次序.

3. 改变给定二次积分次序的步骤

第一步:由所给的二次积分的次序,如先对 y 积分后对 x 积分(或先对 x 积分后对 y 积分),确定 x-型区域(或 y-型区域)所对应的积分限.根据其积分限在坐标系中画出积分区域 D 的形状.

第二步:根据积分区域 D 的形状,再把 D 表示为 y-型区域(或 x-型区域)所对应的积分限.

第三步:写出改变积分次序后的二次积分,即先对 x 积分后对 y 积分(或先对 y 积分后对 x 积分).

【典型例题】

例1 求二元函数 $f(x,y)=\dfrac{\arcsin(3-x^2-y^2)}{\sqrt{x-y^2}}$ 的定义域.

解 由
$$\begin{cases} |3-x^2-y^2| \leqslant 1 \\ x-y^2 > 0 \end{cases}$$
可得
$$\begin{cases} 2 \leqslant x^2+y^2 \leqslant 4 \\ x > y^2 \end{cases}$$
所求定义域为
$$D=\{(x,y) \mid 2 \leqslant x^2+y^2 \leqslant 4, x > y^2\}$$

例2 已知函数 $f(x+y,x-y)=\dfrac{x^2-y^2}{x^2+y^2}$,求 $f(x,y)$.

解 设
$$u=x+y, \quad v=x-y$$
则
$$x=\frac{u+v}{2}, \quad y=\frac{u-v}{2}$$

得

$$f(u,v) = \frac{\left(\frac{u+v}{2}\right)^2 - \left(\frac{u-v}{2}\right)^2}{\left(\frac{u+v}{2}\right)^2 + \left(\frac{u-v}{2}\right)^2} = \frac{2uv}{u^2+v^2}$$

即

$$f(x,y) = \frac{2xy}{x^2+y^2}$$

例 3 求下列极限.

(1) $\lim\limits_{\substack{x\to 0 \\ y\to 0}}(x^2+y^2)\sin\dfrac{1}{x^2+y^2}$；   (2) $\lim\limits_{(x,y)\to(0,0)}\dfrac{1-\cos(x^2+y^2)}{(x^2+y^2)\mathrm{e}^{x^2y^2}}$.

解 (1) 令 $u=x^2+y^2$，则

$$\lim_{\substack{x\to 0\\y\to 0}}(x^2+y^2)\sin\frac{1}{x^2+y^2} = \lim_{u\to 0} u\sin\frac{1}{u} = 0$$

(2) 利用等价无穷小：$(x,y)\to(0,0)$ 时，有

$$1-\cos(x^2+y^2) \sim \frac{1}{2}(x^2+y^2)^2$$

$$\text{原式} = \lim_{(x,y)\to(0,0)} \frac{\frac{1}{2}(x^2+y^2)^2}{(x^2+y^2)\mathrm{e}^{x^2y^2}}$$

$$= \lim_{(x,y)\to(0,0)} \frac{x^2+y^2}{2\mathrm{e}^{x^2y^2}} = 0$$

例 4 设 $z=(1+xy)^y$，求 $\dfrac{\partial z}{\partial x}, \dfrac{\partial z}{\partial y}$.

解 由题意得

$$\frac{\partial z}{\partial x} = y(1+xy)^{y-1} \cdot y = y^2(1+xy)^{y-1}$$

求函数对自变量 y 的偏导时，由于 $z=(1+xy)^y$ 是幂指函数形式，可先化为指数函数

$$z = \mathrm{e}^{y\ln(1+xy)}$$

或用对数求导法则，即

$$\ln z = y\ln(1+xy)$$

两边同时对 y 求导有

$$\frac{1}{z}\frac{\partial z}{\partial y} = \ln(1+xy) + \frac{xy}{1+xy}$$

所以

$$\frac{\partial z}{\partial y} = (1+xy)^y \left[\ln(1+xy) + \frac{xy}{1+xy}\right]$$

例5 设 $z = x^2 \sin y + f(x+y, x^2+y^2)$，其中 f 具有二阶连续偏导数，求 $\frac{\partial^2 z}{\partial x^2}$ 和 $\frac{\partial^2 z}{\partial x \partial y}$.

解 设

$$u = x+y, \quad v = x^2 + y^2$$

则

$$z = x^2 \sin y + f(u, v)$$

作链形图(图 4.5)，则

$$\frac{\partial z}{\partial x} = 2x\sin y + f_u(u,v) + f_v(u,v)2x$$

$$\frac{\partial z}{\partial y} = x^2 \cos y + f_u(u,v) + f_v(u,v)2y$$

为了书写简洁，记

$$f_u(u,v) = f_1, \quad f_v(u,v) = f_2$$

即 f_1, f_2 分别表示二元函数 $f(u,v)$ 对第 1、2 个变量的偏导数.

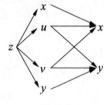

图 4.5

同理

$$f_{12} = f_{uv}(u,v), \quad f_{11} = f_{uu}(u,v)$$

等等. 这样可得

$$\frac{\partial^2 z}{\partial x^2} = 2\sin y + f_{11} + f_{12} \cdot 2x + 2f_2 + 2x(f_{21} + f_{22} \cdot 2x)$$

$$\frac{\partial^2 z}{\partial x \partial y} = 2x\cos y + f_{11} + f_{12} \cdot 2y + 2x(f_{21} + f_{22} \cdot 2y)$$

由于 f 具有二阶连续偏导数，从而 f 的两个混合二阶偏导数相等，即 $f_{12} = f_{21}$，故得所要求的高阶偏导数：

$$\frac{\partial^2 z}{\partial x^2} = 2\sin y + f_{11} + 4xf_{12} + 2f_2 + 4x^2 f_{22}$$

$$\frac{\partial^2 z}{\partial x \partial y} = 2x\cos y + f_{11} + 2(x+y)f_{12} + 4xy f_{22}$$

例 6 设 $z = f(xy, y)$,f 具有二阶连续偏导数,求 $\frac{\partial^2 z}{\partial y^2}$.

解 由题意得

$$\frac{\partial z}{\partial y} = f_1 \cdot x + f_2$$

$$\frac{\partial^2 z}{\partial y^2} = x\frac{\partial f_1}{\partial y} + \frac{\partial f_2}{\partial y}$$
$$= x(f_{11} \cdot x + f_{12}) + f_{21} \cdot x + f_{22}$$
$$= x^2 f_{11} + 2x f_{12} + f_{22}$$

例 7 设函数 $z = z(x, y)$ 由方程 $e^z - xyz = 0$ 所确定,求 $\frac{\partial^2 z}{\partial y^2}$.

解 令 $F(x, y, z) = e^z - xyz$,则

$$F_x = -yz, \quad F_y = -xz, \quad F_z = e^z - xy$$

所以

$$\frac{\partial z}{\partial y} = -\frac{F_y}{F_z} = \frac{xz}{e^z - xy}$$

$$\frac{\partial^2 z}{\partial y^2} = \frac{x\frac{\partial z}{\partial y}(e^z - xy) - xz\left(e^z \cdot \frac{\partial z}{\partial y} - x\right)}{(e^z - xy)^2}$$

将一阶偏导数 $\frac{\partial z}{\partial y}$ 代入上式,整理后得

$$\frac{\partial^2 z}{\partial y^2} = \frac{2x^2 z(e^z - xy) - x^2 z^2 e^z}{(e^z - xy)^3}$$

例 8 某医疗器械厂生产一种 X 光透视机,设每台机器的生产成本为 c 元,售价为 p 元,销售量为 x,假设该厂的生产处于平衡状态,即产量等于销量,根据市场预测,销售量 x 与销售价格 p 有下面关系:

$$x = Me^{-ap}, \quad M > 0, a > 0 \qquad ①$$

其中 M 为市场最大需求量,a 是价格系数. 同时,牛产部门根据对生产环节的分析,对每台机器的生产成本有如下测算:

$$c = c_0 - k\ln x, \quad k > 0, x > 1 \qquad ②$$

其中 c_0 为只生产一台机器时的成本,k 是规模系数. 问应如何确定

每台的销售价格 p，才能使该厂获得最大利润？

解 设该厂的利润为 u，则由题意得
$$u = (p-c)x$$
所求问题就是求利润函数 $u=(p-c)x$ 在附加条件①，②下的极值.

作拉格朗日函数
$$L(x,p,c) = (p-c)x + \lambda(x - Me^{-ap}) + \mu(c - c_0 + k\ln x)$$
令
$$L_x = (p-c) + \lambda + k\frac{\mu}{x} = 0$$
$$L_p = x + \lambda aMe^{-ap} = 0, \quad L_c = -x + \mu = 0$$
将式①代入式②得
$$c = c_0 - k(\ln M - ap)$$
由式①及 $L_p = 0$，知 $\lambda a = -1$，从而 $\lambda = -1/a$；再由 $L_c = 0$，知 $x = \mu$，最后将它们代入 $L_x = 0$，得
$$p - c_0 + k(\ln M - ap) - \frac{1}{a} + k = 0$$
由此解出
$$p^* = \frac{c_0 - k\ln M + \dfrac{1}{a} - k}{1 - ak}$$

因为由问题本身可知最优价格必定存在，所以 p^* 就是该透视机器的最优价格，只要确定了规模系数 k 和价格系数 a，最优价格问题就解决了.

例 9（最小二乘法） 在研究化学反应速率时，得到下列数据，如表 4.1 所示.

表 4.1

时间 t_i	3	6	9	12	15	18	21	24
物质的量 y_i	57.6	41.9	31.0	22.7	16.6	12.2	8.9	6.5
lg y_i	1.760 4	1.622 2	1.491 4	1.356 0	1.220 1	1.086 4	0.949 4	0.812 9

其中 t_i 表示自实验开始时所经过的时间，y_i 表示在相应时刻反应混合物中该物质的即时存在量，试建立物质的量依时间 t 变化的经验公式.

解 用数据 (t_i, y_i) 在直角坐标系上直接作散点图，近似得到一条曲线，如将 y_i 取常用对数 (记作 $Y_i = \lg y_i$) 后再与 t_i 在直角坐标系上作散点图，大致就是一条直线. 此即为指数函数型经验公式：

$$y = be^{at}$$

由表 4.1 中数据计算得

$$\sum t_i = 108, \quad \sum t_i^2 = 1\,836$$

$$\sum \lg y_i = 10.298\,8$$

$$\sum (t_i \cdot \lg y_i) = 122.012\,7$$

代入教材 4.6.4 小节中的式 (4.5) 得

$$\begin{cases} 1\,836A + 108B = 122 \\ 108A + 8B = 10.3 \end{cases}$$

解得

$$A = -0.045\,1, \quad B = 1.895\,7$$

由 $A = a\lg e, B = \lg b$ 还原后得

$$a = -0.103\,6, \quad b = 78.65$$

所求的经验公式为

$$y = 78.65e^{-0.103\,6t}$$

例 10 求 $\iint_D x\cos(x+y)\,d\sigma$，其中 D 是顶点分别为 $(0,0),(\pi,0),(\pi,\pi)$ 的三角形区域.

解 积分区域 D 如图 4.6 所示，把 D 看成 x-型区域，则

$$\text{原式} = \int_0^\pi dx \int_0^x x\cos(x+y)\,dy$$

$$= \int_0^\pi x\sin(x+y)\,\big|_0^x\,dx$$

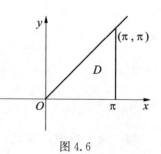

图 4.6

$$= \int_0^\pi (x\sin 2x - x\sin x)\mathrm{d}x$$

$$= \int_0^\pi x\sin 2x\mathrm{d}x - \int_0^\pi x\sin x\mathrm{d}x$$

$$= \left[-\frac{1}{2}x\cos 2x + \frac{1}{4}\sin 2x\right]_0^\pi - \left[-x\cos x + \sin x\right]_0^\pi$$

$$= -\frac{\pi}{2} - \pi = -\frac{3\pi}{2}$$

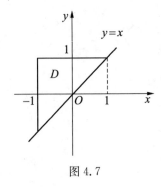

图 4.7

本题若把 D 看成 y-型区域也可算出. 不过先对 x 求积分时,就要用分部积分法,相对来说麻烦一些.

例 11 求 $\iint\limits_D y\sqrt{1+x^2-y^2}\mathrm{d}\sigma$,其中 D 是由直线 $y=x, x=-1, y=1$ 所围成的闭区域.

解 画出积分区域 D 如图 4.7 所示,因被积函数 $y\sqrt{1+x^2-y^2}$ 对变量 y 积分较容易,所以把区域 D 看成 x-型区域,先对 y 积分:

$$\iint\limits_D y\sqrt{1+x^2-y^2}\mathrm{d}\sigma = \int_{-1}^1 \mathrm{d}x \int_x^1 y\sqrt{1+x^2-y^2}\mathrm{d}y$$

$$= \int_{-1}^1 \left[-\frac{1}{3}(1+x^2-y^2)^{\frac{3}{2}}\right]_x^1 \mathrm{d}x$$

$$= -\frac{1}{3}\int_{-1}^1 (|x|^3 - 1)\mathrm{d}x$$

$$= -\frac{2}{3}\int_0^1 (x^3 - 1)\mathrm{d}x = \frac{1}{2}$$

例 12 设 $D: x^2+y^2 \leqslant a^2 (a>0)$,求 $\iint\limits_D |xy|\mathrm{d}\sigma$.

解 由于被积函数是 x 和 y 的偶函数,积分区域关于 x 轴和 y 轴都对称,记

$$D_1: x^2+y^2 \leqslant a^2, \quad x \geqslant 0, y \geqslant 0$$

则

原式 $= 4\iint\limits_{D_1} xy\mathrm{d}x\mathrm{d}y = 4\int_0^a \mathrm{d}x \int_0^{\sqrt{a^2-x^2}} xy\mathrm{d}y$

$= 2\int_0^a x(a^2-x^2)\mathrm{d}x = \dfrac{a^4}{2}$

例 13 某种病菌不均匀地分布在一个边长为 $\dfrac{\pi}{2}$ cm 的正方形皮肤上,若以其一个顶点为原点,两相邻直角边为轴建立坐标系,则在 (x,y) 处的病菌数分布为

$$\rho(x,y) = \sqrt{1-\sin^2(x+y)}(万个/\mathrm{cm}^2)$$

问这块皮肤上的病菌总数有多少?

解 建立坐标系如图 4.8 所示,病菌分布在区域 D 内,在微小区域 $\mathrm{d}\sigma$ 内病菌数近似为

$$\rho(x,y)\mathrm{d}\sigma = \sqrt{1-\sin^2(x+y)}\mathrm{d}\sigma$$

从而这块皮肤上的病菌总数为

$$\iint\limits_D \sqrt{1-\sin^2(x+y)}\mathrm{d}\sigma$$
$$= \iint\limits_D \sqrt{\cos^2(x+y)}\mathrm{d}x\mathrm{d}y$$

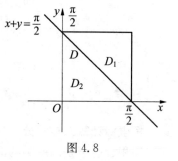

图 4.8

考虑在 D 内有的点使 $\cos(x+y) < 0$,也有的点使 $\cos(x+y) > 0$,所以将其用 $x+y=\dfrac{\pi}{2}$ 分为两个部分 D_1 和 D_2,由积分性质得

$$\iint\limits_D \sqrt{1-\sin^2(x+y)}\mathrm{d}\sigma$$
$$= \iint\limits_D \sqrt{\cos^2(x+y)}\mathrm{d}x\mathrm{d}y$$
$$= \iint\limits_{D_1} [-\cos(x+y)]\mathrm{d}x\mathrm{d}y + \iint\limits_{D_2} \cos(x+y)\mathrm{d}x\mathrm{d}y$$
$$= -\int_0^{\frac{\pi}{2}} \mathrm{d}x \int_{\frac{\pi}{2}-x}^{\frac{\pi}{2}} \cos(x+y)\mathrm{d}y + \int_0^{\frac{\pi}{2}} \mathrm{d}x \int_0^{\frac{\pi}{2}-x} \cos(x+y)\mathrm{d}y$$

$$= \int_0^{\frac{\pi}{2}}(1-\cos x)\mathrm{d}x + \int_0^{\frac{\pi}{2}}(1-\sin x)\mathrm{d}x = \pi - 2$$

即这块皮肤上病菌总数有$(\pi-2)$万个.

例 14 计算 $\int_0^1 \mathrm{d}x \int_0^{\sqrt{x}} \mathrm{e}^{-\frac{y^2}{2}}\mathrm{d}y$.

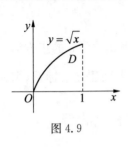

图 4.9

解 由于 $\mathrm{e}^{-\frac{y^2}{2}}$ 的原函数不能用初等函数表示,所以直接计算不行. 需要把它看作二元函数 $\mathrm{e}^{-\frac{y^2}{2}}$ 在平面闭区域 D(图 4.9)上的二重积分,再化成另一个次序的二次积分来求,即交换积分次序.

$$\int_0^1 \mathrm{d}x \int_0^{\sqrt{x}} \mathrm{e}^{-\frac{y^2}{2}}\mathrm{d}y = \int_0^1 \mathrm{d}y \int_{y^2}^1 \mathrm{e}^{-\frac{y^2}{2}}\mathrm{d}x = \int_0^1 (1-y^2)\mathrm{e}^{-\frac{y^2}{2}}\mathrm{d}y$$
$$= \int_0^1 \mathrm{e}^{-\frac{y^2}{2}}\mathrm{d}y + \int_0^1 y\mathrm{d}(\mathrm{e}^{-\frac{y^2}{2}})$$
$$= \int_0^1 \mathrm{e}^{-\frac{y^2}{2}}\mathrm{d}y + [y\mathrm{e}^{-\frac{y^2}{2}}]_0^1 - \int_0^1 \mathrm{e}^{-\frac{y^2}{2}}\mathrm{d}y = \mathrm{e}^{-\frac{1}{2}}$$

极坐标计算二重积分

当积分区域是圆或圆的部分时,用极坐标系来表示它较为简洁. 若以直角坐标系的原点为极点,x 轴为极轴,则任一点 $P(x,y)$ 在极坐标系下 $P(r,\theta)$ 的转换关系为

$$\begin{cases} x = r\cos\theta \\ y = r\sin\theta \end{cases} \text{及} \begin{cases} r = \sqrt{x^2+y^2} \\ \theta = \arctan\dfrac{y}{x} \end{cases}$$

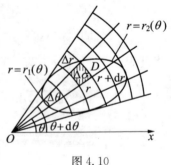

图 4.10

区域 D 若由曲线 $r=r_1(\theta)$ 和 $r=r_2(\theta)$,$a\leqslant\theta\leqslant b$ 所围(图 4.10),则类似直角坐标系中的分割,用 $\theta_i(a<\theta_1<\theta_2<\cdots<\theta_{n-1}<b)$ 分割 D 所占的极角,r_i 分割极径($r_1(\theta)<r_2<r_3<\cdots<r_n(\theta)$)得第 i 小块 $\Delta\sigma_i$,面积为

$$\Delta\sigma_i = \frac{1}{2}(r_i+\Delta r_i)^2 \cdot \Delta\theta_i - \frac{1}{2}r_i^2 \cdot \Delta\theta_i$$

$$= \frac{1}{2}(2r_i + \Delta r_i)\Delta r_i \cdot \Delta \theta_i$$

$$= \frac{r_i + (r_i + \Delta r_i)}{2}\Delta r_i \cdot \Delta \theta_i = \bar{r}_i \cdot \Delta r_i \cdot \Delta \theta_i$$

$$\iint\limits_{D} f(x,y)\mathrm{d}x\mathrm{d}y = \iint\limits_{D} f(r\cos\theta, r\sin\theta) r\mathrm{d}r\mathrm{d}\theta$$

极坐标系中的二重积分，同样可以化为二次积分来计算，即

$$\iint\limits_{D} f(r\cos\theta, r\sin\theta) r\mathrm{d}r\mathrm{d}\theta = \int_{\alpha}^{\beta}\mathrm{d}\theta\int_{\varphi_1(\theta)}^{\varphi_2(\theta)} f(r\cos\theta, r\sin\theta) r\mathrm{d}r$$

例如，将下列区域用极坐标变量表示.

$$D_1 : x^2 + y^2 \leqslant 2y$$

$$D_2 : -R \leqslant x \leqslant R, \quad R \leqslant y \leqslant R + \sqrt{R^2 - x^2}$$

则

$$D_1 : 0 \leqslant r \leqslant 2\sin\theta, \quad 0 \leqslant \theta \leqslant \pi$$

$$D_2 : \frac{R}{\sin\theta} \leqslant r \leqslant 2R\sin\theta, \quad \frac{\pi}{4} \leqslant \theta \leqslant \frac{3\pi}{4}$$

例 15 计算 $\iint\limits_{D} \mathrm{e}^{-x^2-y^2}\mathrm{d}x\mathrm{d}y$，其中 D 是由 $x^2+y^2 = a^2(a>0)$ 所围成的闭区域.

解 在极坐标系下，$D : 0\leqslant r \leqslant a, 0\leqslant \theta \leqslant 2\pi$，故

$$\iint\limits_{D} \mathrm{e}^{-x^2-y^2}\mathrm{d}x\mathrm{d}y = \iint\limits_{D} \mathrm{e}^{-r^2} r\mathrm{d}r\mathrm{d}\theta = \int_0^{2\pi}\mathrm{d}\theta\int_0^a \mathrm{e}^{-r^2} r\mathrm{d}r = \pi(1 - \mathrm{e}^{-a^2})$$

例 16 计算 $\iint\limits_{D} \arctan\frac{y}{x}\mathrm{d}\sigma$，其中 D 是由圆周 $x^2+y^2=1, x^2+y^2=4$ 以及直线 $y=0, y=x$ 所围成的在第一象限内的区域.

解 在极坐标系下，D 可表示为 $1\leqslant \rho \leqslant 2, 0\leqslant \theta \leqslant \frac{\pi}{4}$，由 $x=r\cos\theta$，$y=r\sin\theta$ 得

$$\iint\limits_{D} \arctan\frac{y}{x}\mathrm{d}\sigma = \int_0^{\frac{\pi}{4}}\mathrm{d}\theta\int_1^2 \arctan(\tan\theta) r\mathrm{d}r = \int_0^{\frac{\pi}{4}}\theta\mathrm{d}\theta\int_1^2 r\mathrm{d}r = \frac{3\pi^2}{64}$$

例 17 计算概率积分 $\int_{-\infty}^{+\infty} \mathrm{e}^{-x^2}\mathrm{d}x$.

解 记

$$I(a) = \int_{-a}^{a} e^{-x^2} dx$$

其平方

$$I^2(a) = \left(\int_{-a}^{a} e^{-x^2} dx\right)\left(\int_{-a}^{a} e^{-y^2} dy\right)$$

$$= \int_{-a}^{a} e^{-x^2} dx \int_{-a}^{a} e^{-y^2} dy = \iint_D e^{-(x^2+y^2)} dxdy$$

其中

$$D: -a \leqslant x \leqslant a, \quad -a \leqslant y \leqslant a$$

若令

$$D_1: 0 \leqslant r \leqslant a, \quad 0 \leqslant \theta \leqslant 2\pi$$

$$D_2: 0 \leqslant r \leqslant \sqrt{2}a, \quad 0 \leqslant \theta \leqslant 2\pi$$

于是

$$\iint_{D_1} e^{-(x^2+y^2)} dxdy \leqslant \iint_D e^{-(x^2+y^2)} dxdy \leqslant \iint_{D_2} e^{-(x^2+y^2)} dxdy$$

根据例 15 的结果,即有

$$\pi(1 - e^{-a^2}) \leqslant I^2(a) \leqslant \pi(1 - e^{-2a^2})$$

令 $a \to +\infty$,并利用夹逼定理,得

$$\pi \leqslant \left(\int_{-\infty}^{\infty} e^{-x^2} dx\right)^2 \leqslant \pi$$

故所求概率积分

$$\int_{-\infty}^{+\infty} e^{-x^2} dx = \sqrt{\pi}$$

【习题参考答案】

1. $f(x,y) = \dfrac{y}{x^2 - 2y}$.

2. 先求出 $f(x,y) = \dfrac{x-y}{x+y}$,再求得 $f(x-y, x+y) = -\dfrac{y}{x}$.

3. (1) 定义域 $D = \{(x,y) | y > 2x - 1\}$;

    (2) $D = \{(x,y) | 0 \leqslant y \leqslant x^2, x \geqslant 0\}$.

第 4 章　多元函数微积分学　　111

4. (1) 原式 $=\lim\limits_{\substack{x\to 0\\ y\to 0}}\dfrac{4-(xy+4)}{xy(2+\sqrt{xy+4})}=\lim\limits_{\substack{x\to 0\\ y\to 0}}\dfrac{-1}{2+\sqrt{xy+4}}=-\dfrac{1}{4}$;

(2) 原式 $=\lim\limits_{\substack{x\to 0\\ y\to a}}\dfrac{\sin(xy)}{xy}\cdot\lim\limits_{\substack{x\to 0\\ y\to a}}y=\lim\limits_{u\to 0}\dfrac{\sin u}{u}\cdot a=a.$

5. 证明：由于
$$\lim\limits_{\substack{x\to 0\\ y=x}}\dfrac{x^2y^2}{x^2y^2+(x-y)^2}=\lim\limits_{x\to 0}\dfrac{x^4}{x^4}=1$$
沿 x 轴趋向 $(0,0)$，有
$$\lim\limits_{\substack{x\to 0\\ y=0}}\dfrac{x^2y^2}{x^2y^2+(x-y)^2}=\lim\limits_{x\to 0}\dfrac{0}{x^2}=0$$
所以 $\lim\limits_{\substack{x\to 0\\ y\to 0}}\dfrac{x^2y^2}{x^2y^2+(x-y)^2}$ 不存在.

6. (1) $z_x=2xy+y^3, z_y=x^2+3xy^2$;

(2) $z_x=2\cos(2x+y^3), z_y=3y^2\cos(2x+y^3);$　　(3) 1.

7. $\dfrac{\partial z}{\partial x}=\dfrac{1}{\tan\dfrac{x}{y}}\cdot\sec^2\dfrac{x}{y}\cdot\dfrac{1}{y}=\dfrac{2}{y}\cdot\csc\dfrac{2x}{y}$;

$\dfrac{\partial z}{\partial y}=\dfrac{1}{\tan\dfrac{x}{y}}\cdot\sec^2\dfrac{x}{y}\cdot\left(-\dfrac{x}{y^2}\right)=-\dfrac{2x}{y^2}\csc\dfrac{2x}{y}.$

8. $\dfrac{\partial z}{\partial x}=\dfrac{1}{1+\dfrac{y^2}{x^2}}\cdot\left(-\dfrac{y}{x^2}\right)=\dfrac{-y}{x^2+y^2}$;

$\dfrac{\partial^2 z}{\partial x\partial y}=\dfrac{\partial}{\partial y}\left(\dfrac{-y}{x^2+y^2}\right)=\dfrac{-(x^2+y^2)+y(2y)}{(x^2+y^2)^2}=\dfrac{y^2-x^2}{(x^2+y^2)^2}.$

9. (1) $\mathrm{d}z=\left(y+\dfrac{1}{y}\right)\mathrm{d}x+\left(x-\dfrac{x}{y^2}\right)\mathrm{d}y$;

(2) $\mathrm{d}z=-\dfrac{y}{x^2}\mathrm{e}^{\frac{y}{x}}\mathrm{d}x+\dfrac{1}{x}\mathrm{e}^{\frac{y}{x}}\mathrm{d}y$;

(3)
$$\dfrac{\partial z}{\partial x}=-\dfrac{\sqrt{x^2+y^2}-x\cdot\dfrac{x}{\sqrt{x^2+y^2}}}{\sqrt{1-\dfrac{x^2}{x^2+y^2}}\cdot(x^2+y^2)}=-\dfrac{|y|}{x^2+y^2}$$

$$\frac{\partial z}{\partial y} = -\frac{\dfrac{-x \cdot \dfrac{y}{\sqrt{x^2+y^2}}}{x^2+y^2}}{\sqrt{1-\dfrac{x^2}{x^2+y^2}}} = \frac{xy}{|y|(x^2+y^2)}$$

所以

$$dz = -\frac{|y|}{x^2+y^2}dx + \frac{xy}{|y|(x^2+y^2)}dy$$

10. $dz|_{(1,2)} = \dfrac{1}{3}dx + \dfrac{2}{3}dy$.

11. $\dfrac{\partial z}{\partial x} = 2u\ln v \cdot \dfrac{\partial u}{\partial x} + \dfrac{u^2}{v} \cdot \dfrac{\partial v}{\partial x} = \dfrac{2x\ln(3x-2y)}{y^2} + \dfrac{3x^2}{y^2(3x-2y)}$;

$\dfrac{\partial z}{\partial y} = 2u\ln v \cdot \dfrac{\partial u}{\partial y} + \dfrac{u^2}{v} \cdot \dfrac{\partial v}{\partial y} = \dfrac{-2x^2\ln(3x-2y)}{y^3} - \dfrac{2x^2}{y^2(3x-2y)}$.

12. 由于

$$u_x = \frac{\partial u}{\partial x} + \frac{\partial u}{\partial z} \cdot \frac{\partial z}{\partial x}$$
$$= z(x-y)^{z-1} + (x-y)^z\ln(x-y) \cdot 2x$$
$$u_y = \frac{\partial u}{\partial y} + \frac{\partial u}{\partial z} \cdot \frac{\partial z}{\partial y}$$
$$= z(x-y)^{z-1}(-1) + (x-y)^z\ln(x-y) \cdot 2y$$

所以

$$u_x + u_y = 2(x-y)^z(x+y)\ln(x-y)$$

13. $\dfrac{dz}{dx} = \dfrac{\partial z}{\partial x} + \dfrac{\partial z}{\partial y} \cdot \dfrac{dy}{dx} = \dfrac{y+xe^x}{1+(xy)^2}$.

14. 由 $xe^x = \tan t$,两边对 t 求导,得 $\dfrac{dx}{dt} = \dfrac{\sec t}{(1+x)e^x}$,又 $\dfrac{dy}{dt} = -\sin t$,所以

$$\frac{dz}{dt}\bigg|_{t=0} = \left(\frac{\partial z}{\partial x} \cdot \frac{dx}{dt} + \frac{\partial z}{\partial y} \cdot \frac{dy}{dt}\right)_{t=0}$$
$$= (1-e^x) \cdot \frac{\sec t}{(1+x)e^x}\bigg|_{t=0} + 1 \cdot (-\sin t)|_{t=0} = 0$$

15. (1) $\dfrac{dy}{dx} = \dfrac{x(\cos x^2 - 1)}{3y}$; (2) $\dfrac{\partial z}{\partial x} = \dfrac{z}{x+z}, \dfrac{\partial z}{\partial y} = \dfrac{z^2}{xy+yz}$.

16. $\dfrac{\partial z}{\partial x} = \dfrac{1-x}{z-2}$.

17. $\dfrac{\partial z}{\partial x} = -\dfrac{F_x}{F_z} = \dfrac{y}{1+e^z}$, $\dfrac{\partial z}{\partial y} = -\dfrac{F_y}{F_z} = \dfrac{x}{1+e^z}$,

$$\frac{\partial^2 z}{\partial x \partial y} = \frac{1+e^z - ye^z \cdot \frac{\partial z}{\partial y}}{(1+e^z)^2} = \frac{(1+e^z)^2 - xye^z}{(1+e^z)^3}.$$

18. 令 $s = x^2 - y^2, t = e^{xy}$,则

$$\frac{\partial u}{\partial x} = f_s \frac{\partial s}{\partial x} + f_t \frac{\partial t}{\partial x} = f_s \cdot 2x + f_t \cdot ye^{xy}$$
$$= 2xf_s + ye^{xy}f_t$$
$$\frac{\partial u}{\partial y} = f_s \cdot \frac{\partial s}{\partial y} + f_t \cdot \frac{\partial t}{\partial y} = f_s \cdot (-2y) + f_t \cdot xe^{xy}$$
$$= -2yf_s + xe^{xy}f_t$$

19. 因为
$$\frac{\partial z}{\partial x} = \frac{-y \cdot f' \cdot 2x}{f^2(x^2 - y^2)}$$
$$\frac{\partial z}{\partial y} = \frac{f(x^2 - y^2) - y \cdot f' \cdot (-2y)}{f^2(x^2 - y^2)} = \frac{f(x^2 - y^2) + 2y^2 f'}{f^2(x^2 - y^2)}$$

所以
$$\text{左边} = \frac{1}{x} \cdot \frac{-2xyf'}{f^2(x^2 - y^2)} + \frac{1}{y} \left[\frac{f(x^2 - y^2) + 2y^2 f'}{f^2(x^2 - y^2)} \right]$$
$$= \frac{-2yf'}{f^2} + \frac{1}{yf} + \frac{2yf'}{f^2} = \frac{1}{y} \cdot \frac{z}{y} = \frac{z}{y^2} = \text{右边}$$

20. 由于 x, y, z 在函数中具有对称性,则
$$\frac{\partial r}{\partial x} = \frac{2x}{2\sqrt{x^2+y^2+z^2}} = \frac{x}{r}$$

同理 $\frac{\partial r}{\partial y} = \frac{y}{r}, \frac{\partial r}{\partial z} = \frac{z}{r}$,故

$$\frac{\partial^2 r}{\partial x^2} = \frac{\partial}{\partial x}\left(\frac{\partial r}{\partial x}\right) = \frac{\partial}{\partial x}\left(\frac{x}{r}\right) = \frac{r - x\frac{\partial r}{\partial x}}{r^2} = \frac{r - \frac{x^2}{r}}{r^2} = \frac{r^2 - x^2}{r^3}$$

$$\frac{\partial^2 r}{\partial y^2} = \frac{\partial}{\partial y}\left(\frac{\partial r}{\partial y}\right) = \frac{r - y\frac{\partial r}{\partial y}}{r^2} = \frac{r^2 - y^2}{r^3}, \quad \frac{\partial^2 r}{\partial z^2} = \frac{r^2 - z^2}{r^3}$$

所以
$$\frac{\partial^2 r}{\partial x^2} + \frac{\partial^2 r}{\partial y^2} + \frac{\partial^2 r}{\partial z^2} = \frac{3r^2 - (x^2+y^2+z^2)}{r^3} = \frac{2r^2}{r^3} = \frac{2}{r}$$

21. $f_{极大值}(2, -2) = 8$.

22. 驻点 $(1,2)$ 不是极值点,$(2,1)$ 是极小值点,$z_{极小}(2,1) = -28$.

23. 提示:用拉格朗日乘数法求得两个驻点 $(1,2)$ 和 $(-1, -2)$;又由

$x^2+y^2=5$ 得 $\dfrac{\mathrm{d}y}{\mathrm{d}x}=-\dfrac{x}{y}$. 进而求出

$$\dfrac{\mathrm{d}z}{\mathrm{d}x}=1+2\cdot\left(-\dfrac{x}{y}\right)$$

以及

$$\dfrac{\mathrm{d}^2z}{\mathrm{d}x^2}=\dfrac{-2y+2x\cdot\left(-\dfrac{x}{y}\right)}{y^2}=-2\,\dfrac{x^2+y^2}{y^3}$$

根据

$$\left.\dfrac{\mathrm{d}^2z}{\mathrm{d}x^2}\right|_{(1,2)}=-\dfrac{10}{8}<0,\quad \left.\dfrac{\mathrm{d}^2z}{\mathrm{d}x^2}\right|_{(-1,-2)}=\dfrac{10}{8}>0$$

可知函数 $z=x+2y$ 在 $x^2+y^2=5$ 的条件下,在 $(1,2)$ 处取得极大值 5,在 $(-1,-2)$ 处取得极小值 -5.

  24. 长、宽、高均为 $\sqrt[3]{2}$ m 时用料最少.

  25. 当矩形边长分别为 $\dfrac{p}{3}$ 和 $\dfrac{2p}{3}$ 时,绕它的短边旋转时所得的立体体积最大.

  26. (1) $-\dfrac{1}{2}$; (2) 原式 $=\displaystyle\int_0^\pi \mathrm{d}x\int_0^x \sin(x+y)\mathrm{d}y=0$.

  27. (1) $I_1=\displaystyle\int_0^1 \mathrm{d}y\int_{e^y}^{e} f(x,y)\mathrm{d}x$; (2) $I_2=\displaystyle\int_0^4 \mathrm{d}y\int_{\frac{y^2}{4}}^{y} f(x,y)\mathrm{d}x$;

  (3) $I_3=\displaystyle\int_0^1 \mathrm{d}y\int_{2-y}^{1+\sqrt{1-y^2}} f(x,y)\mathrm{d}x$.

  28. (1) $\dfrac{\sqrt{2}-1}{3}$; (2) $\dfrac{\sqrt{3}}{12}\pi-\dfrac{1}{2}\ln 2$; (3) 1; (4) $\pi-2$;

  (5) $1-\sin 1$.

  29. $\dfrac{8}{3}$. 30. 16 920 千人.

【补充习题】

一、选择题

  1. 下列方程中,其图形是下半球面的是_____.

  A. $z=-2(x^2+y^2)$ B. $z=-(x+y)$

C. $z=-\sqrt{R^2-x^2-y^2}$ D. $z=-y^2$

2. 设 $f(x+y,x-y)=x^2-y^2$, 则 $f(x,y)=$ _____.

A. x^2-y^2 B. x^2+y^2 C. $(x-y)^2$ D. xy

3. 函数 $z=\dfrac{1}{\ln(x+y)}$ 的定义域是 _____.

A. $x+y\neq 0$ B. $x+y>0$

C. $x+y\neq 1$ D. $x+y>0$ 且 $x+y\neq 1$

4. 设 $f(x,y)=\begin{cases}\dfrac{x^2y^2}{x^2+y^2}, & x^2+y^2\neq 0\\ k, & x^2+y^2=0\end{cases}$ 在点 $(0,0)$ 处连续, 则 $k=$ _____.

A. 1   B. 0   C. 1/2   D. 不存在

5. 设 $z=e^{\sin x}\cos y$, 则 $\dfrac{\partial z}{\partial x}$ _____.

A. $e^{\sin x}\cos x\cos y$ B. $e^{\sin x}\cos x\sin y$

C. $e^{\sin x}\cos x$ D. $e^{\sin x}\cos y$

6. 设 $u=\sqrt{xy}$, 则 $\dfrac{\partial u}{\partial x}\bigg|_{(1,1)}=$ _____.

A. 0   B. 1/2   C. -1 D. 1

7. 设 $z=x\ln(x+y)$, 则 $\dfrac{\partial^2 z}{\partial y^2}=$ _____.

A. $\dfrac{x}{(x+y)^2}$ B. $-\dfrac{x}{(x+y)^2}$

C. $\dfrac{x}{x+y}$ D. $-\dfrac{x}{x+y}$

8. 若 $z=e^{xy}$, 则 $dz=$ _____.

A. e^{xy} B. $ye^{xy}+xe^{xy}$

C. $ye^{xy}dx+xe^{xy}dy$ D. $xe^{xy}dx+ye^{xy}dy$

9. 二元函数 $z=e^{2x}(x+y^2+2y)$ 的驻点为 _____.

A. $\left(\dfrac{1}{2},-1\right)$ B. $\left(-\dfrac{7}{2},-1\right)$

C. $\left(\dfrac{7}{2},-1\right)$ D. $\left(\dfrac{1}{2},1\right)$

10. 若 D 是由 $y=x, y=2x, y=1$ 所围成的平面区域,则 $\iint\limits_{D} \mathrm{d}x\mathrm{d}y = $ _____.

    A. $\dfrac{3}{2}$ B. $\dfrac{1}{4}$ C. $\dfrac{1}{2}$ D. 1

二、填空题

1. 设 $u = e^{xyz}$,则 $\mathrm{d}u = $ _____.

2. 若函数 $f(x+y, x-y) = x^2 - y^2$,则 $\dfrac{\partial f(x,y)}{\partial x} + \dfrac{\partial f(x,y)}{\partial y} = $ _____.

3. 设 $z = z(x,y)$ 是由方程 $x = \ln\dfrac{z}{y}$ 确定的隐函数,则 $\dfrac{\partial z}{\partial x} = $ _____.

4. 二元函数 $z = x^2 + y^2$ 在 R^2 内 _____ 极值点是 _____.

5. 函数 $f(x,y) = x^2 - 2xy + 2y$ 在矩形域 $D = \{(x,y) \mid 0 \leqslant x \leqslant 3, 0 \leqslant y \leqslant 2\}$ 上的最大值是 _____.

6. 若 D 是平面区域 $\{(x,y) \mid x^2 + y^2 \leqslant 4, y \geqslant 0\}$,则 $\iint\limits_{D} \mathrm{d}x\mathrm{d}y$ _____.

7. 若 D 是平面区域 $\{0 \leqslant x \leqslant 1, 1 \leqslant y \leqslant e\}$,则二重积分 $\iint\limits_{D} \dfrac{x}{y} \mathrm{d}x\mathrm{d}y = $ _____.

8. 交换二重积分次序:$\int_{1}^{e} \mathrm{d}x \int_{0}^{\ln x} f(x,y) \mathrm{d}y = $ _____.

9. 将二重积分 $I = \iint\limits_{x^2+y^2 \leqslant 2x} f(x,y) \mathrm{d}\sigma$ 化为累次积分,$I = $ _____.

10. 设有一个由曲线 $y = \ln x$,直线 $y = 0, x = e$ 所围成的薄片,其面密度 $\rho = x$,则该薄片的质量是 _____.

三、计算题

1. 若 $\ln\sqrt{x^2+y^2} = \arctan\dfrac{y}{x}$,求 $\dfrac{\mathrm{d}y}{\mathrm{d}x}$.

2. 设 $z=\dfrac{y}{x}$, 当 $x=2, y=1, \Delta x=0.1, \Delta y=-0.2$ 时, 求 Δz 及 dz.

3. 设函数 $z=\dfrac{x+y}{x-y}$, 求 dz.

4. 设 $z=f(xy, x+y)$, 求 $\dfrac{\partial^2 z}{\partial x^2}$.

5. 设 $x^2+y^2+z^2=4z$ 确定 $z=z(x,y)$, 求 $\dfrac{\partial z}{\partial x}, \dfrac{\partial z}{\partial y}$.

6. 设 $x^2+y^2+2x-2yz=e^z$ 确定函数 $z=z(x,y)$, 求 $\dfrac{\partial z}{\partial x}, \dfrac{\partial z}{\partial y}$.

7. 已知 $z=u^2v-uv^2$ 且 $u=x\cos y, v=x\sin y$, 求 $\dfrac{\partial z}{\partial x}, \dfrac{\partial z}{\partial y}$.

8. 设函数 $z=z(x,y)$ 由方程 $F(x+mz, y+nz)=0$ 确定, 其中 F 是可微函数, m 与 n 为常数, 求 $m\dfrac{\partial z}{\partial x}+n\dfrac{\partial z}{\partial y}$.

9. 设 $D: 0 \leqslant x \leqslant 1, -1 \leqslant y \leqslant 0$, 求 $\iint\limits_{D} xe^{xy}dxdy$.

10. 计算二重积分 $\iint\limits_{D} x^2 y dxdy$, 其中区域 D 是由 $x=0, y=0$ 与 $x^2+y^2=1$ 所围成的第一象限的图形.

11. 设 D 是由 $y=x, y=x+\dfrac{1}{2}, y=\dfrac{1}{2}, y=\dfrac{3}{2}$ 所围成的区域, 计算 $\iint\limits_{D}(x^2+y^2)d\sigma$.

12. 计算二重积分 $\iint\limits_{D} xdxdy$, 其中 D 是由直线 $y=x$ 和圆 $x^2+(y-1)^2=1$ 所围成且在直线 $y=x$ 下方的平面区域.

13. 求 $\int_1^2 dy \int_y^2 \dfrac{\sin x}{x-1} dx$.

14. 计算二重积分 $\iint\limits_{D}(x+y)^2 d\sigma$, 其中 D 是由曲线 $x^2+y^2=a^2$ 所围成的闭区域.

15. 计算二重积分 $\iint\limits_{D} \dfrac{xy}{x^2+y^2}\mathrm{d}\sigma$，其中 $D: \{(x,y) \mid y \geqslant x, 1 \leqslant x^2+y^2 \leqslant 2\}$.

16. 有一宽为 24 cm 的长方形铁板，把它折起来做成一个断面为等腰梯形的水槽，问怎样折法才能使断面面积最大？

17. 某医药公司准备通过电视和报纸两种方式为其新药做广告宣传，根据统计资料，销售收入 R（万元）与电视广告费用 x_1（万元）及报纸广告费用 x_2（万元）之间的关系有如下的经验公式：
$$R = 15 + 14x_1 + 32x_2 - 8x_1x_2 - 2x_1^2 - 10x_2^2$$

（1）在广告费用不限的情况下，求最优广告策略；

（2）若投入的广告费用为 1.5 万元，求相应的最优广告策略.

18. 在研究黏虫的生长过程时，测得一组数据如表 4.2 所示，其中历期 N 是指卵块孵化成幼虫的天数，昆虫学家认为在 N 与 t 之间有关系式：$N = \dfrac{k}{t-c}$，其中 k, c 为常数，试用最小二乘法求出其经验公式.

表 4.2

温度 t	11.8	14.7	15.4	16.5	17.1	18.3	19.8	20.3
历期 N	30.4	15	13.8	12.7	10.7	7.5	6.8	5.7

【补充习题参考答案】

一、选择题

1. C. 2. D. 3. D. 4. B. 5. A. 6. B. 7. B.
8. C. 9. A. 10. B.

二、填空题

1. $yze^{xyz}\mathrm{d}x + xze^{xyz}\mathrm{d}y + xye^{xyz}\mathrm{d}z$.   2. $x+y$.   3. z（或 ye^x）.

4. 有；$(0,0)$.   5. 9.   6. 2π.   7. $1/2$.

8. $\int_0^1 \mathrm{d}y \int_y^{\sqrt{y}} f(x,y)\mathrm{d}x$.

9. $\int_0^2 \mathrm{d}x \int_{-\sqrt{2x-x^2}}^{\sqrt{2x-x^2}} f(x,y)\mathrm{d}y$ 或先 x 后 y，或 $\int_{-\frac{\pi}{2}}^{\frac{\pi}{2}} \mathrm{d}\theta \int_0^{2\cos\theta} f(r\cos\theta, r\sin\theta)r\mathrm{d}r$.

10. $\dfrac{1+e^2}{4}$.

三、计算题

1. $\dfrac{x+y}{x-y}$.

2.
$$\Delta z\Big|_{\substack{x=2,y=1 \\ \Delta x=0.1,\Delta y=-0.2}} = \left(\dfrac{y+\Delta y}{x+\Delta x} - \dfrac{y}{x}\right)\Big|_{\substack{x=2,y=1 \\ \Delta x=0.1,\Delta y=-0.2}}$$
$$= \dfrac{1-0.2}{2+0.1} - \dfrac{1}{2} = -\dfrac{5}{42} \approx -0.119$$

因为
$$dz = -\dfrac{y}{x^2}dx + \dfrac{1}{x}dy$$

所以
$$dz\Big|_{\substack{x=2,y=1 \\ \Delta x=0.1,\Delta y=-0.2}} = -\dfrac{1}{2^2} \times 0.1 + \dfrac{1}{2} \times (-0.2) = -0.125$$

3. $dz = \dfrac{-2ydx + 2xdy}{(x-y)^2}$.   4. $\dfrac{\partial^2 z}{\partial x^2} = y^2 \dfrac{\partial^2 f}{\partial u^2} + 2y \dfrac{\partial^2 f}{\partial u \partial v} + \dfrac{\partial^2 f}{\partial v^2}$.

5. $\dfrac{\partial z}{\partial x} = \dfrac{x}{2-z}, \dfrac{\partial z}{\partial y} = \dfrac{y}{2-z}$.   6. $\dfrac{\partial z}{\partial x} = \dfrac{2x+2}{2y+e^z}, \dfrac{\partial z}{\partial y} = \dfrac{2y-2z}{2y+e^z}$.

7. $\dfrac{\partial z}{\partial x} = 3x^2 \sin y\cos y(\cos y - \sin y), \dfrac{\partial z}{\partial y} = x^3(1 - 3\sin y\cos y)(\cos y + \sin y)$.

8. -1.   9. e^{-1}.   10. $\dfrac{1}{15}$.   11. $\dfrac{7}{8}$.   12. $\dfrac{1}{6}$.   13. $\cos 1 - \cos 2$.

14. $\dfrac{\pi a^4}{2}$.   15. 0

16. 设折起来的边长为 x cm,倾角为 α,则断面面积
$$A = \dfrac{1}{2}(24 - 2x + 2x\cos\alpha + 24 - 2x)x\sin\alpha$$
$$= 24x\sin\alpha - 2x^2\sin\alpha + x^2\cos\alpha\sin\alpha$$
$$\left(D: 0 < x < 12, 0 < \alpha < \dfrac{\pi}{2}\right)$$

令
$$A_x = 24\sin\alpha - 4x\sin\alpha + 2x\sin\alpha\cos\alpha = 0$$
$$A_\alpha = 24x\cos\alpha - 2x^2\cos\alpha + x^2(\cos^2\alpha - \sin^2\alpha) = 0$$

得 $\alpha = \dfrac{\pi}{3} = 60°, x = 8$ cm,由题意知,最大值在定义域 D 内达到,而在区域 D 内

只有一个驻点,故此点即为所求.

17. (1) 属于求无条件极值:$x_1=0.75$ 万元,$x_2=1.25$ 万元;

(2) 属于求条件极值:$x_1=0$,$x_2=1.5$ 万元.

18. $N=\dfrac{60.675\,8}{t-10.644\,5}$.

【自测题】

一、填空题(每小题 3 分,共 24 分)

1. 函数 $z=\ln(y-x)+\dfrac{\sqrt{x}}{\sqrt{1-x^2-y^2}}$ 的定义域为_____.

2. $\lim\limits_{\substack{x\to\pi\\y\to 0}}\dfrac{\tan xy}{y}=$_____.

3. 设 $f(x,y)=xy+(x-1)\arcsin\sqrt{\dfrac{x}{y}}$,则 $f_x(x,1)=$_____.

4. 设 $z=\mathrm{e}^{\frac{y}{x}}$,则 $\mathrm{d}z=$_____.

5. 设 $z=\sqrt{x}\sin\dfrac{y}{x}$,则 $x\dfrac{\partial z}{\partial x}+y\dfrac{\partial z}{\partial y}=$_____.

6. $f(x,y)=y^3-x^2+6x-12y+5$ 的极大值是_____.

7. 设 $D:|x|\leqslant 3,|y|\leqslant 1$,则 $\iint\limits_{D}x(x+y)\mathrm{d}\sigma=$_____.

8. 设 $f(x,y)$ 连续,$I=\displaystyle\int_0^1\mathrm{d}y\int_{\sqrt{y}}^{3-2y}f(x,y)\mathrm{d}x$,改变积分次序,$I=$_____.

二、选择题(每小题 3 分,共 15 分)

1. 关于二元函数 $f(x,y)$ 在其定义域上的点 (x_0,y_0) 处,下列命题错误的是_____.

   A. 若可微,则一定连续

   B. 若可微,则一定偏导数存在

   C. 若偏导数都存在,则一定连续

   D. 若偏导数都存在且连续,则一定可微分

2. 点 $O(0,0)$ 是函数 $z=xy$ 的_____.
   A. 极小值点
   B. 驻点但非极值点
   C. 极大值点
   D. 最大值点

3. 设 $f\left(xy,\dfrac{x}{y}\right)=(x+y)^2$,则 $f(x,y)=$_____.
   A. $x^2\left(y+\dfrac{1}{y}\right)^2$
   B. $\dfrac{x}{y}(1+y)^2$
   C. $y^2\left(x+\dfrac{1}{x}\right)^2$
   D. $\dfrac{y}{x}(1+y)^2$.

4. 函数 $f(x,y)=\begin{cases}\dfrac{\sin 2(x^2+y^2)}{x^2+y^2},&x^2+y^2\neq 0\\2,&x^2+y^2=0\end{cases}$ 在点$(0,0)$处_____.
   A. 无定义
   B. 无极限
   C. 有极限但不连续
   D. 连续

5. 当 D 是由_____围成的区域时,$\iint\limits_{D}\mathrm{d}x\mathrm{d}y=2$.
   A. x 轴,y 轴及 $2x+y-2=0$
   B. $x=1,x=2$ 及 $y=3,y=4$
   C. $|x|=\dfrac{1}{2}, |y|=\dfrac{1}{2}$
   D. $|x+y|=1, |x-y|=1$

三、计算题(1~5 小题每题 10 分,第 6 小题 11 分,共 61 分)

1. 设 $z=\ln(\mathrm{e}^x+\mathrm{e}^y),y=\dfrac{1}{3}x^3+x$,求 $\dfrac{\mathrm{d}z}{\mathrm{d}x}$.

2. 设方程 $x^2+y^2+z^2=2az$ 确定函数 $z=z(x,y)$,求 $\dfrac{\partial^2 z}{\partial x\partial y}$.

3. 试求底边平行于椭圆 $x^2+3y^2=12$ 的长轴的内接等腰三角形面积的最大值.

4. 求 $\iint\limits_{D}(x^2+y^2)\mathrm{d}\sigma$,其中 D 是由直线 $y=2x,y=6-x$ 和 $y=1$ 所围成的闭区域.

5. 求 $\iint\limits_{D} |x-y| \,d\sigma$,其中 D 为 $x^2+y^2 \leqslant 1$ 在第一象限中的部分.

6. 计算由 $z=1+x+y, z=0, x+y=1, x=0, y=0$ 所围立体的体积.

【自测题参考答案】

一、填空题

1. $\{(x,y) \mid y > x \geqslant 0, x^2+y^2 < 1\}$.

2. $\lim\limits_{(x,y)\to(\pi,0)} \dfrac{\sin xy}{xy} \cdot \dfrac{x}{\cos xy} = 1 \cdot \pi = \pi$.

3. 由于 $f(x,1) = x+(1-1)\arcsin\sqrt{x} = x$,所以 $f_x(x,1)=1$.

4. $dz = -\dfrac{y}{x^2} e^{\frac{y}{x}} dx + \dfrac{1}{x} e^{\frac{y}{x}} dy$.

5. 由

$$\dfrac{\partial z}{\partial x} = \dfrac{1}{2\sqrt{x}} \sin\dfrac{y}{x} - \dfrac{y}{\sqrt{x^3}} \cos\dfrac{y}{x}, \quad \dfrac{\partial z}{\partial y} = \dfrac{y}{\sqrt{x}} \cos\dfrac{y}{x}$$

得

$$x\dfrac{\partial z}{\partial x} + y\dfrac{\partial z}{\partial y} = \dfrac{\sqrt{x}}{2}\sin\dfrac{y}{x}$$

6. $f(3,-2)=30$.

7. $\iint\limits_{D} x(x+y)\,d\sigma = \int_{-3}^{3} dx \int_{-1}^{1} (x^2+xy)\,dy = \int_{-3}^{3} 2x^2\,dx = \dfrac{4}{3}x^3 \Big|_{-3}^{3} = 36$.

8. $\int_{0}^{1} dx \int_{0}^{x^2} f(x,y)\,dy + \int_{1}^{3} dx \int_{0}^{\frac{1}{2}(3-x)} f(x,y)\,dy$.

二、选择题

1. C. 2. B. 3. B. 4. D. 5. D.

三、计算题

1. $\dfrac{e^x + e^y(x^2+1)}{e^x+e^y}$. 2. $-\dfrac{xy}{(z-a)^3}$.

3. $A_{\max}(3,1) = 3 \times (2+1) = 9$.

4. $78\dfrac{15}{32}$. 5. $\dfrac{2}{3}(\sqrt{2}-1)$. 6. $\dfrac{5}{6}$.

第5章 无穷级数

【目的与要求】

1. 掌握

(1) 收敛级数的基本性质.

(2) 正项级数收敛性的比值判别法、比较判别法和根值判别法.

(3) 几何级数、调和级数与 p 级数的敛散性.

(4) 交错级数的莱布尼兹判别法.

(5) 几个常用函数的麦克劳林展开式,并能利用这些展开式将一些简单函数展为幂级数.

2. 熟悉

(1) 无穷级数收敛、发散以及收敛级数的和的概念.

(2) 级数绝对收敛与条件收敛的概念;任意项级数敛散性的判别法.

(3) 幂级数的收敛半径、收敛区间的求法.

(4) 求幂级数的和函数的方法.

3. 了解

(1) 一般函数项级数及其和函数的概念.

(2) 幂级数在其收敛区间内的基本性质.

(3) 初等函数展开成幂级数的直接法.

(4) 函数的幂级数展开式的应用.

【重点与难点】

5.1　常数项级数的概念和性质

1. 常数项级数的概念

(1) 设 $u_1, u_2, u_3, \cdots, u_n, \cdots$ 是一个给定的数列,按照数列下标的大小依次相加,得 $\sum\limits_{n=1}^{\infty} u_n$,称为无穷级数,其中 $u_1, u_2, u_3, \cdots, u_n, \cdots$ 都是常数,又称为常数项级数,简称为级数,即

$$\sum_{n=1}^{\infty} u_n = u_1 + u_2 + u_3 + \cdots + u_n + \cdots$$

(2) 级数 $\sum\limits_{n=1}^{\infty} u_n$ 的前 n 项和

$$s_n = u_1 + u_2 + u_3 + \cdots + u_n$$

称为级数 $\sum\limits_{n=1}^{\infty} u_n$ 的前 n 项部分和.

(3) 当部分和 s_n 的 n 依次取 $1, 2, 3, \cdots$ 时,构成的一个新数列 $\{s_n\}$:

$$s_1 = u_1, \quad s_2 = u_1 + u_2, \quad \cdots, \quad s_n = u_1 + u_2 + \cdots + u_n, \quad \cdots$$

称为部分和数列.

2. 常数项级数收敛性

若 $s_n \xrightarrow{n \to \infty} s$,则称 $\sum\limits_{n=1}^{\infty} u_n$ 收敛. 且

$$s = u_1 + u_2 + \cdots + u_n + \cdots = \sum_{n=1}^{\infty} u_n$$

称为级数 $\sum\limits_{n=1}^{\infty} u_n$ 的和. 如果 $\{s_n\}$ 没有极限,则称级数 $\sum\limits_{n=1}^{\infty} u_n$ 发散.

级数 $\sum\limits_{n=1}^{\infty} u_n$ 的敛散性问题就是其部分和数列 $\{s_n\}$ 的敛散性问题,两者敛散性问题的讨论可以相互转化.

3. 收敛级数的基本性质

(1) $\sum_{n=0}^{\infty} u_n, \sum_{n=0}^{\infty} v_n$ 收敛 $\Rightarrow \sum_{n=0}^{\infty}(u_n \pm v_n)$ 收敛,且 $\sum_{n=0}^{\infty}(u_n \pm v_n) = \sum_{n=0}^{\infty} u_n \pm \sum_{n=0}^{\infty} v_n.$

(2) $k \neq 0$,则 $\sum_{n=0}^{\infty} ku_n$ 与 $\sum_{n=0}^{\infty} u_n$ 同收敛、同发散.

(3) $\sum_{n=1}^{\infty} u_n$ 加入有限项或去掉有限项,不改变级数的敛散性.

(4) $\sum_{n=0}^{\infty} u_n$ 收敛 $\Rightarrow \lim_{n \to \infty} u_n = 0$(收敛的必要条件).

说明 此条件称为级数收敛的必要条件. 由原命题成立逆否命题一定成立可得,如果 $\lim_{n \to \infty} u_n$ 不为零,则级数 $\sum_{n=1}^{\infty} u_n$ 一定发散.

4. 几个重要的常数项级数

(1) 几何级数(等比级数) $\sum_{n=0}^{\infty} aq^n$ 当 $|q| < 1$ 时是收敛的,且收敛于 $\frac{a}{1-q}$,当 $|q| \geqslant 1$ 时是发散的.

(2) 调和级数 $\sum_{n=1}^{\infty} \frac{1}{n} = 1 + \frac{1}{2} + \frac{1}{3} + \cdots + \frac{1}{n} + \cdots$ 是发散的.

(3) p 级数 $\sum_{n=1}^{\infty} \frac{1}{n^p} = 1 + \frac{1}{2^p} + \frac{1}{3^p} + \cdots + \frac{1}{n^p} + \cdots$(其中常数 $p > 0$),当 $p > 1$ 时是收敛的,当 $p \leqslant 1$ 时是发散的.

5.2 正项级数及其敛散性判别法

1. 正项级数概念

(1) 如果级数 $\sum_{n=1}^{\infty} u_n$ 的各项 $u_n \geqslant 0$,则称级数 $\sum_{n=1}^{\infty} u_n$ 为正项级数.

(2) 正项级数 $\sum_{n=1}^{\infty} u_n$ 收敛的充分必要条件是:它的部分和数列 $\{s_n\}$ 有界.

2. 正项级数敛散性判别法

(1) 比较判别法.

一般形式. 设 $\sum\limits_{n=1}^{\infty} u_n$ 与 $\sum\limits_{n=1}^{\infty} v_n$ 均为正项级数,且 $u_n \leqslant v_n (n=1, 2,\cdots)$,则:

① $\sum\limits_{n=0}^{\infty} v_n$ 收敛 $\Rightarrow \sum\limits_{n=0}^{\infty} u_n$ 收敛;② $\sum\limits_{n=0}^{\infty} u_n$ 发散 $\Rightarrow \sum\limits_{n=0}^{\infty} v_n$ 发散.

极限形式. 若 $\lim\limits_{n\to\infty} \dfrac{u_n}{v_n} = l$,则:

① $0 < l < +\infty$,这两级数有相同的敛散性;

② $l = 0$,$\sum\limits_{n=0}^{\infty} v_n$ 收敛 $\Rightarrow \sum\limits_{n=0}^{\infty} u_n$ 收敛;

③ $l = +\infty$,$\sum\limits_{n=0}^{\infty} v_n$ 发散 $\Rightarrow \sum\limits_{n=0}^{\infty} u_n$ 发散.

(2) 比值判别法.

设 $\sum\limits_{n=1}^{\infty} u_n$ 为正项级数,若 $\lim\limits_{n\to\infty} \dfrac{u_{n+1}}{u_n} = \rho$,则:

① $\rho < 1$,级数收敛;② $\rho > 1$,级数发散;③ $\rho = 1$,比值判别法失效.

(3) 根值判别法.

设 $\sum\limits_{n=1}^{\infty} u_n$ 为正项级数,若 $\lim\limits_{n\to\infty} \sqrt[n]{u_n} = \rho$,则:

① $\rho < 1$,级数收敛;② $\rho > 1$,级数发散;③ $\rho = 1$,根值判别法失效.

5.3 任意项级数及其敛散性判别法

1. 交错级数的概念

正、负项相间的级数称为交错级数,即若 $u_n > 0 (n=1,2,\cdots)$,则 $\sum\limits_{n=1}^{\infty} (-1)^{n-1} u_n$ 为交错级数.

2. 莱布尼兹判别法

如果交错级数 $\sum\limits_{n=1}^{\infty} (-1)^n u_n$,满足:① $u_{n+1} \leqslant u_n (n=1,2,\cdots)$.

② $\lim\limits_{n\to\infty}u_n=0$,则级数收敛,且其和的绝对值小于首项 u_1,其余项 r_n 的绝对值 $|r_n|\leqslant u_{n+1}$.

3. 任意项级数

正项和负项任意出现的级数称为任意项级数. 对于任意项级数 $\sum\limits_{n=1}^{\infty}u_n$,如果 $\sum\limits_{n=1}^{\infty}|u_n|$ 收敛,则 $\sum\limits_{n=1}^{\infty}u_n$ 收敛.

4. 绝对收敛与条件收敛

设 $\sum\limits_{n=1}^{\infty}u_n$ 为任意项级数,有:

(1) 如果 $\sum\limits_{n=1}^{\infty}|u_n|$ 收敛,则称 $\sum\limits_{n=1}^{\infty}u_n$ 绝对收敛;

(2) 如果 $\sum\limits_{n=1}^{\infty}|u_n|$ 发散,但 $\sum\limits_{n=1}^{\infty}u_n$ 收敛,则称 $\sum\limits_{n=1}^{\infty}u_n$ 条件收敛.

对于绝对收敛级数,有如下结论:如果级数 $\sum\limits_{n=1}^{\infty}|u_n|$ 绝对收敛,则级数 $\sum\limits_{n=1}^{\infty}u_n$ 必定收敛;但如果级数 $\sum\limits_{n=1}^{\infty}|u_n|$ 发散,则不能断定级数 $\sum\limits_{n=1}^{\infty}u_n$ 也发散.

5.4 幂 级 数

1. 函数项级数

(1) 定义:设 $\{u_n(x)\}$ 是定义在数集 I 上的函数列,则表达式

$$u_1(x)+u_2(x)+\cdots+u_n(x)+\cdots=\sum_{n=1}^{\infty}u_n(x)$$

称为定义在 I 上的函数项无穷级数. 而 $s_n(x)=u_1(x)+u_2(x)+\cdots+u_n(x)$ 称为函数项级数 $\sum\limits_{n=1}^{\infty}u_n(x)$ 的部分和.

(2) 收敛点与收敛域:设 $x_0\in I$,如果常数项级数 $\sum\limits_{n=1}^{\infty}u_n(x_0)$ 收敛,则称 x_0 是函数项级数 $\sum\limits_{n=1}^{\infty}u_n(x)$ 的收敛点,如果 $\sum\limits_{n=1}^{\infty}u_n(x_0)$ 发散,

则称 x_0 是 $\sum_{n=1}^{\infty} u_n(x)$ 的发散点. 函数项级数 $\sum_{n=1}^{\infty} u_n(x)$ 的所有收敛点构成的集合就称为收敛域,所有发散点构成的集合称为发散域.

(3) 和函数:设函数项级数 $\sum_{n=1}^{\infty} u_n(x)$ 的收敛域为 D,则对 D 内的每一点 x,$\lim_{n\to\infty} s_n(x)$ 存在,记 $\lim_{n\to\infty} s_n(x) = s(x)$,它是 x 的函数,称为函数项级数 $\sum_{n=1}^{\infty} u_n(x)$ 的和函数.

2. 幂级数及其收敛域

(1) 幂级数概念:形如 $\sum_{n=0}^{\infty} a_n(x-x_0)^n$ 的级数称为 $(x-x_0)$ 的幂级数,其中常数 $a_n(n=0,1,2,\cdots)$ 称为幂级数的系数. 当 $x_0=0$ 时,$\sum_{n=0}^{\infty} a_n x^n$ 称为 x 的幂级数. 对于形如 $\sum_{n=0}^{\infty} a_n(x-x_0)^n$ 的幂级数,可通过作变量代换 $t=x-x_0$ 转化为 $\sum_{n=0}^{\infty} a_n t^n$ 的形式.

(2) 幂级数的收敛域.

阿贝尔定理:如果级数 $\sum_{n=0}^{\infty} a_n x^n$ 当 $x=x_0(x_0 \neq 0)$ 时收敛,则适合不等式 $|x|<|x_0|$ 的一切 x 使该幂级数绝对收敛. 反之,如果级数 $\sum_{n=0}^{\infty} a_n x^n$ 当 $x=x_0$ 时发散,则适合不等式 $|x|>|x_0|$ 的一切 x 使该幂级数发散.

由上述定理可以推出,如果幂级数 $\sum_{n=0}^{\infty} a_n x^n$ 不是仅在 $x=0$ 一点收敛,也不是在整个数轴上都收敛,则必有一个确定的正数 R 存在,使得当 $|x|<R$ 时,幂级数绝对收敛;当 $|x|>R$ 时,幂级数发散;当 $x=R$ 或 $x=-R$ 时,幂级数可能收敛也可能发散. 正数 R 叫作幂级数的收敛半径,开区间 $(-R,R)$ 叫作幂级数的收敛区间.

幂级数 $\sum_{n=0}^{\infty} a_n x^n$ 的收敛域分三种情形:

① 收敛域为$(-\infty,+\infty)$,亦即$\sum\limits_{n=0}^{\infty}a_nx^n$对每一个$x$皆收敛,称它的收敛半径$R=+\infty$.

② 收敛域仅为原点,除原点外幂级数$\sum\limits_{n=0}^{\infty}a_nx^n$皆发散,称它的收敛半径$R=0$.

③ 收敛域为$(-R,R)$或$(-R,R]$或$[-R,R)$中的一种,称它的收敛半径为$R(0<R<+\infty)$.

3. 求幂级数收敛半径及收敛区间的方法

(1) 对于所有的系数$a_n\neq 0$的幂级数$\sum\limits_{n=0}^{\infty}a_nx^n$或$\sum\limits_{n=1}^{\infty}a_nx^n$,有如下方法:

如果$\rho=\lim\limits_{n\to\infty}\dfrac{|a_{n+1}|}{|a_n|}$或$\rho=\lim\limits_{n\to\infty}\sqrt[n]{a_n}$,其中$a_n,a_{n+1}$是幂级数$\sum\limits_{n=0}^{\infty}a_nx^n$的相邻两项的系数,则该幂级数的收敛半径

$$R=\begin{cases}\dfrac{1}{\rho}, & \rho\neq 0\\ +\infty, & \rho=0\\ 0, & \rho=\infty\end{cases}$$

注意 利用此公式时要求x的幂级数不能有间隔,如果上述两极限为除了$+\infty$外不存在,那么就要用其他方法求收敛半径了.

(2) 对于其他幂级数$\sum\limits_{n=0}^{\infty}u_n(x)$或$\sum\limits_{n=1}^{\infty}u_n(x)$(如$\sum\limits_{n=0}^{\infty}\dfrac{2^n}{n!}x^{2n}$或$\sum\limits_{n=0}^{\infty}\dfrac{(x-1)^n}{n2^n}$),方法如下:

令$\lim\limits_{n\to\infty}\left|\dfrac{u_{n+1}(x)}{u_n(x)}\right|<1$,得到$x$的范围,然后再求$x$的两个边界值所对应的常数项级数的敛散性即可.

4. 幂级数的性质

(1) 代数运算性质. 设幂级数$\sum\limits_{n=0}^{\infty}a_nx^n=f(x)$和$\sum\limits_{n=0}^{\infty}b_nx^n=g(x)$

的收敛半径分别为 R_1 和 R_2,则:

① 加减法.
$$\sum_{n=0}^{\infty} a_n x^n \pm \sum_{n=0}^{\infty} b_n x^n = \sum_{n=0}^{\infty} (a_n \pm b_n) x^n = f(x) \pm g(x)$$
其收敛半径
$$R = \min\{R_1, R_2\}, \quad x \in (-R, R)$$

② 乘法.
$$\left(\sum_{n=0}^{\infty} a_n x^n\right) \cdot \left(\sum_{n=0}^{\infty} b_n x^n\right) = \sum_{n=0}^{\infty} c_n x^n = f(x) \cdot g(x)$$
其中 $c_n = a_0 b_n + a_1 b_{n-1} + \cdots + a_n b_0$,其收敛半径
$$R = \min\{R_1, R_2\}, \quad x \in (-R, R)$$

(2) 分析性质. 设幂级数 $\sum_{n=0}^{\infty} a_n x^n$ 的收敛半径 $R > 0$,$s(x) = \sum_{n=0}^{\infty} a_n x^n$ 为和函数,则:

① 幂级数的和函数 $s(x)$ 在其收敛域 I 上连续.

② $s(x)$ 在 $(-R, R)$ 内可导,且有逐项求导公式
$$s'(x) = \left(\sum_{n=0}^{\infty} a_n x^n\right)' = \sum_{n=0}^{\infty} (a_n x^n)' = \sum_{n=1}^{\infty} n a_n x^{n-1}$$

③ $s(x)$ 在 $(-R, R)$ 内有逐项积分公式
$$\int_0^x s(x) dx = \int_0^x \left(\sum_{n=0}^{\infty} a_n x^n\right) dx = \sum_{n=0}^{\infty} \int_0^x a_n x^n dx = \sum_{n=0}^{\infty} \frac{a_n}{n+1} x^{n+1}$$
且这个幂级数的收敛半径也不变.

5. 幂级数求和函数的基本方法

(1) 利用幂级数的运算性质转化为几个已知级数(如几何级数)的求和问题.

几个已知级数的和函数如:

① $\sum_{n=0}^{\infty} x^n = \dfrac{1}{1-x} (|x| < 1)$.

② $\sum_{n=0}^{\infty} \dfrac{x^n}{n!} = e^x (|x| < +\infty)$.

③ $\sum_{n=0}^{\infty} (-1)^n \frac{x^{2n+1}}{(2n+1)!} = \sin x (|x| < +\infty)$.

④ $\sum_{n=0}^{\infty} (-1)^n \frac{x^{2n}}{(2n)!} = \cos x (|x| < +\infty)$.

⑤ $\sum_{n=0}^{\infty} (-1)^n \frac{x^{n+1}}{n+1} = \ln(1+x)(-1 < x \leqslant 1)$.

⑥ $1 + \sum_{n=1}^{\infty} \frac{\alpha(\alpha-1)\cdots(\alpha-n+1)}{n!} x^n = (1+x)^\alpha (-1 < x < 1$,
α 为实常数).

(2) 用逐项求导和逐项积分方法以及等比级数求和公式.

当幂级数的一般项形如 $\frac{x^n}{n(n+1)}$ 时,可用先求导后求积分的方法求其和函数;当幂级数的一般项形如 $(2n+1)x^{2n}, nx^{n-1}$ 等形式时,可用先求积分后求导的方法求其和函数.

5.5 函数展开成幂级数

1. 泰勒级数与麦克劳林级数的概念

泰勒级数:

$$\sum_{n=0}^{\infty} \frac{f^{(n)}(x_0)}{n!} \cdot (x-x_0)^n$$

麦克劳林级数:

$$\sum_{n=0}^{\infty} \frac{f^{(n)}(0)}{n!} \cdot x^n$$

2. 函数展开成幂级数的方法

(1) 直接法:把函数 $f(x)$ 展开成泰勒级数,可按下列步骤进行.

① 求出 $f(x)$ 的各阶导数 $f^{(n)}(x_0)(n=0,1,2,\cdots)$. 如果某阶导数不存在,则 $f(x)$ 不能展开成 x 的幂级数;

② 写出对应的泰勒级数 $\sum_{n=0}^{\infty} \frac{f^{(n)}(x_0)}{n!} (x-x_0)^n$,并求出该级数的收敛区间 $|x-x_0| < R$;

③ 验证在 $|x-x_0| < R$ 内, $\lim_{n \to \infty} R_n(x) = 0$;

④ 写出所求函数 $f(x)$ 的泰勒级数及其收敛区间,即

$$f(x) = \sum_{n=0}^{\infty} \frac{f^{(n)}(x_0)}{n!}(x-x_0)^n, \quad |x-x_0| < R$$

（2）间接法：根据幂级数展开的唯一性，利用已知函数的展开式，通过线性运算法则、变量代换、恒等变形、逐项求导或逐项积分等方法间接地求得幂级数的展开式。

3. 常用已知函数的幂级数展开式

（1）$e^x = \sum_{n=0}^{\infty} \frac{x^n}{n!} = 1 + x + \frac{x^2}{2!} + \cdots + \frac{x^n}{n!} + \cdots, x \in (-\infty, \infty)$.

（2）$\sin x = \sum_{n=0}^{\infty} \frac{(-1)^n}{(2n+1)!} x^{2n+1} = x - \frac{x^3}{3!} + \cdots + \frac{(-1)^n}{(2n+1)!} x^{2n+1} + \cdots, x \in (-\infty, \infty)$.

（3）$\cos x = \sum_{n=0}^{\infty} \frac{(-1)^n}{(2n)!} x^{2n} = 1 - \frac{x^2}{2!} + \cdots + \frac{(-1)^n}{(2n)!} x^{2n} + \cdots, x \in (-\infty, \infty)$.

（4）$\ln(1+x) = \sum_{n=0}^{\infty} \frac{(-1)^n}{n+1} x^{n+1} = x - \frac{x^2}{2} + \cdots + \frac{(-1)^n}{n+1} x^{n+1} + \cdots, x \in (-1, 1]$.

（5）$(1+x)^\alpha = 1 + \alpha x + \frac{\alpha(\alpha-1)}{2!} x^2 + \cdots + \frac{\alpha(\alpha-1)\cdots(\alpha-n+1)}{n!} x^n + \cdots, x \in (-1, 1)$.

（6）$\frac{1}{1-x} = \sum_{n=0}^{\infty} x^n = 1 + x + x^2 + \cdots + x^n + \cdots, x \in (-1, 1)$.

（7）$\frac{1}{1+x} = \sum_{n=0}^{\infty} (-x)^n = 1 - x + x^2 - \cdots + (-x)^n + \cdots, x \in (-1, 1)$.

【典型例题】

例1 用比较判别法或其极限形式判别下列级数的敛散性.

(1) $\sum_{n=1}^{\infty} \dfrac{3}{n^2-\sqrt{n}}$;   (2) $\sum_{n=1}^{\infty} \dfrac{3^n}{5^n-2^n}$;

(3) $\sum_{n=1}^{\infty} \sin \dfrac{1}{n}$;   (4) $\sum_{n=1}^{\infty} \left(1-\cos \dfrac{1}{n}\right)$.

解 (1) 因

$$\lim_{n \to \infty} \dfrac{\dfrac{3}{n^2-\sqrt{n}}}{\dfrac{1}{n^2}} = \lim_{n \to \infty} \dfrac{3n^2}{n^2-\sqrt{n}} = 3$$

而级数 $\sum_{n=1}^{\infty} \dfrac{1}{n^2}$ 是收敛的 p 级数,故原级数收敛.

(2) 因

$$\lim_{n \to \infty} \dfrac{\dfrac{3^n}{5^n-2^n}}{\left(\dfrac{3}{5}\right)^n} = \lim_{n \to \infty} \dfrac{3^n}{5^n-2^n} \cdot \dfrac{5^n}{3^n} = 1$$

而级数 $\sum_{n=1}^{\infty} \left(\dfrac{3}{5}\right)^n$ 是收敛的等比级数,故原级数收敛.

(3) 因

$$\lim_{n \to \infty} \dfrac{\sin \dfrac{1}{n}}{\dfrac{1}{n}} = 1$$

而调和级数 $\sum_{n=1}^{\infty} \dfrac{1}{n}$ 发散,故原级数发散.

(4) 因

$$\lim_{n \to \infty} \dfrac{1-\cos \dfrac{1}{n}}{\dfrac{1}{n^2}} = \dfrac{1}{2}$$

而级数 $\sum_{n=1}^{\infty} \dfrac{1}{n^2}$ 是收敛的 p 级数,故原级数收敛.

例 2 利用比值判别法判别下列级数的敛散性.

(1) $\sum_{n=1}^{\infty} \dfrac{(n+1)!}{2^n}$;   (2) $\sum_{n=1}^{\infty} \dfrac{1 \cdot 3 \cdot 5 \cdot \cdots \cdot (2n-1)}{3^n \cdot n!}$;

(3) $\sum_{n=1}^{\infty} \frac{10^n}{n!}$.

解 (1) 因

$$\lim_{n\to\infty} \frac{\frac{(n+2)!}{2^{n+1}}}{\frac{(n+1)!}{2^n}} = \lim_{n\to\infty} \frac{(n+2)!}{2^{n+1}} \cdot \frac{2^n}{(n+1)!} = \lim_{n\to\infty} \frac{n+2}{2} = \infty$$

故原级数发散.

(2) 因

$$\lim_{n\to\infty} \frac{\frac{1\cdot 3\cdot 5\cdot\cdots\cdot(2n-1)\cdot(2n+1)}{3^{n+1}\cdot(n+1)!}}{\frac{1\cdot 3\cdot 5\cdot\cdots\cdot(2n-1)}{3^n\cdot n!}}$$

$$= \lim_{n\to\infty} \frac{2n+1}{3(n+1)} = \frac{2}{3} < 1$$

故原级数收敛.

(3) 因

$$\lim_{n\to\infty} \frac{\frac{10^{n+1}}{(n+1)!}}{\frac{10^n}{n!}} = \lim_{n\to\infty} \frac{10^{n+1}}{(n+1)!} \cdot \frac{n!}{10^n} = 0 < 1$$

故原级数收敛.

例 3 利用根值判别法判别下列级数的敛散性.

(1) $\sum_{n=1}^{\infty} \frac{2+(-1)^n}{2^n}$; (2) $\sum_{n=1}^{\infty} \frac{1}{[\ln(1+n)]^n}$.

解 (1) 因

$$\lim_{n\to\infty} \sqrt[n]{u_n} = \lim_{n\to\infty} \frac{1}{2} \sqrt[n]{2+(-1)^n}$$

$$= \lim_{n\to\infty} \frac{1}{2} e^{\frac{1}{n}\ln[2+(-1)^n]} = \frac{1}{2} < 1$$

故原级数收敛.

(2) 因

$$\lim_{n\to\infty} \sqrt[n]{u_n} = \lim_{n\to\infty} \sqrt[n]{\frac{1}{[\ln(1+n)]^n}} = \lim_{n\to\infty} \frac{1}{\ln(1+n)} = 0 < 1$$

故原级数收敛.

例 4 判定下列级数的敛散性,如果是收敛的,判定是绝对收敛还是条件收敛.

(1) $\sum\limits_{n=1}^{\infty}(-1)^{n-1}\dfrac{1}{n^2}$;　　(2) $\sum\limits_{n=1}^{\infty}(-1)^{n+1}\dfrac{n}{n+1}$;

(3) $\sum\limits_{n=1}^{\infty}\dfrac{1}{2^n}\sin\dfrac{n\pi}{7}$.

解 (1) 因级数
$$\sum_{n=1}^{\infty}\left|(-1)^{n-1}\dfrac{1}{n^2}\right|=\sum_{n=1}^{\infty}\dfrac{1}{n^2}$$
收敛,所以原级数绝对收敛.

(2) 因 $\lim\limits_{n\to\infty}(-1)^{n+1}\dfrac{n}{n+1}$ 不存在,故原级数发散.

(3) $\left|\dfrac{1}{2^n}\sin\dfrac{n\pi}{7}\right|\leqslant\dfrac{1}{2^n}$,而级数 $\sum\limits_{n=1}^{\infty}\dfrac{1}{2^n}$ 是收敛的等比级数,故根据比较判别法可知,级数 $\sum\limits_{n=1}^{\infty}\left|\dfrac{1}{2^n}\sin\dfrac{n\pi}{7}\right|$ 收敛,故原级数绝对收敛.

例 5 求下列幂级数的收敛半径和收敛域.

(1) $\sum\limits_{n=1}^{\infty}(-1)^{n-1}\dfrac{x^n}{n}$;　　(2) $\sum\limits_{n=0}^{\infty}\dfrac{x^n}{n!}$;

(3) $\sum\limits_{n=0}^{\infty}n!x^n$;　　(4) $\sum\limits_{n=1}^{\infty}\dfrac{2^n}{n^2+1}x^n$.

解 (1) 因
$$\rho=\lim_{n\to\infty}\left|\dfrac{a_{n+1}}{a_n}\right|=\lim_{n\to\infty}\dfrac{\dfrac{1}{n+1}}{\dfrac{1}{n}}=1$$

所以收敛半径 $R=\dfrac{1}{\rho}=1$,故收敛区间为 $(-1,1)$. 又当 $x=-1$ 时,原级数即为 $\sum\limits_{n=1}^{\infty}\left(-\dfrac{1}{n}\right)$,发散;当 $x=1$ 时,原级数即为 $\sum\limits_{n=1}^{\infty}(-1)^{n-1}\dfrac{1}{n}$,收敛,故原级数的收敛域为 $(-1,1]$.

(2) 因

$$\rho = \lim_{n\to\infty}\left|\frac{a_{n+1}}{a_n}\right| = \lim_{n\to\infty}\frac{\frac{1}{(n+1)!}}{\frac{1}{n!}} = \lim_{n\to\infty}\frac{1}{n+1} = 0$$

所以收敛半径 $R=+\infty$,故级数的收敛域为 $(-\infty,+\infty)$.

(3) 因

$$\rho = \lim_{n\to\infty}\left|\frac{a_{n+1}}{a_n}\right| = \lim_{n\to\infty}\frac{(n+1)!}{n!} = +\infty$$

所以收敛半径 $R=0$,即级数仅在点 $x=0$ 处收敛.

(4) 因

$$\rho = \lim_{n\to\infty}\left|\frac{a_{n+1}}{a_n}\right| = \lim_{n\to\infty}\frac{\frac{2^{n+1}}{(n+1)^2+1}}{\frac{2^n}{n^2+1}}$$

$$= \lim_{n\to\infty}\frac{2(n^2+1)}{(n+1)^2+1} = 2$$

所以收敛半径 $R=\frac{1}{\rho}=\frac{1}{2}$,故收敛区间为 $\left(-\frac{1}{2},\frac{1}{2}\right)$. 又当 $x=-\frac{1}{2}$ 时,原级数即为 $\sum_{n=1}^{\infty}\frac{(-1)^n}{n^2+1}$,收敛;当 $x=\frac{1}{2}$ 时,原级数即为 $\sum_{n=1}^{\infty}\frac{1}{n^2+1}$,收敛,故原级数的收敛域为 $\left[-\frac{1}{2},\frac{1}{2}\right]$.

例 6 求下列幂级数的收敛域.

(1) $\sum_{n=1}^{\infty}\frac{(x-1)^n}{n\cdot 2^n}$; (2) $\sum_{n=1}^{\infty}(-1)^n\frac{x^{2n+1}}{2n+1}$.

解 (1) 因该级数不符合定理 5.8 中 $\sum_{n=0}^{\infty}a_n x^n$ 的级数形式,所以用比值判别法. 令

$$\lim_{n\to\infty}\left|\frac{\frac{(x-1)^{n+1}}{(n+1)\cdot 2^{n+1}}}{\frac{(x-1)^n}{n\cdot 2^n}}\right| = \frac{|x-1|}{2} < 1$$

则 $|x-1|<2$,故当 $-1<x<3$ 时级数收敛,当 $x<-1$ 或 $x>3$ 时级数发散. 当 $x=-1$ 时,原级数即为 $\sum_{n=1}^{\infty}\frac{(-1)^n}{n}$,收敛;当 $x=3$ 时,原

级数即为 $\sum_{n=1}^{\infty} \dfrac{1}{n}$,发散.因此原级数的收敛域为 $[-1,3)$.

(2) 原级数缺少偶数次幂,不符合定理 5.8 中的级数形式,所以用比值判别法.令

$$\lim_{n\to\infty}\left|\dfrac{(-1)^{n+1}\dfrac{x^{2n+3}}{2n+3}}{(-1)^n\dfrac{x^{2n+1}}{2n+1}}\right|=x^2<1$$

则当 $-<x<1$ 时级数收敛,当 $x<-1$ 或 $x>1$ 时级数发散.当 $x=-1$ 时,原级数即为 $\sum_{n=1}^{\infty}(-1)^{n+1}\dfrac{1}{2n+1}$,收敛;当 $x=1$ 时,原级数即为 $\sum_{n=1}^{\infty}(-1)^n\dfrac{1}{2n+1}$,也收敛.因此原级数的收敛域为 $[-1,1]$.

例 7 求下列幂级数的和函数.

(1) $\sum_{n=1}^{\infty}(-1)^{n-1}\dfrac{x^{2n-1}}{2n-1}$; (2) $\sum_{n=1}^{\infty}\dfrac{1}{n(n+1)}x^{n+1}$

解 (1) 先求幂级数的收敛域.令

$$\lim_{n\to\infty}\left|\dfrac{(-1)^n\dfrac{x^{2n+1}}{2n+1}}{(-1)^{n-1}\dfrac{x^{2n-1}}{2n-1}}\right|=x^2<1$$

可得收敛区间为 $(-1,1)$.当 $x=-1$ 时,原级数即为 $\sum_{n=1}^{\infty}(-1)^n\dfrac{1}{2n-1}$,收敛;当 $x=1$ 时,原级数即为 $\sum_{n=1}^{\infty}(-1)^{n-1}\dfrac{1}{2n-1}$,也收敛.因此原级数的收敛域为 $[-1,1]$.

再求和函数.设和函数

$$s(x)=\sum_{n=1}^{\infty}(-1)^{n-1}\dfrac{x^{2n-1}}{2n-1}$$

则

$$s'(x)=\sum_{n=1}^{\infty}(-1)^{n-1}x^{2n-2}$$
$$=1-x^2+x^4-\cdots+(-1)^{n-1}x^{2n-2}+\cdots=\dfrac{1}{1+x^2}$$

故
$$s(x) = \int_0^x \frac{1}{1+x^2}\mathrm{d}x = [\arctan x]_0^x = \arctan x, \quad x \in [-1,1]$$

(2) 先求幂级数的收敛域. 令
$$\lim_{n\to\infty} \left|\frac{\frac{1}{(n+1)(n+2)}x^{n+2}}{\frac{1}{n(n+1)}x^{n+1}}\right| = |x| < 1$$

得收敛区间为 $(-1,1)$. 当 $x=-1$ 时, 原级数为 $\sum_{n=1}^{\infty} (-1)^{n+1} \frac{1}{n(n+1)}$, 收敛; 当 $x=1$ 时, 原级数即为 $\sum_{n=1}^{\infty} \frac{1}{n(n+1)}$, 也收敛. 因此原级数的收敛域为 $[-1,1]$.

再求和函数. 设和函数
$$s(x) = \sum_{n=1}^{\infty} \frac{1}{n(n+1)} x^{n+1}, \quad x \in (-1,1)$$

则
$$s'(x) = \left[\sum_{n=1}^{\infty} \frac{1}{n(n+1)} x^{n+1}\right]'$$
$$= \sum_{n=1}^{\infty} \left[\frac{1}{n(n+1)} x^{n+1}\right]' = \sum_{n=1}^{\infty} \frac{1}{n} x^n$$
$$s''(x) = \left(\sum_{n=1}^{\infty} \frac{1}{n} x^n\right)' = \sum_{n=1}^{\infty} \left(\frac{1}{n} x^n\right)' = \sum_{n=1}^{\infty} x^{n-1} = \frac{1}{1-x}$$

故
$$s'(x) = \int_0^x \frac{1}{1-x}\mathrm{d}x = [-\ln(1-x)]_0^x = -\ln(1-x)$$
$$s(x) = \int_0^x [-\ln(1-x)]\mathrm{d}x$$
$$= (1-x)\ln(1-x) + x, \quad x \in [-1,1)$$

当 $x=1$ 时, 原级数即为 $\sum_{n=1}^{\infty} \frac{1}{n(n+1)}$, 令
$$s_n = \frac{1}{1\cdot 2} + \frac{1}{2\cdot 3} + \cdots + \frac{1}{n(n+1)}$$

则
$$s_n = 1 - \frac{1}{2} + \frac{1}{2} - \frac{1}{3} + \frac{1}{3} - \frac{1}{4} + \cdots + \frac{1}{n} - \frac{1}{n+1} = 1 - \frac{1}{n+1}$$
所以
$$s(1) = \lim_{n \to \infty} s_n = \lim_{n \to \infty}\left(1 - \frac{1}{n+1}\right) = 1$$
故原幂级数的和函数为
$$s(x) = \begin{cases} 1, & x = 1 \\ (1-x)\ln(1-x) + x, & -1 < x < 1 \end{cases}$$

例 8 将函数 $f(x) = \dfrac{1}{x^2 - 3x + 2}$ 展开成关于 x 的幂级数.

解 因
$$f(x) = \frac{1}{(x-1)(x-2)} = -\left(\frac{1}{x-1} - \frac{1}{x-2}\right)$$
$$= \frac{1}{1-x} - \frac{1}{2\left(1 - \dfrac{x}{2}\right)}$$

而
$$\frac{1}{1-x} = \sum_{n=0}^{\infty} x^n, \quad |x| < 1$$
$$\frac{1}{1-\dfrac{x}{2}} = \sum_{n=0}^{\infty} \left(\frac{x}{2}\right)^n, \quad \left|\frac{x}{2}\right| < 1, \text{即} |x| < 2$$

所以
$$f(x) = \sum_{n=0}^{\infty} x^n - \frac{1}{2} \sum_{n=0}^{\infty} \frac{1}{2^n} x^n = \sum_{n=0}^{\infty} \left(1 - \frac{1}{2^{n+1}}\right) x^n, \quad |x| < 1$$

例 9 求 $\sqrt[3]{e}$ 的近似值,使误差小于 0.0001.

解 因
$$e^x = 1 + x + \frac{x^2}{2!} + \cdots + \frac{x^n}{n!} + \cdots, \quad x \in (-\infty, \infty)$$
故
$$e^{\frac{1}{3}} = 1 + \frac{1}{3} + \frac{1}{2!}\left(\frac{1}{3}\right)^2 + \cdots + \frac{1}{n!}\left(\frac{1}{3}\right)^n + \cdots$$

$$r_n = \frac{1}{n!}\left(\frac{1}{3}\right)^n + \frac{1}{(n+1)!}\left(\frac{1}{3}\right)^{n+1} + \cdots$$

$$\leq \frac{1}{n!}\left(\frac{1}{3}\right)^n \left[1 + \frac{1}{3} + \left(\frac{1}{3}\right)^2 + \cdots\right] \quad (\text{放大成等比级数})$$

$$= \frac{1}{n!}\left(\frac{1}{3}\right)^n \frac{1}{1-\frac{1}{3}} = \frac{1}{n!}\left(\frac{1}{3}\right)^n \frac{3}{2} < 0.0001$$

当 $n=5$ 时,有

$$r_5 \leq \frac{1}{5!}\left(\frac{1}{3}\right)^5 \frac{3}{2} = \frac{1}{120} \cdot \frac{1}{162} = \frac{1}{19\,440} < 0.0001$$

所以

$$e^{\frac{1}{3}} \approx 1 + \frac{1}{3} + \frac{1}{18} + \frac{1}{162} + \frac{1}{1\,944} \approx 1.39557 \approx 1.3956$$

【习题参考答案】

1. (1) $\dfrac{1+1}{1+1^2} + \dfrac{1+2}{1+2^2} + \dfrac{1+3}{1+3^2} + \dfrac{1+4}{1+4^2} + \dfrac{1+5}{1+5^2} + \cdots$

$\quad = 1 + \dfrac{3}{5} + \dfrac{2}{5} + \dfrac{5}{17} + \dfrac{3}{13} + \cdots.$

(2) $\dfrac{1}{2} + \dfrac{3}{8} + \dfrac{15}{48} + \dfrac{105}{384} + \dfrac{1 \cdot 3 \cdot 5 \cdot 7 \cdot 9}{2 \cdot 4 \cdot 6 \cdot 8 \cdot 10} + \cdots.$

2. (1) $u_n = \dfrac{1}{2n-1}, n = 1, 2, 3, \cdots.$

(2) $u_n = (-1)^n \dfrac{n+2}{n!}, n = 1, 2, 3, \cdots.$

(3) $u_n = (-1)^{n+1} \dfrac{1 \cdot 3 \cdot 5 \cdots (2n-1)}{2 \cdot 4 \cdot 6 \cdots (2n)}$

$\quad = (-1)^{n+1} \dfrac{(2n-1)!!}{(2n)!!}, n = 1, 2, 3, \cdots.$

(4) $u_n = \dfrac{x^{\frac{n}{2}}}{2 \cdot 4 \cdot 6 \cdots (2n)} = \dfrac{x^{\frac{n}{2}}}{(2n)!!}, n = 1, 2, 3, \cdots.$

(5) $u_n = \dfrac{2^n}{n^2+1} x^n, n = 1, 2, 3, \cdots.$

(6) $u_n = \dfrac{n}{n^2+1} x^{n-1}, n = 1, 2, 3, \cdots.$

3. (1)
$$u_n = \frac{1}{(2n-1)(2n+1)} = \frac{1}{2}\left(\frac{1}{2n-1} - \frac{1}{2n+1}\right)$$
$$s_n = u_1 + u_2 + \cdots + u_n$$
$$= \frac{1}{2}\left(1 - \frac{1}{3}\right) + \frac{1}{2}\left(\frac{1}{3} - \frac{1}{5}\right) + \cdots + \frac{1}{2}\left(\frac{1}{2n-1} - \frac{1}{2n+1}\right)$$
$$= \frac{1}{2}\left(1 - \frac{1}{2n+1}\right)$$
$$\lim_{n\to\infty} s_n = \lim_{n\to\infty} \frac{1}{2}\left(1 - \frac{1}{2n+1}\right) = \frac{1}{2}$$

所以 $\sum_{n=1}^{\infty} \frac{1}{(2n-1)(2n+1)}$ 收敛,其和为 $s = \frac{1}{2}$.

(2) 因为 $u_n = \frac{3^n}{2^n}$ 且 $\lim_{n\to\infty} u_n = +\infty$, $\sum_{n=1}^{\infty} \frac{3^n}{2^n}$ 发散.

(3)
$$s_n = u_1 + u_2 + \cdots + u_n$$
$$= (\sqrt{1+1} - \sqrt{1}) + (\sqrt{2+1} - \sqrt{2}) + \cdots + (\sqrt{n+1} - \sqrt{n})$$
$$= \sqrt{n+1} - \sqrt{1}$$

因为 $\lim_{n\to\infty} s_n = \lim_{n\to\infty}(\sqrt{n+1} - \sqrt{1}) = +\infty$, 所以原级数发散.

4. (1) 此为等比级数,因公比 $q = -\frac{8}{9}$, 且 $|q| < 1$, 故此级数收敛于
$$\frac{1}{1-q} = \frac{1}{1+\frac{8}{9}} = \frac{9}{17}$$

(2) $u_n = \frac{1}{\sqrt[n]{3}}$, $\lim_{n\to\infty} u_n = 1$, 级数 $\sum_{n=1}^{\infty} \frac{1}{\sqrt[n]{3}}$ 发散.

(3) 此为等比级数,因公比 $q = \sin 1$, 且 $|q| < 1$, 故此级数收敛于
$$\frac{1}{1-q} = \frac{1}{1-\sin 1}$$

(4) 因为 $\sum_{n=1}^{\infty} \frac{\ln^n 2}{2^n}$, $\sum_{n=1}^{\infty} \frac{1}{3^n}$ 均为等比级数且公比分别为
$$|q_1| = \frac{\ln 2}{2} < 1, \quad |q_2| = \frac{1}{3} < 1$$

所以 $\sum_{n=1}^{\infty} \frac{\ln^n 2}{2^n}$ 和 $\sum_{n=1}^{\infty} \frac{1}{3^n}$ 均收敛,故原级数 $\sum_{n=1}^{\infty}\left(\frac{\ln^n 2}{2^n} + \frac{1}{3^n}\right)$ 收敛.

5. (1)
$$u_n = \frac{1}{n(n+1)(n+2)} = \frac{1}{2}\left(\frac{1}{n} - \frac{2}{n+1} + \frac{1}{n+2}\right)$$

$$s_n = \frac{1}{2}\left(1 - \frac{2}{2} + \frac{1}{3}\right) + \frac{1}{2}\left(\frac{1}{2} - \frac{2}{3} + \frac{1}{4}\right) + \frac{1}{2}\left(\frac{1}{3} - \frac{2}{4} + \frac{1}{5}\right) + \cdots$$
$$+ \frac{1}{2}\left(\frac{1}{n} - \frac{2}{n+1} + \frac{1}{n+2}\right)$$
$$= \frac{1}{2}\left(1 - \frac{2}{2} + \frac{1}{2} + \frac{1}{n+1} - \frac{2}{n+1} + \frac{1}{n+2}\right) = \frac{1}{2}\left(\frac{1}{2} - \frac{1}{n+1} + \frac{1}{n+2}\right)$$

故 $s = \lim\limits_{n\to\infty} s_n = \frac{1}{4}$.

(2)
$$s_n = \frac{1}{3} + \frac{2}{3^2} + \frac{3}{3^3} + \cdots + \frac{n}{3^n}$$
$$3s_n = 1 + \frac{2}{3} + \frac{3}{3^2} + \frac{4}{3^3} + \cdots + \frac{n}{3^{n-1}}$$

上两式相减
$$2s_n = 1 + \frac{1}{3} + \frac{1}{3^2} + \cdots + \frac{1}{3^{n-1}} - \frac{n}{3^n} = \frac{1 - \frac{1}{3^n}}{1 - \frac{1}{3}} - \frac{n}{3^n}$$

故 $\sum\limits_{n=1}^{\infty} \frac{n}{3^n} = \lim\limits_{n\to\infty} s_n = \frac{1}{2} \lim\limits_{n\to\infty}\left[\frac{1 - \frac{1}{3^n}}{1 - \frac{1}{3}} - \frac{n}{3^n}\right] = \frac{3}{4}$.

6. 证明：设其 n 项部分和数列为 $\{\delta_n\}$，则可设 $\lim\limits_{n\to\infty} \delta_n = A$. 即
$$\delta_n = 2(u_2 - u_1) + 3(u_3 - u_2) + \cdots + (n+1)(u_{n+1} - u_n)$$
$$= -u_1 - s_n + (n+1)u_{n+1}$$

其中 s_n 是 $\sum\limits_{n=2}^{\infty} u_n$ 的第 n 项部分和，则
$$s_n = -u_1 - \delta_n + (n+1)u_{n+1}$$
$$\lim\limits_{n\to\infty} s_n = -u_1 - \lim\limits_{n\to\infty} \delta_n + \lim\limits_{n\to\infty}(n+1)u_{n+1}$$

故级数 $\sum\limits_{n=2}^{\infty} u_n$ 收敛，其和为 $-u_1 - A$.

7. (1) 解法 1 $u_n = \frac{1+n}{1+n^2} \sim \frac{1}{n}$，而 $\sum\limits_{n=1}^{\infty} \frac{1}{n}$ 发散，所以 $\sum\limits_{n=1}^{\infty} \frac{1+n}{1+n^2}$ 发散.

解法 2 $u_n = \frac{1+n}{1+n^2} > \frac{1+n}{n+n^2} = \frac{1}{n}(n \geqslant 2)$，而 $\sum\limits_{n=1}^{\infty} \frac{1}{n}$ 发散，所以 $\sum\limits_{n=1}^{\infty} \frac{1+n}{1+n^2}$ 发散.

(2) $\lim\limits_{n\to\infty}\left[\frac{1}{(n+1)(n+4)} \Big/ \frac{1}{n^2}\right] = 1$，而 $\sum\limits_{n=1}^{\infty} \frac{1}{n^2}$ 收敛，所以 $\sum\limits_{n=1}^{\infty} \frac{1}{(n+1)(n+4)}$

第5章 无穷级数

收敛.

(3) $\lim\limits_{n\to\infty}\left(\sin\dfrac{\pi}{2^n}\Big/\dfrac{\pi}{2^n}\right)=1$,而 $\sum\limits_{n=1}^{\infty}\dfrac{\pi}{2^n}$ 收敛,所以 $\sum\limits_{n=1}^{\infty}\sin\dfrac{\pi}{2^n}$ 收敛.

(4) $\lim\limits_{n\to\infty}\dfrac{\dfrac{1}{\sqrt{4n^2-1}}}{\dfrac{1}{n}}=\lim\limits_{n\to\infty}\dfrac{n}{\sqrt{4n^2-1}}=\dfrac{1}{2}$,而调和级数 $\sum\limits_{n=1}^{\infty}\dfrac{1}{n}$ 发散,故原级数发散.

(5) 解法 1 $\lim\limits_{n\to\infty}\left[\dfrac{1}{\ln(1+n)}\Big/\dfrac{1}{n}\right]=\lim\limits_{n\to\infty}\dfrac{n}{\ln(1+n)}=\lim\limits_{x\to\infty}\dfrac{x}{\ln(1+x)}=+\infty$,

而 $\sum\limits_{n=1}^{\infty}\dfrac{1}{n}$ 发散,所以 $\sum\limits_{n=1}^{\infty}\dfrac{n}{\ln(1+n)}$ 发散.

解法 2 $u_n=\dfrac{1}{\ln(1+n)}>\dfrac{1}{n+1}$,而 $\sum\limits_{n=1}^{\infty}\dfrac{1}{n}$ 发散,所以 $\sum\limits_{n=1}^{\infty}\dfrac{n}{\ln(1+n)}$ 发散.

8. (1) $\lim\limits_{n\to\infty}\dfrac{u_{n+1}}{u_n}=\lim\limits_{n\to\infty}\dfrac{\dfrac{3^{n+1}}{(n+1)\cdot 2^{n+1}}}{\dfrac{3^n}{n\cdot 2^n}}=\lim\limits_{n\to\infty}\dfrac{3n}{(n+1)\cdot 2}=\dfrac{3}{2}>1$,所以 $\sum\limits_{n=1}^{\infty}\dfrac{3^n}{n\cdot 2^n}$ 发散.

(2) $\lim\limits_{n\to\infty}\dfrac{u_{n+1}}{u_n}=\lim\limits_{n\to\infty}\dfrac{\dfrac{5^n}{(n+1)!}}{\dfrac{5^{n-1}}{n!}}=\lim\limits_{n\to\infty}\dfrac{5}{n+1}=0<1$,所以级数收敛.

(3) $\lim\limits_{n\to\infty}\dfrac{u_{n+1}}{u_n}=\lim\limits_{n\to\infty}\dfrac{\dfrac{2^{n+1}\cdot(n+1)!}{(n+1)^{n+1}}}{\dfrac{2^n\cdot n!}{n^n}}=\lim\limits_{n\to\infty}\dfrac{2}{\left(1+\dfrac{1}{n}\right)^n}=\dfrac{2}{e}<1$,所以级数收敛.

(4) $\lim\limits_{n\to\infty}\dfrac{u_{n+1}}{u_n}=\lim\limits_{n\to\infty}\dfrac{2^{2n-1}(2n-1)}{2^{2n+1}(2n+1)}=\dfrac{1}{4}$,所以级数收敛.

(5) $\lim\limits_{n\to\infty}\dfrac{u_{n+1}}{u_n}=\lim\limits_{n\to\infty}\dfrac{[(n+1)!]^2}{[2(n+1)]!}\cdot\dfrac{(2n)!}{(n!)^2}=\lim\limits_{n\to\infty}\dfrac{(n+1)^2}{(2n+2)(2n+1)}=\dfrac{1}{4}$,所以级数收敛.

9. (1) $\lim\limits_{n\to\infty}\sqrt[n]{u_n}=\lim\limits_{n\to\infty}\sqrt[n]{\left(\dfrac{n}{2n+1}\right)^n}=\lim\limits_{n\to\infty}\dfrac{n}{2n+1}=\dfrac{1}{2}<1$,所以 $\sum\limits_{n=1}^{\infty}\left(\dfrac{n}{2n+1}\right)^n$ 收敛.

(2) $\lim\limits_{n\to\infty}\sqrt[n]{u_n}=\lim\limits_{n\to\infty}\sqrt[n]{\left(\dfrac{n}{3n-1}\right)^{2n-1}}=\lim\limits_{n\to\infty}\left(\dfrac{n}{3n-1}\right)^{\frac{2n-1}{n}}=\dfrac{1}{9}<1$,故

$\sum\limits_{n=1}^{\infty} \left(\dfrac{n}{3n-1}\right)^{2n-1}$ 收敛.

(3) $\lim\limits_{n\to\infty}\sqrt[n]{u_n} = \lim\limits_{n\to\infty}\sqrt[n]{\dfrac{3^n}{\left(\dfrac{n+1}{n}\right)^{n^2}}} = \lim\limits_{n\to\infty}\dfrac{3}{\left(1+\dfrac{1}{n}\right)^n} = \dfrac{3}{e} > 1$,所以

$\sum\limits_{n=1}^{\infty} \dfrac{3^n}{\left(\dfrac{n+1}{n}\right)^{n^2}}$ 发散.

(4) $\lim\limits_{n\to\infty}\sqrt[n]{u_n} = \lim\limits_{n\to\infty}\dfrac{b}{a_n} = \dfrac{b}{a}$,当 $\dfrac{b}{a} < 1$ 时,级数 $\sum\limits_{n=1}^{\infty}\left(\dfrac{b}{a_n}\right)^n$ 收敛;当 $\dfrac{b}{a} > 1$ 时,级数 $\sum\limits_{n=1}^{\infty}\left(\dfrac{b}{a_n}\right)^n$ 发散;当 $\dfrac{b}{a} = 1$ 时,不能判别级数 $\sum\limits_{n=1}^{\infty}\left(\dfrac{b}{a_n}\right)^n$ 的敛散性.

10. 证明:(1) $|a_n b_n| \leqslant \dfrac{1}{2}(a_n^2 + b_n^2)$,所以 $\sum\limits_{n=1}^{\infty}|a_n b_n|$ 收敛.

(2) $(a_n + b_n)^2 = a_n^2 + 2|a_n b_n| + b_n^2$,所以 $\sum\limits_{n=1}^{\infty}(a_n + b_n)^2$ 收敛.

(3) 在(1)中取 $b_n = \dfrac{1}{n}$,得 $\sum\limits_{n=1}^{\infty}\dfrac{|a_n|}{n}$ 收敛.

11.
$$u_n = \dfrac{\sqrt{n+2}-\sqrt{n-2}}{n^a} = \dfrac{\sqrt{n+2}-\sqrt{n-2}}{n^a}\cdot\dfrac{\sqrt{n+2}+\sqrt{n-2}}{\sqrt{n+2}+\sqrt{n-2}}$$
$$= \dfrac{4}{n^a}\cdot\dfrac{1}{\sqrt{n+2}+\sqrt{n-2}} \sim \dfrac{4}{n^{a+\frac{1}{2}}}$$

当 $a+\dfrac{1}{2} > 1$,即 $a > \dfrac{1}{2}$ 时,级数 $\sum\limits_{n=1}^{\infty}\dfrac{\sqrt{n+2}-\sqrt{n-2}}{n^a}$ 收敛;当 $a+\dfrac{1}{2} \leqslant 1$,即 $a \leqslant \dfrac{1}{2}$ 时,级数 $\sum\limits_{n=1}^{\infty}\dfrac{\sqrt{n+2}-\sqrt{n-2}}{n^a}$ 发散.

12. (1) $u_n = \dfrac{1}{\sqrt{n}} > \dfrac{1}{\sqrt{n+1}} = u_{n+1}$ 且 $\lim\limits_{n\to\infty}u_n = \dfrac{1}{\sqrt{n}} = 0$,所以原级数条件收敛.

(2) $u_n = \dfrac{(-1)^{n-1}}{3\cdot 2^n}$,因 $\sum\limits_{n=1}^{\infty}|u_n| = \sum\limits_{n=1}^{\infty}\dfrac{1}{3\cdot 2^n}$ 是公比 $q = \dfrac{1}{2}(|q|<1)$ 的等比数列,故收敛,从而原级数绝对收敛.

(3) $u_n = \dfrac{1}{\ln(n+1)}$. 因为 $u_n \geqslant u_{n+1}$,并且 $\lim\limits_{n\to\infty}u_n = 0$,所以此级数收敛. 又因为 $\dfrac{1}{\ln(n+1)} \geqslant \dfrac{1}{n+1}$ 发散,故级数 $\sum\limits_{n=1}^{\infty}|(-1)^{n-1}u_n| = \sum\limits_{n=1}^{\infty}\dfrac{1}{\ln(n+1)}$ 发散,从而原级数是条件收敛的.

第5章 无穷级数

(4) $\left|\dfrac{\sin na}{(n+1)^2}\right| \leqslant \dfrac{1}{(n+1)^2}$ 且 $\sum\limits_{n=0}^{\infty}\dfrac{1}{(n+1)^2}$ 收敛,所以原级数绝对收敛.

13. $\sin\left(n\pi+\dfrac{1}{\ln n}\right) = \sin n\pi\cos\dfrac{1}{\ln n} + \cos n\pi\sin\dfrac{1}{\ln n} = (-1)^n\sin\dfrac{1}{\ln n}$ 且 $\lim\limits_{n\to\infty}\sin\dfrac{1}{\ln n} = 0$,原级数收敛. 又 $\sum\limits_{n=2}^{\infty}\sin\dfrac{1}{\ln n}$ 发散 $\left(\sin\dfrac{1}{\ln n}\sim\dfrac{1}{\ln n}>\dfrac{1}{n},n>2\right)$, 所以原级数条件收敛.

14. $\lim\limits_{n\to\infty}\dfrac{\dfrac{1}{[n+(-1)^n]^p}}{\dfrac{1}{n^p}} = \lim\limits_{n\to\infty}\dfrac{1}{\left[1+\dfrac{(-1)^n}{n}\right]^p} = 1$,所以当且仅当 $p>1$ 时, 原级数绝对收敛;当 $p\leqslant 1$ 时,由 $(1+x)^m$ 的麦克劳林公式

$$\dfrac{(-1)^{n-1}}{[n+(-1)^n]^p} = \dfrac{(-1)^{n-1}}{n^p}\cdot\dfrac{1}{\left[1+\dfrac{(-1)^n}{n}\right]^p}$$

$$= \dfrac{(-1)^{n-1}}{n^p}\left[1-p\dfrac{(-1)^n}{n}+o\left(\dfrac{1}{n}\right)\right]$$

$$= \dfrac{(-1)^{n-1}}{n^p} + \dfrac{p}{n^{p+1}} + \dfrac{(-1)^{n-1}}{n^p}\cdot o\left(\dfrac{1}{n}\right)$$

由 $\sum\limits_{n=1}^{\infty}\dfrac{(-1)^{n-1}}{n^p}$ $(p\leqslant 1)$ 条件收敛, $\sum\limits_{n=1}^{\infty}\dfrac{p}{n^{p+1}}$ $(p+1>1)$ 收敛, $\sum\limits_{n=1}^{\infty}\dfrac{(-1)^{n-1}}{n^p}\cdot o\left(\dfrac{1}{n}\right)$ $(p\leqslant 1)$ 绝对收敛,知原级数条件收敛.

15. (1) 因 $\lim\limits_{n\to\infty}\left|\dfrac{a_{n+1}}{a_n}\right| = \lim\limits_{n\to\infty}\dfrac{n+1}{n} = 1$,故收敛半径 $R = 1$. 因为当 $x = 1$ 时,幂级数成为 $\sum\limits_{n=1}^{\infty} n$,是发散的;当 $x = -1$ 时,幂级数成为 $\sum\limits_{n=1}^{\infty}(-1)^n n$,也是发散的,所以收敛域为 $(-1,1)$.

(2) $a_n = (-1)^{n-1}\dfrac{1}{n^2}, \rho = \lim\limits_{n\to\infty}\left|\dfrac{a_{n+1}}{a_n}\right| = \lim\limits_{n\to\infty}\left|\dfrac{1}{(n+1)^2}\cdot\dfrac{n^2}{1}\right| = \lim\limits_{n\to\infty}\left(\dfrac{n}{n+1}\right)^2 = 1$,故收敛半径 $R = 1$. 当 $x = \pm 1$ 时, $\sum\limits_{n=1}^{\infty}(-1)^{n-1}\dfrac{(\pm 1)^n}{n^2}$ 的绝对值级数为 $\sum\limits_{n=1}^{\infty}\dfrac{1}{n^2}$,显然 $\sum\limits_{n=1}^{\infty}\dfrac{1}{n^2}$ 收敛,从而幂级数在 $x = \pm 1$ 也收敛,收敛域为 $[-1,1]$.

(3)
$$R = \lim\limits_{n\to\infty}\left|\dfrac{a_n}{a_{n+1}}\right| = \lim\limits_{n\to\infty}\left|\dfrac{2^n}{n^2+1}\cdot\dfrac{(n+1)^2+1}{2^{n+1}}\right|$$

$$= \dfrac{1}{2}\lim\limits_{n\to\infty}\dfrac{(n+1)^2+1}{n^2+1} = \dfrac{1}{2}\cdot 1 = \dfrac{1}{2}$$

当 $x=\pm\frac{1}{2}$ 时,级数为 $\sum_{n=1}^{\infty}\frac{(\pm 1)^n}{n^2+1}$,它的绝对值级数为 $\sum_{n=1}^{\infty}\frac{1}{n^2+1}$ 是收敛的,从而幂级数在 $x=\pm\frac{1}{2}$ 也收敛,原幂级数的收敛域为 $\left[-\frac{1}{2},\frac{1}{2}\right]$.

(4) $R = \lim_{n\to\infty}\left|\frac{a_n}{a_{n+1}}\right| = \lim_{n\to\infty}\left|\frac{1}{n\cdot 3^n}\cdot\frac{(n+1)\cdot 3^{n+1}}{1}\right| = \lim_{n\to\infty}\left(3\cdot\frac{n}{n+1}\right) = 3$,

当 $x=3$ 时,级数为 $\sum_{n=1}^{\infty}\frac{1}{n}$ 是发散的;当 $x=-3$ 时,级数为 $\sum_{n=1}^{\infty}\frac{(-1)^n}{n}$ 是收敛的.所以原幂级数的收敛域为 $[-3,3)$.

(5)
$$R = \lim_{n\to\infty}\left|\frac{a_n}{a_{n+1}}\right| = \lim_{n\to\infty}\left|\frac{\ln(n+1)}{n+1}\cdot\frac{n+2}{\ln(n+2)}\right| = \lim_{n\to\infty}\left|\frac{n+2}{n+1}\cdot\frac{\ln(n+1)}{\ln(n+2)}\right|$$
$$= \lim_{n\to\infty}\frac{\ln(n+1)}{\ln(n+2)} = \lim_{x\to\infty}\frac{\ln(x+1)}{\ln(x+2)} = \lim_{x\to\infty}\frac{\frac{1}{x+1}}{\frac{1}{x+2}} = 1$$

当 $x=1$ 时,数项级数 $\sum_{n=1}^{\infty}\frac{\ln(n+1)}{n+1}$ 是发散的;当 $x=-1$ 时,数项级数 $\sum_{n=1}^{\infty}(-1)^{n+1}\frac{\ln(n+1)}{n+1}$ 是条件收敛的.故原幂级数的收敛域为 $[-1,1)$.

(6) 令 $y=x-5$,原级数变为 $\sum_{n=1}^{\infty}\frac{y^n}{\sqrt{n}}$,且 $R = \lim_{n\to\infty}\left|\frac{a_n}{a_{n+1}}\right| = \lim_{n\to\infty}\frac{1}{\sqrt{n}}\cdot\frac{\sqrt{n+1}}{1}$
$=1.$ 当 $y=1$ 时,数项级数 $\sum_{n=1}^{\infty}\frac{1}{\sqrt{n}}$ 发散;当 $y=-1$ 时,数项级数 $\sum_{n=1}^{\infty}\frac{(-1)^n}{\sqrt{n}}$ 条件收敛.故级数 $\sum_{n=1}^{\infty}\frac{y^n}{\sqrt{n}}$ 收敛域为 $-1\leqslant y<1$,即 $-1\leqslant x-5<1, 4\leqslant x<6$,原级数的收敛域为 $[4,6)$.

16. (1)
$$R = \lim_{n\to\infty}\left|\frac{a_n}{a_{n+1}}\right| = \lim_{n\to\infty}\frac{(n+1)^n}{n!}\bigg/\frac{(n+2)^{n+1}}{(n+1)!}$$
$$= \lim_{n\to\infty}\left(\frac{n+1}{n+2}\right)^{n+1} = \lim_{n\to\infty}\left(1-\frac{1}{n+2}\right)^{n+2} = \frac{1}{e}$$

(2)
$$\frac{|a_{n+1}|}{|a_n|} = \frac{1}{\sqrt[n+1]{(n+1)!}}\bigg/\frac{1}{\sqrt[n]{n!}} = \frac{\sqrt[n]{n!}}{\sqrt[n+1]{(n+1)!}} = \frac{\sqrt[n]{n!}}{\sqrt[n+1]{n!}}\cdot\frac{1}{\sqrt[n+1]{n+1}}$$
$$= (n!)^{\frac{1}{n(n+1)}}\frac{1}{\sqrt[n+1]{n+1}}$$

$$\frac{1}{\sqrt[n+1]{n+1}} = \frac{\sqrt[n]{n!}}{\sqrt[n]{n!}} \cdot \frac{1}{\sqrt[n+1]{n+1}} \leqslant \frac{|a_{n+1}|}{|a_n|}$$

$$\leqslant (n^{n+1})^{\frac{1}{n(n+1)}} \cdot \frac{1}{\sqrt[n+1]{n+1}} = n^{\frac{1}{n}} \cdot \frac{1}{\sqrt[n+1]{n+1}}$$

又 $\lim\limits_{n\to\infty} n^{\frac{1}{n}} = 1$, $\lim\limits_{n+1\to\infty}(n+1)^{\frac{1}{n+1}} = 1$, 即 $\lim\limits_{n\to\infty}\frac{|a_{n+1}|}{|a_n|} = 1$, 原级数收敛半径为 $R=1$.

17. (1) $\sum\limits_{n=1}^{\infty} nx^{n-1}$ 的收敛域为 $(-1,1)$, 则

$$\int_0^x \sum_{n=1}^{\infty} nt^{n-1}\mathrm{d}t = \sum_{n=1}^{\infty}\int_0^x nt^{n-1}\mathrm{d}t = \sum_{n=1}^{\infty} x^n = \frac{x}{1-x}$$

$$\sum_{n=1}^{\infty} nx^{n-1} = \left(\frac{x}{1-x}\right)' = \frac{1}{(1-x)^2}, \quad -1 < x < 1$$

(2) 级数的收敛域 $(-1,1)$, 则

$$\left(\sum_{n=1}^{\infty}\frac{x^{4n+1}}{4n+1}\right)' = \sum_{n=1}^{\infty}\left(\frac{x^{4n+1}}{4n+1}\right)' = \sum_{n=1}^{\infty} x^{4n} = \frac{x^4}{1-x^4}, \quad -1 < x < 1$$

$$\sum_{n=1}^{\infty}\frac{x^{4n+1}}{4n+1} = \int_0^x \frac{t^4}{1-t^4}\mathrm{d}t = \frac{1}{2}\arctan x - x + \frac{1}{4}\ln\frac{1+x}{1-x}, \quad |x| < 1$$

(3) $\dfrac{x}{(1-x)^2}$, $x \in (-1,1)$.

18. 设 $s(x) = \sum\limits_{n=1}^{\infty} n(n+1)x^n$, 其收敛域为 $(-1,1)$. 因为

$$\sum_{n=1}^{\infty} n(n+1)x^{n-1} = \left(\sum_{n=1}^{\infty} x^{n+1}\right)'' = \left(\frac{x^2}{1-x}\right)''$$

$$= \left[\frac{x}{(1-x)^2}\right]' = \frac{2}{(1-x)^3}, \quad -1 < x < 1$$

所以 $s(x) = x\sum\limits_{n=1}^{\infty} n(n+1)x^{n-1} = \dfrac{2x}{(1-x)^3}$, 故 $\sum\limits_{n=1}^{\infty}\dfrac{n(n+1)}{2^n} = s\left(\dfrac{1}{2}\right) = 8$.

19. 在定点 x_0 处

$$f^{(n)}(x_0) = \cos\left(x_0 + n \cdot \frac{\pi}{2}\right), \quad n = 0,1,2,\cdots$$

$$\cos x_0 + \cos\left(x_0 + \frac{\pi}{2}\right)(x - x_0) + \frac{\cos(x_0 + \pi)}{2!}(x - x_0)^2$$

$$+ \cdots + \frac{\cos\left(x_0 + \dfrac{n\pi}{2}\right)}{n!}(x - x_0) + \cdots$$

$$|R_n(x)| = \left|\frac{\cos\left(\xi + \dfrac{n+1}{2}\pi\right)}{(n+1)!}(x - x_0)\right| \leqslant \frac{|x - x_0|^{n+1}}{(n+1)!}$$

其中 ξ 介于 x_0 与 x 之间,而 $\lim\limits_{x\to\infty}\dfrac{|x-x_0|^{n+1}}{(n+1)!}=0$,于是得 $\lim\limits_{x\to\infty}R_n(x)=0$. 所以在整个数轴上,有

$$f(x)=\cos x=\cos x_0+\cos\left(x_0+\dfrac{\pi}{2}\right)(x-x_0)+\dfrac{\cos(x_0+\pi)}{2!}(x-x_0)^2$$

$$+\cdots+\dfrac{\cos\left(x_0+\dfrac{n\pi}{2}\right)}{n!}(x-x_0)+\cdots$$

20. (1)
$$f(x)=\mathrm{e}^{-x^2}=\sum_{n=0}^{\infty}\dfrac{(-1)^n}{n!}x^{2n},\quad x\in(-\infty,+\infty)$$

(2)
$$f(x)=\ln\left[a\left(1+\dfrac{x}{a}\right)\right]=\ln a+\ln\left(1+\dfrac{x}{a}\right)$$
$$=\ln a+\sum_{n=0}^{\infty}(-1)^n\dfrac{x^{n+1}}{(n+1)a^{n+1}}$$
$$-1<\dfrac{x}{a}\leqslant 1,\quad 即 -a<x\leqslant a$$

(3)
$$f(x)=x(1+x^2)^{-\frac{1}{2}}$$
$$=x\left[1-\dfrac{1}{2}x^2+\dfrac{-\dfrac{1}{2}\cdot\left(-\dfrac{3}{2}\right)}{2!}x^4+\cdots\right.$$
$$\left.+\dfrac{-\dfrac{1}{2}\cdot\left(-\dfrac{3}{2}\right)\cdot\cdots\cdot\left(-\dfrac{1}{2}-n+1\right)}{n!}x^{2n}+\cdots\right]$$
$$=x-\dfrac{1}{2}x^3+\dfrac{1\cdot 3}{2^2\cdot 2!}x^5+\cdots+(-1)^n\dfrac{1\cdot 3\cdot\cdots\cdot(2n-1)!!}{2^n\cdot n!}x^{2n+1}$$
$$=x+\sum_{n=1}^{\infty}(-1)^n\dfrac{(2n-1)!!}{(2n)!!}x^{2n+1}$$
$$=x+\sum_{n=1}^{\infty}(-1)^n\dfrac{2(2n)!}{(n!)^2}\left(\dfrac{x}{2}\right)^{2n+1},\quad x\in(-1,1)$$

(4)
$$f(x)=\dfrac{1}{4}\left(\dfrac{3}{x-3}+\dfrac{1}{x+1}\right)=\dfrac{1}{4}\left[-\dfrac{1}{1-\dfrac{x}{3}}+\dfrac{1}{1-(-x)}\right]$$

$$= \frac{1}{4}\left[-\sum_{n=0}^{\infty}\left(\frac{x}{3}\right)^n + \sum_{n=0}^{\infty}(-x)^n\right]$$

$$= \sum_{n=0}^{\infty}\frac{1}{4}\left[-\frac{1}{3^n}+(-1)^n\right]x^n, \quad x \in (-1,1)$$

21. (1) 因为

$$(1+x)^\alpha = \sum_{n=0}^{\infty}\frac{\alpha(\alpha-1)\cdots(\alpha-n+1)}{n!}x^n, \quad x \in (-1,1)$$

所以

$$\sqrt{x^3} = [1+(x-1)]^{\frac{3}{2}}$$

$$= 1 + \frac{3}{2}(x-1) + \frac{\frac{3}{2}\cdot\left(\frac{3}{2}-1\right)}{2!}(x-1)^2 + \cdots$$

$$+ \frac{\frac{3}{2}\cdot\left(\frac{3}{2}-1\right)\cdot\cdots\cdot\left(\frac{3}{2}-n+1\right)}{n!}(x-1)^n + \cdots, \quad -1 < x-1 < 1$$

$$= 1 + \frac{3}{2}(x-1) + \frac{3\cdot 1}{2^2\cdot 2!}(x-1)^2 + \cdots$$

$$+ \frac{3\cdot 1\cdot(-1)\cdot(-3)\cdot\cdots\cdot(5-2n)}{2^n\cdot n!}(x-1)^n + \cdots, \quad x \in (0,2)$$

(2)

$$\cos x = \cos\left[\left(x+\frac{\pi}{3}\right)-\frac{\pi}{3}\right]$$

$$= \cos\left(x+\frac{\pi}{3}\right)\cos\frac{\pi}{3} + \sin\left(x+\frac{\pi}{3}\right)\sin\frac{\pi}{3}$$

$$= \frac{1}{2}\cos\left(x+\frac{\pi}{3}\right) + \frac{\sqrt{3}}{2}\sin\left(x+\frac{\pi}{3}\right)$$

$$= \frac{1}{2}\sum_{n=0}^{\infty}\frac{(-1)^n}{(2n)!}\left(x+\frac{\pi}{3}\right)^{2n} + \frac{\sqrt{3}}{2}\sum_{n=0}^{\infty}\frac{(-1)^n}{(2n+1)!}\left(x+\frac{\pi}{3}\right)^{2n+1}$$

$$= \frac{1}{2}\sum_{n=0}^{\infty}(-1)^n\left[\frac{1}{(2n)!}\left(x+\frac{\pi}{3}\right)^{2n} + \frac{\sqrt{3}}{(2n+1)!}\left(x+\frac{\pi}{3}\right)^{2n+1}\right]$$

$$x \in (-\infty, +\infty)$$

(3)

$$\frac{1}{x} = \frac{1}{3+x-3} = \frac{1}{3}\frac{1}{1+\frac{x-3}{3}} = \frac{1}{3}\sum_{n=0}^{\infty}(-1)^n\left(\frac{x-3}{3}\right)^n, \quad x \in (0,6)$$

(4) 因为

$$f'(x) = \frac{1}{1+\left(\frac{1+x}{1-x}\right)^2} \cdot \frac{1-x+1+x}{(1-x)^2} = \frac{2}{2+2x^2} = \frac{1}{1+x^2}$$

$$= \sum_{n=0}^{\infty} (-x^2)^n = \sum_{n=0}^{\infty} (-1)^n x^{2n}, \quad x \in (-1,1)$$

所以

$$f(x) - f(0) = \int_0^x f'(t) dt = \int_0^x \sum_{n=0}^{\infty} (-1)^n t^{2n} dt$$

$$= \sum_{n=0}^{\infty} \frac{(-1)^n}{2n+1} x^{2n+1}, \quad x \in (-1,1)$$

因为 $f(0) = \arctan 1 = \frac{\pi}{4}$,所以

$$f(x) = \frac{\pi}{4} + \sum_{n=0}^{\infty} \frac{(-1)^n}{2n+1} x^{2n+1}, \quad x \in (-1,1)$$

22.
$$\int_0^1 \frac{\ln x}{1+x} dx = \int_0^1 \ln x \left[\sum_{n=0}^{\infty} (-1)^n x^n\right] dx$$

$$= \sum_{n=0}^{\infty} \int_0^1 (-1)^n x^n \ln x \, dx = \sum_{n=0}^{\infty} (-1)^n \frac{1}{(n+1)^2}$$

$$= -\sum_{n=1}^{\infty} \frac{1}{n^2} + 2 \sum_{n=1}^{\infty} \frac{1}{(2n)^2} = -\frac{\pi^2}{6} + \frac{1}{2} \sum_{n=1}^{\infty} \frac{1}{n^2}$$

$$= -\frac{\pi^2}{6} + \frac{\pi^2}{12} = -\frac{\pi^2}{12}$$

23. (1)

$$e^x = \sum_{n=0}^{\infty} \frac{x^n}{n!}, \quad x \in R$$

$$e^{\frac{1}{2}} = \sum_{n=0}^{\infty} \frac{1}{n!} \left(\frac{1}{2}\right)^n = 1 + \frac{1}{2} + \frac{1}{2!} \left(\frac{1}{2}\right)^2 + \frac{1}{3!} \left(\frac{1}{2}\right)^3$$

$$+ \cdots + \frac{1}{n!} \left(\frac{1}{2}\right)^n + \cdots$$

$$|r_n| = \frac{1}{(n+1)!} \left(\frac{1}{2}\right)^{n+1} + \frac{1}{(n+2)!} \left(\frac{1}{2}\right)^{n+2} + \cdots$$

$$= \frac{1}{(n+1)!} \left(\frac{1}{2}\right)^{n+1} \left[1 + \frac{1}{(n+2)} \left(\frac{1}{2}\right)\right.$$

$$\left. + \frac{1}{(n+2)(n+3)} \left(\frac{1}{2}\right)^2 + \cdots \right]$$

$$< \frac{1}{(n+1)!}\left(\frac{1}{2}\right)^{n+1}\left(1+\frac{1}{2^2}+\frac{1}{2^4}+\cdots\right)$$

$$=\frac{1}{(n+1)!\cdot 2^{n+1}}\cdot\frac{1}{1-\frac{1}{2^2}}=\frac{1}{3\cdot(n+1)!\cdot 2^{n-1}}$$

取到 $n=4$,计算

$$|r_4|<\frac{1}{3\cdot 5!\cdot 2^3}\approx 0.0003<0.001$$

故

$$e^{\frac{1}{2}}\approx 1+\frac{1}{2}+\frac{1}{2!}\left(\frac{1}{2}\right)^2+\frac{1}{3!}\left(\frac{1}{2}\right)^3+\frac{1}{4!}\left(\frac{1}{2}\right)^4\approx 1.6484\approx 1.648$$

(2)

$$\sqrt[9]{522}=\sqrt[9]{2^9+10}=2\left(1+\frac{10}{2^9}\right)^{\frac{1}{9}}$$

$$=2\left[1+\frac{1}{9}\cdot\frac{10}{2^9}+\frac{\frac{1}{9}\cdot\left(\frac{1}{9}-1\right)}{2!}\left(\frac{10}{2^9}\right)^2+\cdots\right.$$

$$\left.+\frac{\frac{1}{9}\cdot\left(\frac{1}{9}-1\right)\cdot\cdots\cdot\left(\frac{1}{9}-n+1\right)}{n!}\left(\frac{10}{2^9}\right)^n+\cdots\right]$$

此为交错级数,试算 $|r_n|<u_{n+1}$.

$$u_2=\frac{1}{9}\cdot\frac{10}{2^9}=0.002170$$

$$u_3=\frac{1}{2!}\cdot\frac{1}{9}\left(\frac{8}{9}\right)\cdot\left(\frac{10}{2^9}\right)^2=0.000019$$

所以 $|r_3|<0.000001$. 故

$$\sqrt[9]{522}\approx 2(1+0.002170-0.000019)\approx 2.0043$$

(3)

$$\cos 2°=\cos\frac{\pi}{90}=\sum_{n=0}^{\infty}\frac{(-1)^n}{(2n)!}\left(\frac{\pi}{90}\right)^{2n}$$

$$=1-\frac{1}{2!}\left(\frac{\pi}{90}\right)^2+\frac{1}{4!}\left(\frac{\pi}{90}\right)^4-\cdots+\frac{(-1)^n}{(2n)!}\left(\frac{\pi}{90}\right)^{2n}+\cdots$$

此为交错级数,故 $|r_n|<u_{n+1}$,计算

$$u_2=\frac{1}{2!}\left(\frac{\pi}{90}\right)^2\approx 6.1\times 10^{-4}, \quad u_3=\frac{1}{4!}\left(\frac{\pi}{90}\right)^4\approx 6.186\times 10^{-8}$$

$$|r_2|<10^{-7}$$

故

$$\cos 2° \approx 1 - \frac{1}{2!}\left(\frac{\pi}{90}\right)^2 \approx 1 - 0.00061 \approx 0.9994$$

24. (1)
$$\int_0^{0.5} \frac{1}{1+x^4}dx = \int_0^{0.5} \sum_{n=0}^{\infty}(-1)^n x^{4n}dx = \sum_{n=0}^{\infty}\frac{(-1)^n}{4n+1}x^{4n+1}\bigg|_0^{0.5}$$
$$= \sum_{n=0}^{\infty}\frac{(-1)^n}{4n+1}0.5^{4n+1} = \frac{1}{2} - \frac{1}{5}\cdot\frac{1}{2^5} + \frac{1}{9}\cdot\frac{1}{2^9} - \frac{1}{13}\cdot\frac{1}{2^{13}} + \cdots$$

此为交错级数,故 $|r_n| < u_{n+1}$,计算

$$\frac{1}{5}\cdot\frac{1}{2^5} = 0.00625$$

$$\frac{1}{9}\cdot\frac{1}{2^9} \approx 0.00028$$

$$\frac{1}{13}\cdot\frac{1}{2^{13}} \approx 0.000009 < 10^{-4}, \quad n = 3$$

所以
$$\int_0^{0.5}\frac{1}{1+x^4}dx \approx \frac{1}{2} - 0.00625 + 0.00028 = 0.49403 \approx 0.4940$$

(2)
$$(\arctan x)' = \frac{1}{1+x^2} = \sum_{n=0}^{\infty}(-1)^n x^{2n}, \quad |x| < 1$$

$$\arctan x = \sum_{n=0}^{\infty}\frac{(-1)^n}{2n+1}x^{2n+1}$$

$$\int_0^{0.5}\frac{\arctan x}{x}dx = \int_0^{0.5}\sum_{n=0}^{\infty}\frac{(-1)^n}{2n+1}x^{2n}dx = \sum_{n=0}^{\infty}\frac{(-1)^n}{(2n+1)^2}x^{2n+1}\bigg|_0^{0.5}$$
$$= \sum_{n=0}^{\infty}\frac{(-1)^n}{(2n+1)^2}\left(\frac{1}{2}\right)^{2n+1}$$

此为交错级数,故 $|r_n| < u_{n+1}$,计算

$$\frac{1}{3^2}\left(\frac{1}{2}\right)^3 \approx 0.0139, \quad \frac{1}{5^2}\left(\frac{1}{2}\right)^5 \approx 0.0013$$

$$\frac{1}{7^2}\left(\frac{1}{2}\right)^7 \approx 0.00016, \quad \frac{1}{9^2}\left(\frac{1}{2}\right)^9 \approx 0.000024 < 0.0001$$

所以
$$\int_0^{0.5}\frac{\arctan x}{x}dx \approx 0.5 - 0.0139 + 0.0013 - 0.00016$$
$$= 0.48724 \approx 0.4872$$

【补充习题】

一、选择题

1. $\lim\limits_{n\to\infty} u_n = 0$ 是级数 $\sum\limits_{n=1}^{\infty} u_n$ 收敛的_____条件.
   A. 必要　　B. 充分　　C. 充分必要　　D. 不确定

2. 幂级数 $\sum\limits_{n=1}^{\infty} \dfrac{3+(-1)^n}{3^n} x^n$ 的收敛半径是_____.
   A. 6　　B. $\dfrac{3}{2}$　　C. 3　　D. $\dfrac{1}{3}$

3. 常数项级数 $\sum\limits_{n=1}^{\infty} \dfrac{a}{n^2} \sin n$（$a$ 为常数）是_____级数.
   A. 发散的　　　　　　B. 条件收敛
   C. 绝对收敛　　　　　D. 敛散性由 a 确定

4. 常数项级数 $\sum\limits_{n=1}^{\infty} (-1)^n \left(1-\cos\dfrac{a}{n}\right)$（其中 a 为常数）是_____.
   A. 发散的　　　　　　B. 条件收敛
   C. 收敛性根据 a 确定　　D. 绝对收敛

5. 幂级数 $\sum\limits_{n=1}^{\infty} (-1)^n \dfrac{(x-1)^n}{n}$ 的收敛区间是_____.
   A. $(0,2]$　　B. $(-1,1]$　　C. $[-2,0]$　　D. $(-\infty,+\infty)$

二、填空题

1. 幂级数 $\sum\limits_{n=1}^{\infty} \dfrac{x^n}{n!}$ 的收敛区间为_____.

2. 函数 $f(x) = \dfrac{1}{1+2x}$ 在 $x=1$ 处展开的泰勒级数是_____.

3. 幂级数 $\sum\limits_{n=1}^{\infty} (-1)^n \dfrac{1}{1+2^n} (x-2)^n$ 在 $x=0.6$ 处的敛散性是_____.

三、计算题

1. 用比较判别法或其极限形式判别下列级数的敛散性.

(1) $\sum_{n=3}^{\infty} \frac{2}{n} \tan \frac{\pi}{n}$；

(2) $\sum_{n=1}^{\infty} \frac{n+2}{n^3(n+1)}$；

(3) $\sum_{n=1}^{\infty} \frac{1}{n\sqrt{n+1}}$；

(4) $\sum_{n=1}^{\infty} \frac{1}{1+a^n} (a>0)$.

2. 利用比值判别法判别下列级数的敛散性.

(1) $\frac{2}{1\,000} + \frac{2^2}{2\,000} + \frac{2^3}{3\,000} + \frac{2^4}{4\,000} + \cdots$；

(2) $\frac{1}{2} + \frac{3}{2^2} + \frac{5}{2^3} + \frac{7}{2^4} + \cdots$；

(3) $\sum_{n=1}^{\infty} \frac{n^2}{3^n}$；

(4) $\sum_{n=1}^{\infty} \frac{(n!)^2}{2^{n^2}}$.

3. 利用根值判别法判别下列级数的敛散性.

(1) $\sum_{n=1}^{\infty} \frac{2n-1}{2^n}$；

(2) $\sum_{n=1}^{\infty} n^2 \sin \frac{\pi}{2^n}$；

(3) $\sum_{n=1}^{\infty} \left(\frac{3n^2}{n^2+1}\right)^n$；

(4) $\sum_{n=1}^{\infty} \frac{n^2}{\left(n+\frac{1}{n}\right)^n}$.

4. 判定下列级数的敛散性,如果是收敛的,判定是绝对收敛还是条件收敛.

(1) $\sum_{n=1}^{\infty} (-1)^{n-1} \frac{1}{\sqrt{n}}$；

(2) $\sum_{n=1}^{\infty} (-1)^n \frac{\ln n}{n}$；

(3) $\sum_{n=1}^{\infty} (-1)^{n+1} \frac{2^{n^2}}{n!}$.

5. 求下列幂级数的收敛域.

(1) $1 + \frac{2x}{\sqrt{5 \cdot 5}} + \frac{4x^2}{\sqrt{9 \cdot 5^2}} + \frac{8x^3}{\sqrt{13 \cdot 5^3}} + \frac{16x^4}{\sqrt{17 \cdot 5^4}} + \cdots$；

(2) $\sum_{n=1}^{\infty} \frac{x^n}{2 \cdot 4 \cdot \cdots \cdot (2n)}$；

(3) $x - \frac{x^2}{2} + \frac{x^3}{3} - \cdots + (-1)^{n-1} \frac{x^n}{n} + \cdots$.

6. 求下列幂级数的和函数.

(1) $\sum_{n=1}^{\infty} \dfrac{x^n}{n(n+1)}$; (2) $\sum_{n=0}^{\infty} (2n+1)x^n$;

(3) $\sum_{n=1}^{\infty} n(x-1)^n$.

7. 将下列函数展开成相应的幂级数.

(1) 将函数 $f(x) = \dfrac{1}{x^2+3x+2}$ 展开成关于 $x+4$ 的幂级数;

(2) 将函数 $f(x) = \dfrac{1}{3-x}$ 展开成 $x-2$ 的幂级数.

8. 将下列函数展开成 x 的幂级数,并求其成立的区间.

(1) $f(x) = 3^{\frac{x+1}{2}}$; (2) $f(x) = \dfrac{1}{\sqrt{1-x^2}}$;

(3) $f(x) = \dfrac{1}{3-x}$.

9. 利用已知展开式,将下列各函数展开为幂级数.

(1) 将函数 $f(x) = \dfrac{1}{4-x}$ 展开成 $x-2$ 的幂级数;

(2) 将函数 $f(x) = \ln(1+x+x^2+x^3)$ 展开成 x 的幂级数.

10. 利用幂级数求级数 $\sum_{n=1}^{\infty} \dfrac{1}{n \cdot 3^n}$ 的和.

11. 计算 $\sqrt[5]{240}$ 的近似值,要求误差不超过 0.000 1.

【补充习题参考答案】

一、选择题

1. A.   2. C.   3. C.   4. D.   5. A.

二、填空题

1. $(-\infty, +\infty)$.

2. $\sum_{n=0}^{\infty} \dfrac{(-2)^n}{3^{n+1}} (x-1)^n \left(-\dfrac{1}{2} < x < \dfrac{5}{2}\right)$.

3. 收敛的.

三、计算题

1. (1) $\lim\limits_{n\to\infty} \dfrac{\dfrac{2}{n}\tan\dfrac{\pi}{n}}{\dfrac{1}{n^2}} = \lim\limits_{n\to\infty} \dfrac{\dfrac{2}{n}\cdot\dfrac{\pi}{n}}{\dfrac{1}{n^2}} = 2\pi$,而 $\sum\limits_{n=1}^{\infty}\dfrac{1}{n^2}$ 是收敛的 p 级数,故原级数收敛.

(2) $\lim\limits_{n\to\infty} \dfrac{\dfrac{n+2}{n^3(n+1)}}{\dfrac{1}{n^3}} = \lim\limits_{n\to\infty}\dfrac{n+2}{n^3(n+1)}\cdot n^3 = 1$,而 $\sum\limits_{n=1}^{\infty}\dfrac{1}{n^3}$ 是收敛的 p 级数,故原级数收敛.

(3) $\lim\limits_{n\to\infty}\left(\dfrac{1}{n\sqrt{n+1}} \Big/ \dfrac{1}{n^{3/2}}\right) = 1$,所以原级数收敛.

(4) 当 $a=1$ 时,$\lim\limits_{n\to\infty}\dfrac{1}{1+a^n} = \lim\limits_{n\to\infty}\dfrac{1}{2} = \dfrac{1}{2} \neq 0$,故原级数发散;当 $0<a<1$ 时,$\lim\limits_{n\to\infty}\dfrac{1}{1+a^n} = \lim\limits_{n\to\infty}\dfrac{1}{1+0} = 1 \neq 0$,故原级数发散;当 $a>1$ 时,因 $\lim\limits_{n\to\infty}\dfrac{\dfrac{1}{1+a^n}}{\dfrac{1}{a^n}} = \lim\limits_{n\to\infty}\dfrac{a^n}{1+a^n} = 1$,而级数 $\sum\limits_{n=1}^{\infty}\dfrac{1}{a^n}$ 是收敛的等比级数,故原级数收敛.

2. (1) 原级数发散. (2) 原级数收敛. (3) 原级数收敛.
(4) 原级数收敛.

3. (1) 原级数收敛. (2) 原级数收敛. (3) 原级数发散.
(4) 原级数收敛.

4. (1) 级数 $\sum\limits_{n=1}^{\infty}\left|(-1)^{n-1}\dfrac{1}{\sqrt{n}}\right| = \sum\limits_{n=1}^{\infty}\dfrac{1}{\sqrt{n}}$ 发散,但由莱布尼茨定理可知,原级数满足

$$u_n = \dfrac{1}{\sqrt{n}} > \dfrac{1}{\sqrt{n+1}} = u_{n+1} \quad \text{且} \quad \lim\limits_{n\to\infty}\dfrac{1}{\sqrt{n}} = 0$$

所以原级数收敛且为条件收敛.

(2) 原级数 $\sum\limits_{n=1}^{\infty}(-1)^n\dfrac{\ln n}{n}$ 是交错级数,有:

① 设 $f(x) = \dfrac{\ln x}{x}(x>0)$,则 $f'(x) = \dfrac{1-\ln x}{x^2}$. 当 $x>\mathrm{e}$ 时,$f'(x)<0$,故 $f(x)$ 在 $x>\mathrm{e}$ 时单调减少,因此当 $n>3$ 时,$u_n = \dfrac{\ln n}{n} > \dfrac{\ln(n+1)}{n+1} = u_{n+1}$.

② $\lim\limits_{n\to\infty}u_n = 0$,由莱布尼茨定理知,原级数收敛. 另一方面 $\left|(-1)^n\dfrac{\ln n}{n}\right| =$

$\dfrac{\ln n}{n} > \dfrac{1}{n}$,而 $\sum\limits_{n=1}^{\infty} \dfrac{1}{n}$ 发散.

(3) 因
$$u_n = \dfrac{2^{n^2}}{n!} = \dfrac{(2^n)^n}{n!} = \dfrac{[(1+1)^n]^n}{n!} > \dfrac{(1+n)^n}{n!} > \dfrac{n^n}{n!}$$
$$= \dfrac{n}{1} \cdot \dfrac{n}{2} \cdot \cdots \cdot \dfrac{n}{n} > 1$$

所以 $\lim\limits_{n \to \infty} u_n \neq 0$,故原级数发散.

5. (1)
$$R = \lim_{n \to \infty} \dfrac{|a_n|}{|a_{n+1}|} = \lim_{n \to \infty} \dfrac{2^{n-1}}{\sqrt{[4(n-1)+1] \cdot 5^{n-1}}} \cdot \dfrac{\sqrt{(4n+1) \cdot 5^n}}{2^n} = \dfrac{\sqrt{5}}{2}$$

当 $x = \dfrac{\sqrt{5}}{2}$ 时,它为级数 $\sum\limits_{n=1}^{\infty} \dfrac{1}{\sqrt{4n-3}}$,发散;当 $x = -\dfrac{\sqrt{5}}{2}$ 时,它为交错级数 $\sum\limits_{n=1}^{\infty} (-1)^{n-1} \dfrac{1}{\sqrt{4n-3}}$,收敛.所以原幂级数的收敛域为 $\left[-\dfrac{\sqrt{5}}{2}, \dfrac{\sqrt{5}}{2}\right)$.

(2)
$$R = \lim_{n \to \infty} \dfrac{|a_n|}{|a_{n+1}|} = \lim_{n \to \infty} \left|\dfrac{1}{2^n \cdot n!} \cdot \dfrac{2^{n+1} \cdot (n+1)!}{1}\right|$$
$$= \lim_{n \to \infty} [2(n+1)] = \infty$$

原幂级数的收敛域为 $(-\infty, \infty)$.

(3) 原级数即为 $\sum\limits_{n=1}^{\infty} (-1)^{n-1} \dfrac{x^n}{n}$. 因
$$\rho = \lim_{n \to \infty} \left|\dfrac{a_{n+1}}{a_n}\right| = \lim_{n \to \infty} \left|\dfrac{(-1)^n \dfrac{1}{n+1}}{(-1)^{n-1} \dfrac{1}{n}}\right| = 1$$

故收敛半径 $R = \dfrac{1}{\rho} = 1$,收敛区间为 $(-1, 1)$. 又当 $x = -1$ 时,原级数即为 $\sum\limits_{n=1}^{\infty} \left(-\dfrac{1}{n}\right)$,发散;当 $x = 1$ 时,原级数即为 $\sum\limits_{n=1}^{\infty} (-1)^{n-1} \dfrac{1}{n}$,收敛.故原级数的收敛域为 $(-1, 1]$.

6. (1) 易求得 $\sum\limits_{n=1}^{\infty} \dfrac{x^n}{n(n+1)}$ 的收敛域为 $[-1, 1]$,$x \neq 0$ 时,设
$$s(x) = \sum_{n=1}^{\infty} \dfrac{x^n}{n(n+1)}$$
$$[xs(x)]'' = \sum_{n=1}^{\infty} \left[\dfrac{x^{n+1}}{n(n+1)}\right]'' = \sum_{n=1}^{\infty} x^{n-1}$$

$$= \frac{1}{1-x}, \quad x \in (-1,0) \cup (0,1)$$

$$[xs(x)]' = \int_0^x \frac{1}{1-t}dt = -\ln(1-x)$$

$$xs(x) = -\int_0^x \ln(1-t)dt = -\left[t\ln(1-t)\Big|_0^x + \int_0^x \frac{t}{1-t}dt\right]$$

$$= -x\ln(1-x) + \ln(1-x) + x = (1-x)\ln(1-x) + x$$

所以

$$s(x) = \frac{(1-x)\ln(1-x) + x}{x}, \quad x \in (-1,0) \cup (0,1)$$

$$s(1) = \lim_{x \to 1^-} s(x) = \lim_{x \to 1^-} \frac{(1-x)\ln(1-x) + x}{x} = 1$$

(也可:$s(1) = \sum_{n=1}^{\infty} \frac{1}{n(n+1)} = 1$)

$$s(-1) = 1 - 2\ln 2$$

故

$$s(x) = \begin{cases} [(1-x)\ln(1-x) + x]/x, & -1 \leqslant x < 0 \text{ 或 } 0 < x < 1 \\ 0, & x = 0 \\ 1, & x = 1 \end{cases}$$

(2)

$$\sum_{n=0}^{\infty}(2n+1)x^n = 2\sum_{n=0}^{\infty} nx^n + \sum_{n=0}^{\infty} x^n = 2x\sum_{n=1}^{\infty} nx^{n-1} + \sum_{n=0}^{\infty} x^n$$

$$= 2x\left(\sum_{n=0}^{\infty} x^n\right)' + \frac{1}{1-x} = 2x\left(\frac{1}{1-x}\right)' + \frac{1}{1-x}$$

$$= \frac{2x}{(1-x)^2} + \frac{1}{1-x} = \frac{1+x}{(1-x)^2}, \quad x \in (-1,1)$$

(3) 令 $\lim_{n \to \infty}\left|\frac{u_{n+1}(x)}{u_n(x)}\right| = \lim_{n \to \infty}\left|\frac{(n+1)(x-1)^{n+1}}{n(x-1)^n}\right| = |x-1| < 1$,可得 $0 < x < 2$,故幂级数的收敛区间为$(0,2)$.设 $s(x) = \sum_{n=1}^{\infty} n(x-1)^n$,则

$$s(x) = \sum_{n=1}^{\infty} n(x-1)^n = (x-1)\sum_{n=1}^{\infty} n(x-1)^{n-1}$$

$$= (x-1)\sum_{n=1}^{\infty} [(x-1)^n]' = (x-1)\left[\sum_{n=0}^{\infty} (x-1)^n\right]'$$

$$= (x-1)\left(\frac{x-1}{-x}\right)' = (x-1) \cdot \frac{-x - (x-1) \cdot (-1)}{x^2}$$

$$= \frac{1-x}{x^2}, \quad 0 < x < 2$$

7. (1)
$$f(x) = \frac{1}{(x+1)(x+2)} = \frac{1}{x+1} - \frac{1}{x+2}$$
$$= \frac{1}{-3+(x+4)} - \frac{1}{-2+(x+4)}$$
$$= -\frac{1}{3} \cdot \frac{1}{1-\frac{x+4}{3}} + \frac{1}{2} \cdot \frac{1}{1-\frac{x+4}{2}}$$

$$\frac{1}{1-\frac{x+4}{3}} = \sum_{n=0}^{\infty} \frac{1}{3^n}(x+4)^n, \quad -1 < \frac{x+4}{3} < 1, \text{即} -7 < x < -1$$

$$\frac{1}{1-\frac{x+4}{2}} = \sum_{n=0}^{\infty} \frac{1}{2^n}(x+4)^n, \quad -1 < \frac{x+4}{2} < 1, \text{即} -6 < x < -2$$

从而
$$f(x) = -\frac{1}{3}\sum_{n=0}^{\infty} \frac{1}{3^n}(x+4)^n + \frac{1}{2}\sum_{n=0}^{\infty} \frac{1}{2^n}(x+4)^n$$
$$= \sum_{n=0}^{\infty} \left(\frac{1}{2^{n+1}} - \frac{1}{3^{n+1}}\right)(x+4)^n, \quad -6 < x < -2$$

(2) $f(x) = \dfrac{1}{3-x} = \dfrac{1}{1-(x-2)} = \sum\limits_{n=0}^{\infty}(x-2)^n$, 其中 $-1 < x-2 < 1$, 即 $1 < x < 3$.

8. (1)
$$f(x) = 3^{\frac{x+1}{2}} = 3^{\frac{1}{2}} \cdot 3^{\frac{x}{2}} = \sqrt{3}\,e^{\frac{x}{2}\ln 3} = \sqrt{3}\sum_{n=0}^{\infty} \frac{1}{n!}\left(\frac{\ln 3}{2}\right)^n x^n$$
$$= \sum_{n=0}^{\infty} \frac{\sqrt{3}}{n!}\left(\frac{\ln 3}{2}\right)^n x^n, \quad x \in (-\infty, +\infty)$$

(2)
$$f(x) = [1+(-x^2)]^{-\frac{1}{2}} = 1 + \frac{1}{2}x^2 + \frac{1\cdot 3}{2\cdot 4}x^4 + \cdots$$
$$+ \frac{1\cdot 3\cdot 5\cdot\cdots\cdot(2n-1)}{2\cdot 4\cdot 6\cdot\cdots\cdot 2n}x^{2n}, \quad x \in (-1, 1)$$

(3)
$$f(x) = \frac{1}{3-x} = \frac{1}{3} \cdot \frac{1}{1-\frac{x}{3}} = \frac{1}{3}\sum_{n=0}^{\infty} \left(\frac{x}{3}\right)^n$$

$$= \sum_{n=0}^{\infty} \frac{x^n}{3^{n+1}}, \quad x \in (-3, 3)$$

9. (1)
$$\frac{1}{4-x} = \frac{1}{2-(x-2)} = \frac{1}{2} \cdot \frac{1}{1-\frac{x-2}{2}}$$
$$= \frac{1}{2} \sum_{n=0}^{\infty} \left(\frac{x-2}{2}\right)^n \sum_{n=0}^{\infty} \frac{(x-2)^n}{2^{n+1}}, \quad x \in (0, 4)$$

(2)
$$f(x) = \ln(1 + x + x^2 + x^3) = \ln \frac{1-x^4}{1-x} = \ln(1-x^4) - \ln(1-x)$$
$$= -\sum_{n=0}^{\infty} \frac{x^{4n}}{n} + \sum_{n=0}^{\infty} \frac{x}{n}, \quad x \in (-1, 1)$$

10. 所给级数 $\sum_{n=1}^{\infty} \frac{1}{n \cdot 3^n}$ 的和是幂级数 $\sum_{n=1}^{\infty} \frac{x^n}{n}$ 当 $x = \frac{1}{3}$ 时的和. 设
$$s(x) = \sum_{n=1}^{\infty} \frac{x^n}{n}, \quad x \in (-1, 1)$$

逐项求导,得
$$s'(x) = \sum_{n=1}^{\infty} x^{n-1} = \frac{1}{1-x}, \quad x \in (-1, 1)$$

所以 $s(x) - s(0) = \int_0^x s'(t) dt = -\ln(1-x)$. 因为 $s(0) = 0$, 所以 $s(x) = -\ln(1-x)$,

即 $\sum_{n=1}^{\infty} \frac{1}{n \cdot 3^n} = s\left(\frac{1}{3}\right) = \ln \frac{3}{2}.$

11. 由于
$$\sqrt[5]{240} = \sqrt[5]{243-3} = \sqrt[5]{3^5 - 3} = 3 \left(1 - \frac{1}{3^4}\right)^{\frac{1}{5}}$$
$$= 3 \left(1 - \frac{1}{5} \cdot \frac{1}{3^4} - \frac{1 \cdot 4}{5^2 \cdot 2!} \cdot \frac{1}{3^8} - \frac{1 \cdot 4 \cdot 9}{5^3 \cdot 3!} \cdot \frac{1}{3^{12}} - \cdots\right)$$

若取 $n=2$, 有
$$|r_2| = 3 \left(\frac{1 \cdot 4}{5^2 \cdot 2!} \cdot \frac{1}{3^8} + \frac{1 \cdot 4 \cdot 9}{5^3 \cdot 3!} \cdot \frac{1}{3^{12}} + \frac{1 \cdot 4 \cdot 9 \cdot 14}{5^4 \cdot 3!} \cdot \frac{1}{3^{16}} + \cdots\right)$$
$$\leqslant 3 \cdot \frac{1 \cdot 4}{5^2 \cdot 2!} \cdot \frac{1}{3^8} \left(1 + \frac{1}{81} + \frac{1}{81^2} + \cdots\right)$$
$$= \frac{1 \cdot 4}{5^2 \cdot 2!} \cdot \frac{1}{3^8} \cdot \frac{1}{1 - \frac{1}{81}} = \frac{1}{25 \cdot 27 \cdot 40} < \frac{1}{20\,000}$$

于是 $\sqrt[5]{240} \approx 3\left(1 - \frac{1}{5} \cdot \frac{1}{3^4}\right) \approx 2.9926$.

【自测题】

一、选择题(每小题 2 分,共 20 分)

1. 下列级数中收敛的是_____.

   A. $\sum\limits_{n=1}^{\infty} \frac{n}{2n+1}$　　　　B. $\sum\limits_{n=1}^{\infty} (-1)^n \frac{1}{n}$

   C. $\sum\limits_{n=1}^{\infty} (-1)^n$　　　　D. $\sum\limits_{n=1}^{\infty} \frac{1}{n}$

2. 下列级数中条件收敛的是_____.

   A. $\sum\limits_{n=1}^{\infty} (-1)^n \frac{n}{n+1}$　　　　B. $\sum\limits_{n=1}^{\infty} (-1)^n \frac{1}{\sqrt{n}}$

   C. $\sum\limits_{n=1}^{\infty} (-1)^n \frac{1}{n^2}$　　　　D. $\sum\limits_{n=1}^{\infty} (-1)^n \sqrt{n}$

3. 若级数 $\sum\limits_{n=1}^{\infty} u_n$ 收敛,则下列命题正确的是_____(其中 $S_n = \sum\limits_{i=1}^{n} u_i$).

   A. $\lim\limits_{n\to\infty} S_n = 0$　　　　B. $\lim\limits_{n\to\infty} S_n$ 存在

   C. $\lim\limits_{n\to\infty} S_n$ 可能不存在　　　　D. $\{S_n\}$ 为单调序列

4. 设级数 $\sum\limits_{n=1}^{\infty} u_n$ 收敛,则下列级数不收敛的是_____.

   A. $\sum\limits_{n=1}^{\infty} 2u_n$　　　　B. $\sum\limits_{n=1}^{\infty} (u_n + 2)$

   C. $2 + \sum\limits_{n=1}^{\infty} u_n$　　　　D. $\sum\limits_{n=k}^{\infty} u_n$

5. 下列命题正确的是_____.

   A. 若 $\sum\limits_{n=1}^{\infty} u_n$ 收敛,则必有 $\lim\limits_{n\to\infty} u_n = 0$

B. 若 $\lim\limits_{n\to\infty} u_n = 0$,则 $\sum\limits_{n=1}^{\infty} u_n$ 必收敛

C. 若 $\sum\limits_{n=1}^{\infty} u_n$ 发散,则必有 $\lim\limits_{n\to\infty} u_n \neq 0$

D. 若 $\lim\limits_{n\to\infty} u_n \neq 0$,则 $\sum\limits_{n=1}^{\infty} u_n$ 未必发散

6. 下列命题正确的是_____.

A. 若 $\sum\limits_{n=1}^{\infty} u_n$ 与 $\sum\limits_{n=1}^{\infty} v_n$ 都收敛,则 $\sum\limits_{n=1}^{\infty} (u_n + v_n)$ 必收敛

B. 若 $\sum\limits_{n=1}^{\infty} u_n$ 与 $\sum\limits_{n=1}^{\infty} v_n$ 都发散,则 $\sum\limits_{n=1}^{\infty} (u_n + v_n)$ 必发散

C. 若 $\sum\limits_{n=1}^{\infty} u_n$ 收敛,$\sum\limits_{n=1}^{\infty} v_n$ 发散,则 $\sum\limits_{n=1}^{\infty} (u_n + v_n)$ 的敛散性不确定

D. 若 $\sum\limits_{n=1}^{\infty} (u_n + v_n)$ 收敛,则 $\sum\limits_{n=1}^{\infty} u_n$ 与 $\sum\limits_{n=1}^{\infty} v_n$ 都收敛

7. 下列命题正确的是_____.

A. 若 $\sum\limits_{n=1}^{\infty} |u_n|$ 收敛,则 $\sum\limits_{n=1}^{\infty} u_n$ 必收敛

B. 若 $\sum\limits_{n=1}^{\infty} |u_n|$ 发散,则 $\sum\limits_{n=1}^{\infty} u_n$ 必发散

C. 若 $\sum\limits_{n=1}^{\infty} u_n$ 收敛,则 $\sum\limits_{n=1}^{\infty} |u_n|$ 必收敛

D. 若 $\sum\limits_{n=1}^{\infty} u_n$ 发散,则 $\sum\limits_{n=1}^{\infty} |u_n|$ 敛散性不确定

8. 级数 $\sum\limits_{n=1}^{\infty} \dfrac{1}{(2n-1)(2n+1)}$ 收敛于_____.

A. 1　　　　B. $\dfrac{1}{4}$　　　　C. $\dfrac{1}{2}$　　　　D. $\dfrac{1}{3}$

9. 若幂级数 $\sum\limits_{n=1}^{\infty} a_n x^n$ 在 $x = 3$ 处收敛,则该级数在 $x = 1$ 处_____.

A. 发散　　　　　　　　　　B. 条件收敛

C. 绝对收敛　　　　　　　　D. 敛散性不确定

10. 设常数 $\lambda>0$,而级数 $\sum\limits_{n=1}^{\infty} a_n^2$ 收敛,则级数 $\sum\limits_{n=1}^{\infty}(-1)^n \dfrac{|a_n|}{\sqrt{n^2+\lambda}}$ _____.

  A. 发散   B. 条件收敛

  C. 绝对收敛   D. 收敛与 λ 有关

二、填空题(每小题 3 分,共 15 分)

1. 设幂级数 $\sum\limits_{n=0}^{\infty} a_n x^n$ 的收敛半径为 3,则幂级数 $\sum\limits_{n=1}^{\infty} n a_n (x-1)^{n+1}$ 的收敛区间为_____.

2. 幂级数 $\sum\limits_{n=0}^{\infty}(2n+1)x^n$ 的收敛域为_____.

3. 幂级数 $\sum\limits_{n=1}^{\infty} \dfrac{n}{(-3)^n+2^n} x^{2n-1}$ 的收敛半径 $R=$_____.

4. 级数 $\sum\limits_{n=0}^{\infty} \dfrac{(\ln 3)^n}{2^n}$ 的和为_____.

5. $\sum\limits_{n=1}^{\infty} n \left(\dfrac{1}{2}\right)^{n-1} =$_____.

三、计算题(65 分)

1. 判断下列级数的敛散性.(每小题 3 分,共 15 分)

(1) $\sum\limits_{n=1}^{\infty} \dfrac{2n+1}{n^3+1}$;   (2) $\sum\limits_{n=1}^{\infty} \dfrac{2n}{n^2+1}$;

(3) $\sum\limits_{n=1}^{\infty} \dfrac{n^2}{2^n}$;   (4) $\sum\limits_{n=1}^{\infty} \dfrac{n\cos^2 \dfrac{n\pi}{3}}{2^n}$;

(5) $\sum\limits_{n=1}^{\infty} n \sin \dfrac{\pi}{2^{n+1}}$.

2. 判别下列级数是否收敛.如果收敛,是绝对收敛还是条件收敛?(每小题 3 分,共 12 分)

(1) $\sum\limits_{n=1}^{\infty}(-1)^{n-1} \dfrac{3}{2^{n+1}}$;   (2) $\sum\limits_{n=1}^{\infty}(-1)^{n+1} \dfrac{2^{n^2}}{n!}$;

(3) $\sum\limits_{n=1}^{\infty}(-1)^n \dfrac{1}{\ln(n+1)}$;   (4) $\sum\limits_{n=1}^{\infty} \dfrac{\sin(2n-1)}{n^2}$.

3. 求下列幂级数的收敛域.(每小题 3 分,共 9 分)

(1) $\sum_{n=1}^{\infty} \frac{n}{2^n} x^n$;

(2) $\sum_{n=1}^{\infty} \frac{n+1}{n!} x^n$;

(3) $\sum_{n=1}^{\infty} \frac{1}{n} x^n$.

4. 求下列幂级数的和函数.(每小题 3 分,共 9 分)

(1) $\sum_{n=0}^{\infty} \frac{1}{2^{n-1}} x^n$;

(2) $\sum_{n=1}^{\infty} \frac{x^{n-1}}{n} (-1 < x < 1)$;

(3) $\sum_{n=1}^{\infty} (n+1) x^n (-1 < x < 1)$.

5. 将下列函数展开成幂级数.(每小题 5 分,共 20 分)

(1) 将 $f(x) = x e^{x^3}$ 展开成 x 的幂级数.

(2) 将 $f(x) = \frac{1}{1-x^4}$ 展开成 x 的幂级数.

(3) 将 $f(x) = \frac{1}{x^2+3x+2}$ 展开成 $x-1$ 的幂级数.

(4) 将 $f(x) = (1+x)\ln(1+x)$ 展开成 x 的幂级数.

【自测题参考答案】

一、选择题

1. B.   2. B.   3. B.   4. B.   5. A.   6. A.   7. A.
8. C.   9. C.   10. C.

二、填空题

1. $(-2, 4)$.   2. $(-1, 1)$.   3. $R = \sqrt{3}$.   4. $\frac{2}{2-\ln 3}$.   5. 4.

三、计算题

1. (1) 收敛.   (2) 发散.   (3) 收敛.   (4) 收敛.   (5) 收敛.

2. (1) 绝对收敛.   (2) 发散.   (3) 条件收敛.   (4) 绝对收敛.

3. (1) $(-2, 2)$.   (2) $(-\infty, +\infty)$.   (3) $[-1, 1)$.

4. (1) $\dfrac{4}{2-x}, x\in(-2,2)$.　(2) $-\dfrac{\ln(1-x)}{x}$.

(3) $\dfrac{x}{(1-x)^2}+\dfrac{1}{1-x}-1$.

5. (1) $\sum\limits_{n=1}^{\infty}\dfrac{1}{n!}x^{3n+1}$.　(2) $\sum\limits_{n=0}^{\infty}x^{4n}$.

(3) $\sum\limits_{n=0}^{\infty}(-1)^n\left(\dfrac{1}{2^{n+1}}+\dfrac{1}{3^{n+1}}\right)(x-1)^n$.

(4) $x+\sum\limits_{n=2}^{\infty}\dfrac{(-1)^n}{n(n-1)}x^n, x\in(-1,1]$.

第 6 章　常微分方程

【目的与要求】

1. 掌握
（1）可分离变量的微分方程解法.
（2）一阶线性微分方程的常数变易解法.
（3）特殊的二阶微分方程（$y''=f(x)$,$y''=f(x,y')$,$y''=f(y,y')$）的降阶法.
（4）二阶常系数齐次线性微分方程的特征根解法.

2. 熟悉
（1）微分方程的基本概念和一阶、二阶线性微分方程解的结构.
（2）齐次方程的解法.
（3）一阶线性微分方程的通解公式.
（4）当 $f(x)$ 取三种常见类型时二阶常系数非齐次线性微分方程的解法.

3. 了解
（1）微分方程的含义.
（2）伯努利方程的解法.
（3）微分方程在医药学方面的应用.

【重点与难点】

6.1　微分方程的基本概念

1. 微分方程的定义
（1）微分方程：凡是含有未知函数的导数（或微分）的方程，称为微分方程.

(2) 常微分方程:未知函数是一元函数的微分方程称为常微分方程.

(3) 线性微分方程:如果微分方程中含的未知函数以及它所有的导数都是一次有理式,则称该微分方程为线性微分方程.

2. 微分方程的阶、解与通解

微分方程中未知函数的导数(或微分)的最高阶数,称为微分方程的阶. 如果把一个函数 $y=f(x)$ 代入微分方程后,能使微分方程成为恒等式,则这个函数称为该微分方程的解. 若微分方程的解中含有任意常数,且独立的任意常数的个数与方程的阶数相同,则称这样的解为微分方程的通解.

3. 初始条件与特解

用未知函数及其各阶导数在某个特定点的值作为确定通解中任意常数的条件,称为初始条件. 满足初始条件的微分方程的解称为该微分方程的特解.

微分方程与其初始条件组合在一起构成的问题,称为初值问题.

一阶微分方程的初值问题为

$$\begin{cases} f(x,y,y') = 0 \\ y\mid_{x=x_0} = y_0 \end{cases}$$

二阶微分方程的初值问题为

$$\begin{cases} f(x,y,y',y'') = 0 \\ y\mid_{x=x_0} = y_0 \\ y'\mid_{x=x_0} = y'_0 \end{cases}$$

本节介绍了常微分方程以及常微分方程的阶、解、通解、特解、初始条件等基本概念. 要正确理解这些概念,并会判断微分方程的类型,这对后面解微分方程非常重要.

6.2 一阶微分方程

1. 可分离变量的微分方程

(1) 可分离变量微分方程的形式为

$$\frac{dy}{dx} = f(x)g(y)$$

该微分方程的特点是等式右边可以分解成两个函数之积,其中一个仅是 x 的函数,另一个仅是 y 的函数,即 $f(x), g(y)$ 分别是变量 x, y 的已知函数。

(2) 分离变量解法与步骤。

第一步:分离变量

$$\frac{1}{g(y)}dy = f(x)dx$$

第二步:两边积分

$$\int \frac{1}{g(y)}dy = \int f(x)dx$$

2. 齐次微分方程

(1) 齐次方程的形式为

$$\frac{dy}{dx} = f\left(\frac{y}{x}\right)$$

齐次方程可通过变量代换,化为可分离变量的微分方程。

(2) 齐次方程的解法与步骤。

第一步:令 $u = \frac{y}{x}$,则 $y = xu$,且

$$\frac{dy}{dx} = u + x\frac{du}{dx}$$

第二步:代入原方程,得关于未知函数为 u,自变量为 x 的可分离变量微分方程

$$u + x\frac{du}{dx} = f(u)$$

第三步:分离变量并两边积分,得函数 u 的通解;

第四步:再将 $u = \frac{y}{x}$ 代回,即可得原齐次方程的通解。

3. 一阶线性微分方程

(1) 一阶线性微分方程的标准形式为

$$y' + p(x)y = q(x)$$

其中 $p(x), q(x)$ 都是 x 的已知函数.

(2) 一阶线性微分方程的常数变易法与步骤.

第一步:经过恒等变形将一阶线性微分方程化为标准形式
$$y' + p(x)y = q(x)$$

第二步:用分离变量法求其所对应的齐次线性微分方程 $y' + p(x)y = 0$ 的通解
$$y_c = C\mathrm{e}^{-\int P(x)\mathrm{d}x}$$

第三步:设 $y = C(x)\mathrm{e}^{-\int p(x)\mathrm{d}x}$ 为一阶线性微分方程 $y' + p(x)y = q(x)$ 的解,代入该方程后,求出待定函数 $C(x)$.

第四步:将 $C(x)$ 代入 $y = C(x)\mathrm{e}^{-\int p(x)\mathrm{d}x}$ 中,即得所求一阶线性微分方程的通解.

在用常数变易解法求解一阶线性微分方程时,只要一阶线性微分方程是 $y' + p(x)y = q(x)$ 的标准形式,则将 $y = C(x)\mathrm{e}^{-\int p(x)\mathrm{d}x}$ 代入微分方程化简整理后,必有
$$C'(x)\mathrm{e}^{-\int p(x)\mathrm{d}x} = q(x)$$
用该结论可以简化运算过程.

(3) 公式法.

第一步:经过恒等变形将一阶线性微分方程化为标准形式
$$y' + p(x)y = q(x)$$

第二步:把相应的 $p(x)$ 和 $q(x)$ 代入通解公式
$$y = \mathrm{e}^{-\int p(x)\mathrm{d}x}\left[\int q(x)\mathrm{e}^{\int p(x)\mathrm{d}x}\mathrm{d}x + C\right], \quad C \text{ 为任意常数}$$
即为所求一阶线性微分方程的通解.

4. 伯努利方程

(1) 伯努利方程的形式为
$$\frac{\mathrm{d}y}{\mathrm{d}x} + P(x)y = Q(x)y^n$$

伯努利方程是非线性微分方程,但可通过适当的变量代换,化为一阶线性微分方程.

(2) 伯努利方程的解法与步骤.

第一步:将教材中方程式(6.6)两边乘以$(1-n)y^{-n}$,得
$$(1-n)y^{-n}\frac{dy}{dx}+(1-n)P(x)y^{1-n}=(1-n)Q(x)$$
第二步:令 $z=y^{1-n}$,代入上式可得以 x 为自变量,z 为未知函数的一阶线性微分方程
$$\frac{dz}{dx}+(1-n)P(x)z=(1-n)Q(x)$$
第三步:解一阶线性微分方程,得函数 z 的通解.
第四步:再代回原变量 y,即可得到原伯努利方程的通解.
本节重点要掌握变量可分离的微分方程和一阶线性微分方程的求解方法. 在实际求解微分方程的过程中,对于一阶微分方程,首先考虑它是否为变量可分离的微分方程,即看是否可以经过恒等变形将其所含的两个变量分离. 其次再考虑它是否为一阶线性微分方程,即看是否可以经过恒等变形将它化为 $y'+p(x)y=q(x)$ 的形式.

6.3 可降阶的二阶微分方程

1. $y''=f(x)$ 型的微分方程

(1) 特点:微分方程 $y''=f(x)$ 的右端是仅含 x 的函数.

(2) 求解方法:对方程 $y''=f(x)$ 两边连续 2 次积分,即可得到该方程的通解.

2. $y''=f(x,y')$ 型的微分方程

(1) 特点:微分方程 $y''=f(x,y')$ 是不明显含有未知函数 y 的二阶微分方程.

(2) 求解方法与步骤.

第一步:设 $y'=p(x)$,则 $y''=\frac{dp}{dx}=p'$,将 y' 和 y'' 代入微分方程 $y''=f(x,y')$,得到一个关于变量 p 与 x 的一阶微分方程
$$p'=f(x,p)$$
第二步:求解一阶微分方程 $p'=f(x,p)$,得其通解为
$$p(x)=\varphi(x,C_1)$$
第三步:把 $y'=p(x)$ 代入 $p(x)=\varphi(x,C_1)$,得

$$y' = \varphi(x, C_1)$$

第四步:对 $y'=\varphi(x,C_1)$ 两边积分,得原微分方程 $y''=f(x,y')$ 的通解为

$$y = \int \varphi(x, C_1)\,\mathrm{d}x + C_2, \quad C_1, C_2 \text{ 为任意常数}$$

3. $y''=f(y,y')$ 型的微分方程

(1) 特点:微分方程 $y''=f(y,y')$ 是不明显含有自变量 x 的二阶微分方程.

(2) 求解方法与步骤.

第一步:设 $y'=p(y)$,则 $y''=p\dfrac{\mathrm{d}p}{\mathrm{d}y}$,将 y' 和 y'' 代入微分方程 $y''=f(y,y')$,得到一个关于变量 p 与 y 的一阶微分方程

$$p\frac{\mathrm{d}p}{\mathrm{d}y} = f(y, p)$$

第二步:求解一阶微分方程 $p\dfrac{\mathrm{d}p}{\mathrm{d}y}=f(y,p)$,得其通解为

$$p = \varphi(y, C_1)$$

第三步:把 $y'=p(y)$ 代入 $p=\varphi(y,C_1)$,得

$$\frac{\mathrm{d}y}{\mathrm{d}x} = \varphi(y, C_1)$$

第四步:用分离变量法解 $\dfrac{\mathrm{d}y}{\mathrm{d}x}=\varphi(y,C_1)$,得原微分方程 $y''=f(y,y')$ 的通解为

$$\int \frac{\mathrm{d}y}{\varphi(y, C_1)} = x + C_2, \quad C_1, C_2 \text{ 为任意常数}$$

本节介绍了三种类型的二阶微分方程的解法,在实际求解微分方程的过程中,对于二阶微分方程,首先要观察微分方程所含变量及其结构特征,根据不同的特征采取不同的方法降阶.需注意以下问题:

(1) 对于 $y''=f(y')$ 形式(既不显含 x 也不显含 y)的微分方程,在求解时既可以设 $y'=p(x)$ 进行降阶,也可以设 $y'=p(y)$ 进行降阶.通常用 $y'=p(x)$ 进行降阶较简便一些,个别情况用 $y'=p(y)$ 进

行降阶,例如 $y''=e^{-(y')^2}$.

(2) 在求解可降阶的二阶微分方程的初值问题时,及时地利用初始条件确定出任意常数 C_1 的值,这样可使后续计算步骤变得简便. 当遇到开平方时,要注意根据题意来确定正负号.

6.4 二阶常系数线性齐次微分方程

(1) 二阶常系数线性齐次微分方程的标准形式为
$$y'' + py' + qy = 0$$
其中 p,q 均为已知常数.

(2) 特征根解法与步骤.

第一步:写出微分方程 $y''+py'+qy=0$ 的特征方程
$$\lambda^2 + p\lambda + q = 0$$

第二步:求出特征方程 $\lambda^2+p\lambda+q=0$ 的两个特征根 λ_1,λ_2.

第三步:根据特征方程根的三种不同情况,按照表 6.1,得出微分方程 $y''+py'+qy=0$ 的通解.

表 6.1 二阶常系数线性齐次微分方程的通解形式

特征方程 $\lambda^2+p\lambda+q=0$ 的两个根 λ_1,λ_2	微分方程 $y''+py'+qy=0$ 的通解
两个不相等的实根 $\lambda_1 \neq \lambda_2$	$y=C_1 e^{\lambda_1 x}+C_2 e^{\lambda_2 x}$
两个相等的实根 $\lambda=\lambda_1=\lambda_2$	$y=(C_1+C_2 x)e^{\lambda x}$
一对共轭复根 $\lambda_{1,2}=\alpha\pm\beta i$	$y=e^{\alpha x}(C_1\cos\beta x+C_2\sin\beta x)$

6.5 二阶常系数线性非齐次微分方程

1. 二阶常系数线性非齐次微分方程

标准形式为
$$y'' + py' + qy = f(x)$$
其中 p,q 均为已知常数.

2. 当 $f(x)$ 取三种常见类型时非齐次方程的解法

(1) 类型 1 $f(x)=P_n(x)$ 型.

第一步:求出原方程所对应的齐次线性方程的通解 Y.

第二步:设特解的形式为 $y^* = Q(x)$,其中 $Q(x)$ 为多项式. 特解的形式将根据 q,p 的取值分为下面三种情形.

① 当 $q \neq 0$ 时,$Q(x)$ 应为 n 次多项式,这时特解的形式为
$$y^* = Q_n(x) = b_n x^n + b_{n-1} x^{n-1} + \cdots + b_1 x + b_0$$

② 当 $q=0$ 且 $p \neq 0$ 时,$Q(x)$ 应为 $n+1$ 次多项式,这时特解的形式为
$$y^* = x Q_n(x) = b_n x^{n+1} + b_{n-1} x^n + \cdots + b_1 x^2 + b_0 x$$

③ 当 $q=0$ 且 $p=0$ 时,$Q(x)$ 应为 $n+2$ 次多项式,这时特解的形式为
$$y^* = x^2 Q_n(x) = b_n x^{n+2} + b_{n-1} x^{n+1} + \cdots + b_1 x^3 + b_0 x^2$$

其中 $b_0, b_1, \cdots, b_n$ 为待定系数,$Q_n(x)$ 是一个关于 x 的 n 次多项式.

第三步:将 $y^*(x)$ 代入原方程,然后令同次幂的系数相等,确定待定系数 $b_0, b_1, \cdots, b_n$,得一个特解 $y^*(x)$.

第四步:写出原微分方程的通解
$$y(x) = Y + y^*(x)$$

(2) 类型 2 $f(x) = P_n(x) e^{\lambda x}$ 型.

第一步:求出原方程所对应的齐次线性方程的通解 Y.

第二步:设其特解的形式为
$$y^* = x^k Q_n(x) e^{\lambda x}$$

其中 $Q_n(x)$ 是与 $P_n(x)$ 同次的多项式,而 k 由 λ 决定,即
$$k = \begin{cases} 0, & \lambda \text{ 不是特征方程的根} \\ 1, & \lambda \text{ 是特征方程的单根} \\ 2, & \lambda \text{ 是特征方程的重根} \end{cases}$$

第三步:将 $y^*(x)$ 代入原方程,然后令同次幂的系数相等,确定待定系数 $b_i (i=0,1,2,\cdots,n)$,得一个特解 $y^*(x)$.

第四步:写出原微分方程的通解
$$y(x) = Y + y^*(x)$$

(3) 类型 3 $f(x) = e^{\lambda x} [P_l(x) \cos \omega x + P_n(x) \sin \omega x]$ 型.

第一步:求出原方程所对应的齐次线性方程的通解 Y.

第二步:设其特解的形式为
$$y^* = x^k e^{\lambda x}[R_m^{(1)}(x)\cos\omega x + R_m^{(2)}(x)\sin\omega x]$$
其中 $R_m^{(1)}(x), R_m^{(2)}(x)$ 是 m 次多项式,$m = \max\{l, n\}$,而 k 由 $\lambda \pm i\omega$ 决定,即
$$k = \begin{cases} 0, & \lambda \pm i\omega \text{ 不是特征方程的根} \\ 1, & \lambda \pm i\omega \text{ 是特征方程的根} \end{cases}$$

第三步:将 $y^*(x)$ 代入原方程,然后令同次幂的系数相等,确定待定系数,得一个特解 $y^*(x)$.

第四步:写出原微分方程的通解
$$y(x) = Y + y^*(x)$$

需要指出的是,常微分方程没有通用的解法,每种方法一般只适用于某类微分方程,本章只学习了微分方程的几种常用方法. 要掌握这些求解方法,首先要正确地识别微分方程的类型,清楚每种类型的微分方程有什么特征;其次应熟记每种类型微分方程的对应解法. 当然,一个微分方程可能有几种求解方法,在求解时,要选取最简单的那种方法以提高求解效率.

【典型例题】

例1 求三参数曲线族 $y = \dfrac{ax+b}{x+c}$ 的微分方程.

解 由 $(x+c)y = ax+b$ 对 x 逐次求导,得
$$y + (x+c)y' = a$$
$$2y' + (x+c)y'' = 0$$
$$3y'' + (x+c)y''' = 0$$
消去 $x+c$,得所求微分方程为
$$2y'y''' - 3(y'')^2 = 0$$

例2 求微分方程 $\dfrac{dy}{dx} = \sqrt{1-y^2}$ 的通解和常数解.

解 当 $\sqrt{1-y^2} \neq 0$ 时,由 $\dfrac{dy}{dx} = \sqrt{1-y^2}$ 分离变量,得

$$\frac{\mathrm{d}y}{\sqrt{1-y^2}} = \mathrm{d}x$$

再两边积分，得 $\arcsin y = x + C$，即得通解为

$$y = \sin(x+C), \quad C \text{ 为任意常数}$$

当 $\sqrt{1-y^2} = 0$ 时，得所求微分方程的常数解为 $y = \pm 1$。

例3 求微分方程 $xy' - x\sin\dfrac{y}{x} - y = 0$ 的通解。

解 原微分方程可化为

$$\frac{\mathrm{d}y}{\mathrm{d}x} - \sin\frac{y}{x} - \frac{y}{x} = 0$$

这是齐次微分方程。令 $\dfrac{y}{x} = u$，即 $y = ux$，则

$$\frac{\mathrm{d}y}{\mathrm{d}x} = u + x\frac{\mathrm{d}u}{\mathrm{d}x}$$

代入原微分方程，得

$$\frac{1}{\sin u}\mathrm{d}u = \frac{1}{x}\mathrm{d}x$$

积分，得 $\ln|\csc u - \cot u| = \ln|x| + \ln|C_1|$，即

$$\csc u - \cot u = Cx$$

其中 $C = \pm C_1$。将 $u = \dfrac{y}{x}$ 代入，得所求微分方程的通解为

$$\csc\frac{y}{x} - \cot\frac{y}{x} = Cx, \quad C \text{ 为任意常数}$$

例4 求微分方程 $y' = \dfrac{y}{y+x}$ 的通解。

解法1 原微分方程可化为

$$\frac{\mathrm{d}y}{\mathrm{d}x} = \frac{\dfrac{y}{x}}{\dfrac{y}{x}+1}$$

这是齐次微分方程。令 $u = \dfrac{y}{x}$ 进行变换，则原微分方程可化为

$$u + x\frac{\mathrm{d}u}{\mathrm{d}x} = \frac{u}{u+1}$$

这是变量可分离的微分方程. 解得其通解为

$$\frac{1}{u} - \ln u = \ln x - \ln C$$

将 $u = \dfrac{y}{x}$ 代入上式并整理, 得原微分方程的通解为

$$y = C\mathrm{e}^{\frac{x}{y}}, \quad C \text{ 为任意常数}$$

解法 2　原微分方程可化为

$$\frac{\mathrm{d}x}{\mathrm{d}y} - \frac{1}{y}x = 1$$

这是以 y 为自变量, x 为未知函数的一阶线性微分方程. 用常数变易法可以求出原微分方程的通解为

$$y = C\mathrm{e}^{\frac{x}{y}}, \quad C \text{ 为任意常数}$$

例 5　求微分方程 $(y^2 - 6x)y' + 2y = 0$ 的通解.

解　分离变量, 得

$$\frac{\mathrm{d}y}{\mathrm{d}x} = \frac{2y}{6x - y^2}$$

取倒数并整理, 得

$$\frac{\mathrm{d}x}{\mathrm{d}y} = 3\frac{x}{y} - \frac{1}{2}y$$

这是以 y 为自变量, x 为未知函数的一阶线性微分方程. 用常数变易法解这个微分方程, 即得原微分方程的通解为

$$x = \frac{1}{2}y^2 + Cy^3, \quad C \text{ 为任意常数}$$

例 6　求微分方程 $\dfrac{\mathrm{d}y}{\mathrm{d}x} - y = xy^5$ 的通解.

解　这是伯努利方程, 方程两端同乘以 y^{-5}, 得

$$y^{-5}\frac{\mathrm{d}y}{\mathrm{d}x} - y^{-4} = x$$

令 $z = y^{-4}$, 则

$$\frac{\mathrm{d}z}{\mathrm{d}x} = -4y^{-5}\frac{\mathrm{d}y}{\mathrm{d}x}$$

代入上式,得
$$-\frac{1}{4}\frac{\mathrm{d}z}{\mathrm{d}x} - z = x$$

这是未知函数为 z 的一阶线性微分方程. 解得通解为
$$z = C\mathrm{e}^{-4x} - x + \frac{1}{4}$$

则原方程通解为
$$y^{-4} = C\mathrm{e}^{-4x} - x + \frac{1}{4}, \quad C \text{ 为任意常数}$$

例 7 求微分方程 $y'' - ay'^2 = 0$ 满足初始条件 $y|_{x=0} = 0$,$y'|_{x=0} = -1$ 的特解.

解法 1 设 $y' = p(x)$,则 $y'' = p'$,代入原微分方程得 $p' = ap^2$,这是变量可分离的微分方程. 解得此微分方程的通解为
$$p = y' = -\frac{1}{ax + C_1}$$

由初始条件 $y'|_{x=0} = -1$,得 $C_1 = 1$,所以
$$y' = -\frac{1}{ax + 1}$$

积分,得
$$y = -\frac{1}{a}\ln|ax + 1| + C_2$$

由初始条件 $y|_{x=0} = 0$,得 $C_2 = 0$. 故原微分方程的特解为
$$y = -\frac{1}{a}\ln|ax + 1|$$

解法 2 设 $y' = p(y)$,$y'' = p\dfrac{\mathrm{d}p}{\mathrm{d}y}$,则
$$p\frac{\mathrm{d}p}{\mathrm{d}y} - ap^2 = 0$$

即
$$\frac{\mathrm{d}p}{p} = a\mathrm{d}y$$

两边积分,得 $p = y' = C_1 \mathrm{e}^{ay}$,由初始条件 $y|_{x=0} = 0$,$y'|_{x=0} = -1$,得 $C_1 = -1$,所以 $y' = -\mathrm{e}^{ay}$,分离变量解得

$$\frac{1}{ae^{ay}} = x + C_2$$

由初始条件 $y|_{x=0}=0$，得 $C_2=\dfrac{1}{a}$，所以

$$\frac{1}{ae^{ay}} = x + \frac{1}{a}$$

故原微分方程的特解为

$$y = -\frac{1}{a}\ln|ax+1|$$

通过以上两种解法可以看出，对既不明显含有自变量 x 也不明显含有未知函数 y 的微分方程，求解时令 $y'=p(x)$ 或 $y'=p(y)$ 均可，一般来说，用前者较简便一些。

例 8 求 $y''=4y$ 满足初始条件 $y|_{x=0}=1, y'|_{x=0}=2$ 的特解。

解法 1 令 $y'=p$，则

$$y'' = \frac{dp}{dx} = \frac{dp}{dy} \cdot \frac{dy}{dx} = p\frac{dp}{dy}$$

将其代入原方程 $y''=4y$ 得

$$p\frac{dp}{dy} = 4y$$

用分离变量法解得 $p^2 = 4y^2 + C_1$，即

$$(y')^2 = 4y^2 + C_1$$

由初始条件 $y|_{x=0}=1, p=y'|_{x=0}=2$，可得 $C_1=0$。所以 $p^2=4y^2$，即 $p=\pm 2y$。这里 $y'=-2y$ 应舍去，因为此时 y' 与 y 异号，不能够满足初始条件。解 $y'=2y$，得其解 $y=e^{2x}+C_2$。再由 $y|_{x=0}=1$，得 $C_2=0$。于是所求微分方程的特解为

$$y = e^{2x}$$

上面解法中，由于及时地利用初始条件确定出了任意常数 C_1 的值，使得后续步骤变得简单，这种技巧经常用到。

解法 2 原微分方程可化为 $y''-4y=0$，这是二阶常系数线性齐次微分方程。其特征方程为 $r^2-4=0$，特征根为 $r_1=-2, r_2=2$，于是原微分方程的通解为

$$y = C_1 e^{-2x} + C_2 e^{2x}$$

由初始条件可得 $C_1=0, C_2=1$,所求特解为
$$y = e^{2x}$$

例 9 求微分方程 $y''-2ay'+y=0$ 的通解.

解 原方程对应的特征方程为 $r^2-2ar+1=0$,特征根为
$$r_{1,2} = \frac{2a \pm \sqrt{4a^2-4}}{2} = a \pm \sqrt{a^2-1}$$

(1) 当 $|a|>1$,即 $a>1$ 或 $a<-1$ 时,特征方程有两个不相等的实根,即
$$r_1 = a+\sqrt{a^2-1}, \quad r_2 = a-\sqrt{a^2-1}$$
这时原方程的通解为
$$y = C_1 e^{(a+\sqrt{a^2-1})x} + C_2 e^{(a-\sqrt{a^2-1})x}$$

(2) 当 $|a|=1$,即 $a=1$ 或 $a=-1$ 时,特征方程有两个相等的实根 $r_1=r_2=a$,这时原方程的通解为
$$y = (C_1+C_2 x)e^{ax}$$

(3) 当 $|a|<1$,即 $-1<a<1$ 时,特征方程有两个共轭复根 $r_{1,2}=a\pm i\sqrt{1-a^2}$,这时原方程的通解为
$$y = e^{ax}(C_1 \sin x\sqrt{1-a^2} + C_2 \cos x\sqrt{1-a^2})$$

例 10 求方程 $y''+4y=\frac{1}{2}(x+\cos 2x)$ 满足初始条件 $y|_{x=0}=0$, $y'|_{x=0}=0$ 的特解.

解 它的特征方程为 $r^2+4=0$,其特征根为 $r_{1,2}=\pm 2i$,所以,方程所对应的齐次线性方程的通解为 $Y=C_1\cos 2x+C_2\sin 2x$,设所给方程的特解为 $y^* = y_1^* + y_2^*$.

(1) 设 $y_1^* = ax+b$,则 $(y_1^*)' = a, (y_1^*)'' = 0$,代入 $y''+4y = \frac{1}{2}x$,得
$$4ax + 4b = \frac{1}{2}x$$
比较两端 x 同次幂的系数,得 $a=\frac{1}{8}, b=0$,由此求得一个特解为
$$y_1^* = \frac{1}{8}x$$

(2) 设 $y_2^* = x(c\cos 2x + d\sin 2x)$，则

$$(y_2^*)' = (c+2dx)\cos 2x + (d-2cx)\sin 2x$$
$$(y_2^*)'' = (4d-4cx)\cos 2x - (4c+4dx)\sin 2x$$

代入 $y'' + 4y = \dfrac{1}{2}\cos 2x$，得

$$4d\cos 2x - 4c\sin 2x = \frac{1}{2}\cos 2x$$

比较 $\sin x$ 及 $\cos x$ 各自的系数，得 $c = 0, d = \dfrac{1}{8}$，所以

$$y_2^* = \frac{1}{8}x\sin 2x$$

从而所求方程的通解为

$$y = C_1\cos 2x + C_2\sin 2x + \frac{1}{8}x + \frac{1}{8}x\sin 2x, \quad C_1, C_2 \text{ 为任意常数}$$

【习题参考答案】

1. (1) 一阶,非线性； (2) 二阶,非线性； (3) 三阶,线性；
   (4) 一阶,非线性； (5) 一阶,线性.
2. (1) 是； (2) 是； (3) 不是； (4) 是； (5) 是； (6) 是.
3. (1) $y = Cx + 1$； (2) $y = \dfrac{1}{\cos x - C}$；
   (3) $(y^2-1)^3(1-x^2)^2 = C$； (4) $e^y = \dfrac{C}{e^x+1} + 1$；
   (5) $y = -\lg(C - 10^x)$； (6) $4(y+1)^3 + 3x^4 = C$.
4. (1) $y = \ln\left(\dfrac{1}{2}e^{2x} + \dfrac{1}{2}\right)$.

   (2) $\dfrac{1}{y\ln y}dy = \dfrac{1}{\sin x}dx \Rightarrow \int \dfrac{1}{y\ln y}dy = \int \dfrac{1}{\sin x}dx \Rightarrow \ln(\ln y) = \ln\left(\tan\dfrac{x}{2}\right) + \ln C \Rightarrow y = e^{C\tan\frac{x}{2}}$. 代入 $y|_{x=\frac{\pi}{2}} = e$，得 $C = 1$，所以特解为 $y = e^{\tan\frac{x}{2}}$.

   (3) $y^2 = (\arctan x)^2 + 1$. (4) $y^2 - 1 = 3(x-1)^2$.
5. (1) 解：移项整理，得

第6章 常微分方程

$$\frac{\mathrm{d}y}{\mathrm{d}x} = \frac{y^2}{xy-x^2} = \frac{\left(\frac{y}{x}\right)^2}{\frac{y}{x}-1}$$

这是齐次方程。令 $u=\frac{y}{x}$，则 $y=xu$，$\frac{\mathrm{d}y}{\mathrm{d}x}=u+x\frac{\mathrm{d}u}{\mathrm{d}x}$，于是有 $u+x\frac{\mathrm{d}u}{\mathrm{d}x}=\frac{u^2}{u-1}$，分离变量，得

$$\left(1-\frac{1}{u}\right)\mathrm{d}u = \frac{\mathrm{d}x}{x}$$

两边积分，得

$$u - \ln|u| + C = \ln|x| \Rightarrow \ln|ux| = u + C$$

再将 $u=\frac{y}{x}$ 代回，即可得原微分方程的通解为

$$\ln|y| = \frac{y}{x} + C, \quad C \text{ 为任意常数}$$

(2) 解：移项整理，得

$$\frac{\mathrm{d}y}{\mathrm{d}x} = \frac{y}{x} - \sqrt{\left(\frac{y}{x}\right)^2 - 1}$$

这是齐次方程。令 $u=\frac{y}{x}$，则 $y=xu$，$\frac{\mathrm{d}y}{\mathrm{d}x}=u+x\frac{\mathrm{d}u}{\mathrm{d}x}$，于是有 $u+x\frac{\mathrm{d}u}{\mathrm{d}x}=u+\sqrt{u^2-1}$，分离变量，得

$$\frac{1}{\sqrt{u^2-1}}\mathrm{d}u = \frac{1}{x}\mathrm{d}x$$

两边积分，得

$$\ln(u+\sqrt{u^2-1}) = \ln x + \ln C \Rightarrow u+\sqrt{u^2-1} = Cx$$

再将 $u=\frac{y}{x}$ 代回，即可得原微分方程的通解为

$$\frac{y}{x} + \sqrt{\left(\frac{y}{x}\right)^2 - 1} = Cx$$

$$y + \sqrt{y^2 - x^2} = Cx^2, \quad C \text{ 为任意常数}$$

(3) 解：这是齐次方程。令 $u=\frac{y}{x}$，则 $y=xu$，$\frac{\mathrm{d}y}{\mathrm{d}x}=u+x\frac{\mathrm{d}u}{\mathrm{d}x}$，于是有 $u+x\frac{\mathrm{d}u}{\mathrm{d}x}=\frac{1}{u}+u$，分离变量，得 $u\mathrm{d}u=\frac{1}{x}\mathrm{d}x$，两边积分，得

$$\frac{1}{2}u^2 = \ln x + C$$

再将 $u=\dfrac{y}{x}$ 代回，即可得原微分方程的通解为
$$y^2 = 2x^2(\ln x + C), \quad C \text{ 为任意常数}$$
将初始条件 $y|_{x=1}=2$ 代入通解，解得 $C=2$，故所求微分方程的特解为
$$y^2 = 2x^2(\ln x + 2)$$

(4) 解：移项整理，得
$$\frac{dy}{dx} = \frac{x^3+y^3}{xy^2} = \left(\frac{x}{y}\right)^2 + \frac{y}{x}$$

这是齐次方程. 令 $u=\dfrac{y}{x}$，则 $y=xu, \dfrac{dy}{dx}=u+x\dfrac{du}{dx}$，于是有 $u+x\dfrac{du}{dx}=\dfrac{1}{u^2}+u$，

分离变量，得 $u^2 du = \dfrac{1}{x}dx$，两边积分，得
$$\frac{1}{3}u^3 = \ln|x| + C$$

再将 $u=\dfrac{y}{x}$ 代回，即可得原微分方程的通解为
$$y^3 = 3x^3(\ln|x|+C), \quad C \text{ 为任意常数}$$
将初始条件 $y|_{x=1}=0$ 代入通解，解得 $C=0$，故所求微分方程的特解为
$$y^3 = 3x^3 \ln|x|$$

(5) 解法 1 原微分方程可化为
$$\frac{dy}{dx} = \frac{\dfrac{y}{x}}{\dfrac{y}{x}-1}$$

这是齐次微分方程. 解这个齐次微分方程，得原微分方程的通解为 $2xy-y^2=c$，满足初始条件的特解为
$$2xy - y^2 = 1$$

解法 2 经过恒等变形将原微分方程化为关于 x 为函数，y 为自变量的一阶线性微分方程
$$\frac{dx}{dy} + \frac{x}{y} = 1$$

解得通解为 $x=\dfrac{1}{2}y+\dfrac{C}{y}$，所求特解为
$$x = \frac{1}{2}\left(y+\frac{1}{y}\right) \quad \text{或} \quad y^2 - 2xy + 1 = 0$$

6. (1) $y=e^{x^2}(\sin x + C)$；　　(2) $y=Cx^3-x^2$；

(3) $y=\left(\dfrac{1}{2}x^2+x+C\right)(x+1)^2$;   (4) $y=(1+x^2)(x+C)$;

(5) $y=(\tan x-1)+Ce^{-\tan x}$;

(6) $y=-\dfrac{1}{3}(1-x^2)+C(1-x^2)^{\frac{1}{4}}$;

(7) 解:这是 $n=\dfrac{4}{3}$ 的伯努利方程,将方程两边乘以 $y^{-\frac{4}{3}}$,得

$$y^{-\frac{4}{3}}y'+\dfrac{2}{x}y^{-\frac{1}{3}}=3x^2$$

令 $z=y^{-\frac{1}{3}}$,代入上式,得 $-3z'+\dfrac{2}{x}z=3x^2$,这是关于未知函数 z 的一阶线性非齐次微分方程,解得 $z=\left(-\dfrac{3}{7}x^{\frac{7}{3}}+C\right)x^{\frac{2}{3}}$,故原微分方程的通解为

$$y^{-\frac{1}{3}}=\left(-\dfrac{3}{7}x^{\frac{7}{3}}+C\right)x^{\frac{2}{3}}, \quad C \text{ 为任意常数}$$

(8) 解:这是 $n=2$ 的伯努利方程,将方程两边乘以 y^{-2},得

$$y^{-2}\dfrac{dy}{dx}+\dfrac{1}{x}y^{-1}=a\ln x$$

即 $-\dfrac{dy^{-1}}{dx}+\dfrac{1}{x}y^{-1}=a\ln x$. 令 $z=y^{-1}$,代入上式,得 $\dfrac{dz}{dx}-\dfrac{1}{x}z=-a\ln x$,这是关于未知函数 z 的一阶线性微分方程,这里

$$p(x)=-\dfrac{1}{x}, \quad q(x)=-a\ln x$$

代入教材中通解公式(6.5),得

$$y^{-1}=z=x\left[C-\dfrac{a}{2}(\ln x)^2\right]$$

故原微分方程的通解为

$$xy\left[C-\dfrac{a}{2}(\ln x)^2\right]=1, \quad C \text{ 为任意常数}$$

7. (1) $y=\dfrac{8}{3}-\dfrac{2}{3}e^{-3x}$;   (2) $y=(-x\cos x+\sin x+1)e^{-x^2}$;

(3) $y=\dfrac{\sqrt{x}-x^3}{5}$;   (4) $x=\dfrac{1}{\sin y}\left(\dfrac{1}{2}\sin^2 y+\dfrac{3}{8}\right)$.

8. (1) $y=e^{-x}-\sin 2x+\dfrac{1}{2}x^2+C_1x+C_2$;

(2) $y=\dfrac{1}{4}e^{2x}+\cos x+C_1x+C_2$;

(3) 解:这是不显含未知函数 y 的二阶微分方程. 设 $y'=p(x)$,则 $y''=p'$ 代

入原微分方程有 $p'-p=x$,这是关于变量 p 与 x 的一阶线性非齐次微分方程,可以求出它的通解为 $p=-x-1+C_1\mathrm{e}^x$,代回原变量,得 $y'=-x-1+C_1\mathrm{e}^x$,再积分,得所求微分方程的通解为

$$y=-\frac{1}{2}x^2-x+C_1\mathrm{e}^x+C_2, \quad C_1,C_2 \text{ 为任意常数}$$

(4) $y=C_1x-C_1\mathrm{e}^{-x}+C_2$;   (5) $2y^{\frac{1}{2}}=C_1x+C_2$;

(6) $y=-\ln|\cos(x+C_1)|+C_2$;   (7) $y^2=16(x+1)$;

(8) $y=3x+x^3+1$;   (9) $y=\left(\frac{1}{2}x+1\right)^4$.

9. (1) $y=C_1\mathrm{e}^{-x}+C_2\mathrm{e}^{\frac{1}{2}x}$;   (2) $y=\mathrm{e}^{3x}(C_1\cos 2x+C_2\sin 2x)$;

(3) $y=(C_1+C_2x)\mathrm{e}^{3x}$;   (4) $y=C_1\mathrm{e}^{-3x}+C_2\mathrm{e}^{-5x}$;

(5) $y=\mathrm{e}^{-2x}(\cos\sqrt{2}x+\sqrt{2}\sin\sqrt{2}x)$;   (6) $y=(6+13x)\mathrm{e}^{-\frac{1}{2}x}$;

(7) $y=\mathrm{e}^{4(1-x)}$;   (8) $y=\mathrm{e}^{-2x}(C_1\cos 5x+C_2\sin 5x)$.

10. (1) 解:方程所对应的齐次线性微分方程为 $2y''+5y'=0$. 它的特征方程为 $2\lambda^2+5\lambda=0$,其特征根为 $\lambda_1=0,\lambda_2=-\frac{5}{2}$. 所以,对应的齐次方程的通解为

$$Y=C_1+C_2\mathrm{e}^{-\frac{5}{2}x}$$

设所给方程的特解为

$$y^*=x(ax^2+bx+c)$$

代入原方程,得

$$15ax^2+(12a+10b)x+4b+5c=5x^2-2x-1$$

比较两端 x 同次幂的系数,得

$$a=\frac{1}{3}, \quad b=-\frac{3}{5}, \quad c=\frac{7}{25}$$

由此求得一个特解为

$$y^*=x\left(\frac{1}{3}x^2-\frac{3}{5}x+\frac{7}{25}\right)$$

从而,所求方程的通解为

$$y=C_1+C_2\mathrm{e}^{-\frac{5}{2}x}+x\left(\frac{1}{3}x^2-\frac{3}{5}x+\frac{7}{25}\right), \quad C_1,C_2 \text{ 为任意常数}$$

(2) 解:该方程属于类型 2,其中 $\lambda=-1,n=1$,方程所对应的齐次微分方程为

$$y''+3y'+2y=0$$

它的特征方程为 $r^2+3r+2=0$,其特征根为 $r_1=-1,r_2=-2$. 所以,方程所对

应的齐次线性方程的通解为
$$Y = C_1 e^{-x} + C_2 e^{-2x}$$
由于 $\lambda = -1$ 是特征方程的单根，所以设特解的形式为
$$y^* = x(a_1 x + a_0) e^{-x}$$
将其代入所给方程，并比较两端的系数，得
$$a_0 = -3, \quad a_1 = \frac{3}{2}$$
由此求得一个特解为
$$y^* = e^{-x} \left(\frac{3}{2} x^2 - 3x \right)$$
从而，所求方程的通解为
$$y = C_1 e^{-x} + C_2 e^{-2x} + e^{-x} \left(\frac{3}{2} x^2 - 3x \right), \quad C_1, C_2 \text{ 为任意常数}$$

(3) 解：该方程属于类型 2，其中 $\lambda = 2, n = 1$，对应的齐次方程的特征方程为 $r^2 - 6r + 9 = 0$，其特征根为 $r_1 = r_2 = 3$. 所以对应的齐次方程的通解为
$$Y = (C_1 + C_2 x) e^{3x}$$
由于 $\lambda = 2$ 是特征方程的重根，所以设特解的形式为
$$y^* = (b_1 x + b_0) e^{2x}$$
将其代入所给方程，得 $b_1 = 1, b_0 = 3$，由此求得一个特解为
$$y^* = (x + 3) e^{2x}$$
故所求方程的通解为
$$y = (C_1 + C_2 x) e^{3x} + (x + 3) e^{2x}, \quad C_1, C_2 \text{ 为任意常数}$$

(4) 解：该方程属于类型 3，其中
$$\lambda = 0, \quad \omega = 1, \quad P_l(x) = 0, \quad P_n(x) = 3, \quad \lambda \pm i\omega = \pm i$$
对应的齐次方程的特征方程为 $r^2 + 1 = 0$，其特征根为 $r = \pm i$. 所以，对应的齐次线性方程的通解为
$$Y = C_1 \cos x + C_2 \sin x$$
由于 $\lambda \pm i\omega = \pm i$ 是特征方程的根，所以应设特解为
$$y^* = x(a_0 \cos x + b_0 \sin x)$$
将其代入所给方程，比较 $\sin x$ 及 $\cos x$ 各自的系数得
$$a_0 = -\frac{3}{2}, \quad b_0 = 0$$
由此求得一个特解为
$$y^* = -\frac{3}{2} x \cos x$$

从而所求方程的通解为
$$y = C_1 \cos x + C_2 \sin x - \frac{3}{2} x \cos x, \quad C_1, C_2 \text{ 为任意常数}$$

(5) 解：该方程属于类型 2，其中 $\lambda = 1, n = 0$，对应的齐次方程的特征方程为 $r^2 + a^2 = 0$，其特征根为 $r_1 = a\mathrm{i}, r_2 = -a\mathrm{i}$。所以对应的齐次方程的通解为
$$Y = C_1 \cos ax + C_2 \sin ax$$
由于 $\lambda = 1$ 不是特征方程的根，所以设特解的形式为
$$y^* = b_0 \mathrm{e}^x$$
将其代入所给方程，得
$$b_0 = \frac{1}{1+a^2}$$
由此求得一个特解为
$$y^* = \frac{\mathrm{e}^x}{1+a^2}$$
故所求方程的通解为
$$Y = C_1 \cos ax + C_2 \sin ax + \frac{\mathrm{e}^x}{1+a^2}, \quad C_1, C_2 \text{ 为任意常数}$$

(6) 解：该方程属于类型 3，其中
$$\lambda = 0, \quad \omega = 1, \quad P_l(x) = x, \quad P_n(x) = 0, \quad \lambda \pm \mathrm{i}\omega = \pm \mathrm{i}$$
它对应的特征方程为 $r^2 + 4 = 0$，其特征根为 $r_{1,2} = \pm 2\mathrm{i}$。所以，方程所对应的齐次线性方程的通解为
$$Y = C_1 \cos 2x + C_2 \sin 2x$$
由于 $\lambda \pm \mathrm{i}\omega = \pm \mathrm{i}$ 不是特征方程的根，所以应设特解为
$$y^* = (a_1 x + a_0) \cos x + (b_1 x + b_0) \sin x$$
将其代入所给方程，比较 $\sin x$ 及 $\cos x$ 各自的系数得
$$a_1 = \frac{1}{3}, \quad a_0 = 0, \quad b_1 = 0, \quad b_0 = \frac{2}{9}$$
由此求得一个特解为
$$y^* = \frac{1}{3} x \cos x + \frac{2}{9} \sin x$$
从而所求方程的通解为
$$y = C_1 \cos 2x + C_2 \sin 2x + \frac{1}{3} x \cos x + \frac{2}{9} \sin x, \quad C_1, C_2 \text{ 为任意常数}$$

(7) 解：该方程属于类型 3，其中
$$\lambda = -2, \quad \omega = 1, \quad P_l(x) = 0, \quad P_n(x) = 1, \quad \lambda \pm \mathrm{i}\omega = -2 \pm \mathrm{i}$$
对应的齐次方程的特征方程为 $\lambda^2 + \lambda - 2 = 0$，其特征根为 $\lambda_1 = 1, \lambda_2 = -2$。所以，

对应的齐次线性方程的通解为
$$Y = C_1 e^x + C_2 e^{-2x}$$
由于 $\lambda \pm i\omega = -2 \pm i$ 不是特征方程的根,所以应设特解为
$$y^* = e^{-2x}(a_0 \cos x + b_0 \sin x)$$
将其代入所给方程,比较 $\sin x$ 及 $\cos x$ 各自的系数得 $a_0 = 0.3, b_0 = -0.1$,由此求得一个特解为
$$y^* = e^{-2x}(0.3\cos x - 0.1\sin x)$$
从而所求方程的通解为
$$y = C_1 e^x + C_2 e^{-2x} + e^{-2x}(0.3\cos x - 0.1\sin x), \quad C_1, C_2 \text{ 为任意常数}$$

(8) 解:该方程属于类型 2,其中 $\lambda=1, n=1$,对应的齐次方程的特征方程为 $r^2 - 2r + 1 = 0$,其特征根为 $r_1 = r_2 = 1$. 所以对应的齐次方程的通解为
$$Y = (C_1 + C_2 x) e^x$$
由于 $\lambda = 1$ 是特征方程的重根,所以设特解的形式为
$$y^* = x^2 (b_1 x + b_0) e^x$$
将其代入所给方程,比较两端的系数,得
$$b_1 = \frac{1}{6}, \quad b_0 = -\frac{1}{2}$$
由此求得一个特解为
$$y^* = x^2 \left(\frac{1}{6} x - \frac{1}{2} \right) e^x$$
故所求方程的通解为
$$y = (C_1 + C_2 x) e^x + x^2 \left(\frac{1}{6} x - \frac{1}{2} \right) e^x, \quad C_1, C_2 \text{ 为任意常数}$$
将初始条件 $y|_{x=1} = 1, y'|_{x=1} = 1$ 代入通解,解得
$$C_1 = \frac{2}{e} - \frac{1}{6}, \quad C_2 = \frac{1}{2} - \frac{1}{6}$$
故所求微分方程的特解为
$$y = \left[\left(\frac{2}{e} - \frac{1}{6} \right) + \left(\frac{1}{2} - \frac{1}{6} \right) x \right] e^x + \left(\frac{1}{6} x^3 - \frac{1}{2} x^2 \right) e^x$$

11. 解:设所求的曲线方程为 $y = y(x), M(x, y)$ 为其上任意点,设过点 $M(x, y)$ 的切线方程为
$$Y - y = y'(X - x)$$
令 $X = 0$,得切线在 y 轴上截距为 $Y = y - xy'$,由题意得
$$y - xy' = 3y$$
这是一个可分离变量的一阶微分方程. 解这个微分方程得通解为

$$yx^2 = C$$

又因为曲线过点$(1,1)$,故所求曲线的方程为

$$yx^2 = 1$$

12. **解**:由题意知 $y' = \dfrac{1}{x}(\sin x - y)$,并且 $y|_{x=\pi} = 1$. 代入教材中通解公式(6.5),得

$$y = e^{-\int \frac{1}{x}dx}\left(\int \frac{\sin x}{x} \cdot e^{\int \frac{1}{x}dx}dx + C\right) = e^{-\ln x}\left(\int \frac{\sin x}{x} \cdot e^{\ln x}dx + C\right)$$

$$= \frac{1}{x}\left(\int \sin x\, dx + C\right) = \frac{1}{x}(-\cos x + C)$$

即所求微分方程的通解为

$$y = \frac{1}{x}(-\cos x + C), \quad C \text{ 为任意常数}$$

将初始条件 $y|_{x=\pi} = 1$ 代入通解,解得 $C = \pi - 1$. 故所求微分方程的特解为

$$y = \frac{1}{x}(-\cos x + \pi - 1)$$

13. **解**:设物体在 t 时刻的温度为 $T = T(t)$,依题意,有

$$\begin{cases} \dfrac{dT}{dt} = -k(T - 20), \\ T|_{t=0} = 100, \\ T|_{t=20} = 60, \end{cases} \quad \text{比例系数 } k > 0$$

解得该物体的温度 T 随时间 t 的变化规律为

$$T = 20 + 80 e^{-\frac{\ln 2}{20}t}$$

当 $T = 30$ 时,代入上式可得 $t = 60$. 所以,要使物体温度降至 30℃,需用 60 分钟时间.

【补充习题】

一、判断题

1. 微分方程的解可以是显函数,也可以是隐函数. (   )

2. $y\,dx - (y^2 - 5x)dy = 0$ 是以 y 为自变量,x 为未知函数的一阶线性微分方程. (   )

3. 若 y_1 和 y_2 是二阶齐次线性微分方程的解,则 $C_1 y_1 + C_2 y_2$ (C_1, C_2 为任意常数)是其通解. (   )

4. 函数 $y_1=e^{-2x}$ 与 $y_2=e^{1-2x}$ 线性无关. （　　）

二、填空题

1. 形如 $f(x)dx=g(y)dy$ 的微分方程称为_____.

2. 微分方程 $(y-x)dx+y(\ln y-\ln x)dy=0$ 是_____阶微分方程.

3. 微分方程 $xy''+2x^2(y')^3+x^3y=x^4+1$ 是_____阶微分方程.

4. $y''-2\sqrt{3}y'+3y=0$ 的特征根为_____.

5. 设二阶常系数线性齐次微分方程的特征方程为 $r^2-2r+1=0$, 则该方程的通解为_____.

6. 微分方程 $y''+4y=0$ 的通解为_____.

三、选择题

1. 下列微分方程是线性微分方程的是_____.

A. $y'+y^3=0$　　　　　　B. $y'-y\cos y=x$

C. $y'+xy=x^2$　　　　　　D. $y'-\cos y+y=x$

2. 下列是可分离变量的微分方程的是_____.

A. $(xy^2+x)dx+(x^2y-y)dy=0$

B. $\dfrac{dy}{dx}=x^2+y^2$

C. $xdy+ydx+1=0$

D. $\dfrac{dy}{dx}=x^3-y^3$

3. 微分方程 $y''+2y'+y=0$ 的两个线性无关的特解为_____.

A. e^x 与 e^{-x}　　　　　　B. e^{-x} 与 xe^{-x}

C. e^{-x} 与 e^{2x}　　　　　　D. e^{-x} 与 $2e^{-x}$

4. 方程 $\dfrac{dy}{dx}=\sqrt{y}$ 的常数解是_____.

A. $y=x$　　　　　　B. $y=1$

C. $y=-1$　　　　　　D. $y=0$

5. 微分方程 $y\ln xdx+x\ln ydy=0$ 满足初始条件 $y|_{x=e}=e$ 的特解是_____.

A. $\ln x^2 + \ln y^2 = 0$ B. $\ln x^2 + \ln y^2 = 2$

C. $\ln^2 x - \ln^2 y = 0$ D. $\ln^2 x - \ln^2 y = 2$

6. 下列方程中,通解为 $y = C_1 e^x + C_2 x e^x$ 的微分方程是_____.

A. $y'' - 2y' + y = 0$ B. $y'' + 2y' + y = 1$

C. $y' + y = 0$ D. $y' = y$

7. $y' + 2y - 2x = 0$ 的通解是_____.

A. $y = x - \dfrac{1}{2}x + C e^{-2x}$ B. $y = x - \dfrac{1}{2}x + e^{-2x} + C$

C. $y = x - \dfrac{1}{2} + C e^{-2x}$ D. $y = x - \dfrac{1}{2} + e^{-2x} + C$

8. 微分方程 $\dfrac{d^2 x}{dt^2} + \omega^2 x = 0$ 的通解为 $x = $ _____.

A. $C_1 \cos \omega t + C_2 \sin \omega t$ B. $C \cos \omega t$

C. $C \sin \omega t$ D. $\cos \omega t + \sin \omega t$

四、解答题

1. 对下面各已知曲线族(其中 C, C_1, C_2, C_3 都是任意常数),求出相应的微分方程.

(1) $y = Cx + C^2$;   (2) $xy = C_1 e^x + C_2 e^{-x}$;

(3) $y = C_1 \sin 2x + C_2 \cos 2x$;

(4) $(y - C_2)^2 = 4 C_1 x$.

2. 求下列微分方程的通解或满足初始条件的特解.

(1) $xy' + y - e^x = 0, y|_{x=a} = b$;

(2) $(x - 2xy - y^2)y' + y^2 = 0$;

(3) $xy' - y - \sqrt{x^2 - y^2} = 0, y|_{x=1} = 1$;

(4) $(y''')^2 + (y'')^2 = 1$;   (5) $\dfrac{dy}{dx} + \dfrac{1}{x} y = x^2 y^6$;

(6) $(x + y)(dx - dy) = dx + dy$.

3. 曲线上任一点的切线与两坐标轴所围成的三角形的面积都等于常数 a^2,求该曲线所满足的微分方程.

第6章 常微分方程

【补充习题参考答案】

一、判断题
1. √. 2. √. 3. ×. 4. ×.

二、填空题
1. 变量可分离的微分方程. 2. 一. 3. 二. 4. $\lambda_1=\lambda_2=\sqrt{3}$.
5. $y=\mathrm{e}^x(C_1+C_2 x)$. 6. $C_1\cos 2x+C_2\sin 2x$.

三、选择题
1. C. 2. A. 3. B. 4. D. 5. D. 6. A. 7. C.
8. A.

四、解答题
1. (1) $y=xy'+(y')^2$；   (2) $xy''+2y'-xy=0$；
(3) $y''+4y=0$；   (4) $2xy''+y'=0$.

2. (1) $y=\dfrac{1}{x}(\mathrm{e}^x+ab-\mathrm{e}^a)$.

(2) 提示：经过恒等变形将原微分方程化为关于 x 为函数，y 为自变量的一阶线性微分方程 $\dfrac{\mathrm{d}x}{\mathrm{d}y}=-\dfrac{1-2y}{y^2}x+1$，解此微分方程得通解为 $x=y^2(1+C\mathrm{e}^{\frac{1}{y}})$.

(3) 提示：将原微分方程可化为齐次微分方程 $y'=\varphi\left(\dfrac{y}{x}\right)$，令 $u=\dfrac{y}{x}$，所求特解为 $y=x\sin\left(\ln|x|+\dfrac{\pi}{2}\right)$.

(4) 提示：令 $y''=P(x),y'''=\dfrac{\mathrm{d}P}{\mathrm{d}x}$，则方程可化为

$$\left(\dfrac{\mathrm{d}P}{\mathrm{d}x}\right)^2+P^2=1 \quad \text{或} \quad \dfrac{\mathrm{d}P}{\mathrm{d}x}=\pm\sqrt{1-P^2}$$

对微分方程 $\dfrac{\mathrm{d}P}{\mathrm{d}x}=\pm\sqrt{1-P^2}$ 分别求解，得所求通解为

$$y=-\cos(x+C_1)+C_2 x+C_3$$

(5) 提示：方程两端同乘以 y^{-6}，得

$$y^{-6}\dfrac{\mathrm{d}y}{\mathrm{d}x}+\dfrac{1}{x}y^{-5}=x^2$$

令 $z=y^{-5}$，则 $\dfrac{\mathrm{d}z}{\mathrm{d}x}=-5y^{-6}\dfrac{\mathrm{d}y}{\mathrm{d}x}$，代入上式，得 $-\dfrac{1}{5}\dfrac{\mathrm{d}z}{\mathrm{d}x}+\dfrac{1}{x}z=x^2$，解得通解为

$z = \dfrac{2}{5}x^3 + Cx^5$,故原方程通解为

$$y^{-5} = \dfrac{2}{5}x^3 + Cx^5$$

(6) 解:方程两边同时乘以 $\dfrac{1}{x+y}$,得 $dx - dy = \dfrac{dx + dy}{x+y}$,即 $d(x-y) = d\ln(x+y)$,原方程的通解为

$$x - y = \ln(x+y) + C$$

3. 解:过点 (x,y) 的切线的横截距与纵截距分别为 $x - \dfrac{y}{y'}$ 和 $y - xy'$. 根据题意得

$$\dfrac{1}{2}\left(x - \dfrac{y}{y'}\right)(y - xy') = a^2$$

【自测题】

一、判断题(每小题 3 分,共 18 分)

1. 微分方程的解一定是显函数. (　　)

2. 常微分方程通解的图形是一族积分曲线,且这些曲线在横坐标相等的点处切线斜率相同. (　　)

3. $\dfrac{1}{y}y' + 3xy\ln y = 0$ 是可分离变量的微分方程. (　　)

4. $\dfrac{d^2 w}{d\alpha^2} + 3\dfrac{dw}{d\alpha} = w$ 是二阶常系数线性齐次微分方程. (　　)

5. $\dfrac{dy}{dx} = 5x - 2x^2 y$ 不是一阶线性微分方程. (　　)

6. 对于 $y'' = f(y')$ 形式的微分方程,在求解时只能设 $y' = p(x)$ 进行降阶. (　　)

二、填空题(每小题 3 分,共 18 分)

1. 微分方程中未知函数导数的最高阶数,称为微分方程的_____.

2. 微分方程 $\left(\dfrac{dy}{dx}\right)^2 - y^2 = 0$ 是_____阶微分方程.

3. 在求解 $y''=f(y,y')$ 型的微分方程时,一般设 $y'=$ _____ 进行降阶.

4. 函数 $y=\dfrac{x^3}{5}+\dfrac{x^2}{2}+C$ 所满足的一阶方程是 _____.

5. 某二阶常系数线性齐次微分方程的两个解 $y=\varphi_1(x)$, $y=\varphi_2(x)$ 满足 _____ 关系时,$y=C_1\varphi_1(x)+C_2\varphi_2(x)$ 为该微分方程的通解.

6. 设二阶常系数线性齐次微分方程的特征根为 $r=1\pm 3i$,则该微分方程的通解为 _____.

三、选择题(每小题 4 分,共 24 分)

1. 下列微分方程是线性微分方程的是 _____.
   A. $y'+y^3=0$　　　　　　B. $y'-y\cos y=x$
   C. $y'+xy=x^2$　　　　　　D. $y'-\cos y+y=x$

2. 满足曲线 $y=f(x)$ 上点 (x,y) 处的切线斜率等于该点的横坐标的平方的微分方程是 _____.
   A. $\mathrm{d}y=x^2$　　　　　　B. $\mathrm{d}y=x^2\mathrm{d}x$
   C. $y'=x^2\mathrm{d}x$　　　　　　D. $y=x^2\mathrm{d}x$

3. $\dfrac{\mathrm{d}y}{\mathrm{d}x}=\dfrac{1}{x}$ 的通解是 _____.
   A. $y=\ln|x|$　　　　　　B. $y=C$
   C. $y=\ln x+C$　　　　　　D. $y=\ln|x|+C$

4. $y''-6y'+13y=0$ 的特征方程为 _____.
   A. $r^2-6r+13=0$　　　　　　B. $y^2-6y+13=0$
   C. $y''-y'+y=0$　　　　　　D. $y''-6y'+13y=0$

5. 函数 $y=C_1 e^{2x+C_2}$ 是微分方程 $y''-y'-2y=0$ 的 _____.
   A. 通解　　　　　　B. 特解
   C. 不是解
   D. 是解,但不是通解,也不是特解

6. 微分方程 $x\ln x \cdot y''=y'$ 的通解是 _____.
   A. $y=C_1 x\ln x+C_2$　　　　　　B. $y=C_1 x(\ln x-1)$
   C. $y=C_1 x(\ln x-1)+C_2$　　　　D. $y=x\ln x$

四、求下列各微分方程的通解（每小题 6 分，共 24 分）

1. $y' - \dfrac{2}{x} y = x^2 \sin 3x.$ 2. $y'' - 4y' + 3y = 0.$

3. $y'' = x \cos x.$ 4. $y'' = y' + x.$

五、求下列各微分方程在初始条件下的特解（每小题 8 分，共 16 分）

1. $(1 + e^x) y y' = e^x, y|_{x=0} = 1.$

2. $y y'' - (y')^2 = 0, y|_{x=0} = 1, y'|_{x=0} = \dfrac{1}{2}.$

【自测题参考答案】

一、判断题

1. ×. 2. √. 3. √. 4. √. 5. ×. 6. ×.

二、填空题

1. 阶. 2. 一. 3. $p(y)$. 4. $\dfrac{dy}{dx} = \dfrac{3}{5} x^2 + x.$ 5. 线性无关.

6. $y = e^x (C_1 \cos 3x + C_2 \sin 3x).$

三、选择题

1. C. 2. B. 3. D. 4. A. 5. D. 6. C.

四、求下列各微分方程的通解

1. $y = x^2 \left(C - \dfrac{1}{3} \cos 3x \right).$ 2. $y = C_1 e^x + C_2 e^{3x}.$

3. $y = -x \cos x + 2 \sin x + C_1 x + C_2.$ 4. $y = -\dfrac{1}{2} x^2 - x + C_1 e^x + C_2.$

五、求下列各微分方程在初始条件下的特解

1. $y^2 = 2\ln(1 + e^x) + 1 - \ln 4.$ 2. $y = e^{\frac{1}{2} x}.$

第 7 章 概率论基础

【目的与要求】

1. 掌握

(1) 古典概型的定义,概率的统计定义和计算.

(2) 概率的加法公式、条件概率、概率乘法公式及其在计算概率中的应用.

(3) 全概率公式和贝叶斯公式及其在计算概率中的应用.

(4) 事件独立性的概念及其应用.

(5) 随机变量的分布函数、性质及其应用.

(6) 离散型随机变量概率分布的性质和求法;二项分布、泊松分布及其应用.

(7) 连续型随机变量概率密度、分布函数的性质与概率计算;指数分布、正态分布及其应用.

(8) 随机变量数字特征(数字期望和方差)的性质及其应用.

2. 熟悉

(1) 事件之间的关系与运算.

(2) 独立重复试验和伯努利概型.

(3) 全概率公式和逆概率公式的关系和逆概率公式的应用.

(4) 离散型随机变量函数的分布和求法.

(5) 协方差及其应用.

3. 了解

(1) 随机变量的意义.

(2) 连续型随机变量函数的分布和求法.

【重点与难点】

7.1 随机事件及概率

事件之间的关系与运算：

(1) 事件的包含关系：若 A 发生必然导致 B 发生，则 $B \supset A$（或 $A \subset B$）.

(2) 事件相等：若 $A \subset B$ 且 $B \subset A$，则称事件 $A = B$.

(3) 和事件：事件 A 和 B 至少有一个发生，即 $A \cup B$.

(4) 差事件：事件 A 发生而 B 不发生，即 $A - B$.

(5) 积事件：事件 A 与 B 同时发生，即 $A \cap B$ 或 AB.

(6) 互不相容事件：事件 A, B 不能同时发生，即 $AB = \varnothing$.

一般地，在某试验中的 n 个事件 $A_1, A_2, \cdots, A_n$，若 $A_i A_j = \varnothing$ ($i \neq j; i, j = 1, 2, \cdots, n$)，则 $A_1, A_2, \cdots, A_n$ 互不相容.

(7) 互逆事件：事件 A 与事件 B 在一次试验中必且只有一个发生 ($AB = \varnothing$ 且 $A \cup B = \Omega$)，即 $B = \bar{A}$.

(8) 完备事件组：设 $A_1, A_2, \cdots, A_n$ 是两两互不相容的事件，$P(A_i) > 0 (i = 1, 2, \cdots, n)$，且 $\bigcup_{i=1}^{n} A_i = \Omega$，则称 $A_1, A_2, \cdots, A_n$ 构成一个完备事件组.

本节内容是概率论的基础，正确理解事件的集合描述、随机事件、事件之间的关系，对理解后面的内容非常重要.

7.2 概率的性质及基本公式

1. 利用统计定义近似计算事件的概率

当试验次数 n 充分大时，可用事件 A 的频率 $f_n(A) = \dfrac{k}{n}$ 作为事件 A 的概率近似值，即

$$P(A) = p \approx \frac{k}{n}$$

2. 利用古典定义计算事件的概率

若随机试验为古典概型,设所有的基本事件的个数为 n,事件 A 中含有 k 个基本事件,则事件 A 发生的概率

$$P(A) = \frac{A \text{ 中所包含的基本事件数}}{\text{所有基本事件总数}} = \frac{k}{n}$$

3. 利用概率公式计算事件的概率

(1) 概率加法公式.

$$P(A \cup B) = \begin{cases} P(A) + P(B), & A,B \text{ 互斥} \\ P(A) + P(B) - P(AB), & A,B \text{ 任意} \end{cases}$$

可以推广到有限个事件的情形.

(2) 条件概率公式.

设 A,B 是随机试验中的两个事件,且 $P(A) > 0$,则

$$P(B|A) = \frac{P(AB)}{P(A)}$$

(3) 概率乘法公式.

$$P(AB) = \begin{cases} P(A)P(B|A) = P(B)P(A|B), & A,B \text{ 任意} \\ P(A)P(B), & A,B \text{ 独立} \end{cases}$$

可以推广到有限个事件的情形.

(4) 全概率公式.

设 $A_1, A_2, \cdots, A_n$ 是两两互不相容的事件,$P(A_i) > 0 (i=1, 2, \cdots, n)$,且 $\bigcup_{i=1}^{n} A_i = \Omega$,则对于任意事件 B,有

$$P(B) = \sum_{i=1}^{n} P(A_i) P(B|A_i)$$

事件组 $A_1, A_2, \cdots, A_n$ 是一个完备事件组.利用全概率公式的关键是找到这样一个完备事件组,使复杂事件 B 的发生是由完备事件组 $A_1, A_2, \cdots, A_n$ 中各事件的发生所致,然后将 B 分解给各 $A_i (i=1, 2, \cdots, n)$,即 $BA_i (i=1, 2, \cdots, n)$,这样复杂事件 B 的概率就转化为求 n 个互不相容的简单事件 $BA_i (i=1, 2, \cdots, n)$ 的概率之和.

(5) 贝叶斯公式.

设 $A_1, A_2, \cdots, A_n$ 是一完备事件组,B 为任一事件且 $P(B) > 0$,则

$$P(A_j|B) = \frac{P(A_j)P(B|A_j)}{\sum_{i=1}^{n} P(A_i)P(B|A_i)}, \quad j = 1, 2, \cdots, n$$

(6) 二项概率公式.

设一次试验中 A 出现的概率为 $p(0<p<1)$,则在 n 重伯努利试验中事件 A 恰好出现了 k 次的概率为

$$P_n(k) = C_n^k p^k (1-p)^{n-k} = C_n^k p^k q^{n-k}$$
$$k = 0, 1, 2, \cdots, n; \quad q = 1 - p$$

当 n 充分大, p 很小, 而 np 不太大时,可直接利用以下近似公式:

$$P_n(k) \approx \frac{\lambda^k}{k!} e^{-\lambda}, \quad \lambda = np$$

学习本节内容,首先要正确理解条件概率、乘法公式、全概率公式、贝叶斯公式的含义,事件独立性的概念;其次要能熟练地用事件概念(字母表示——形式化)表述具体的事件,进而与公式中的符号相一致.

7.3 随机变量及其概率分布

1. 随机变量的分布函数

(1) 随机变量的分布函数:对于任意实数 x,随机变量 X 的分布函数为

$$F(x) = P\{X \leqslant x\}$$

(2) 分布函数的性质:

① $0 \leqslant F(x) \leqslant 1$;

② $F(-\infty) = \lim\limits_{x \to -\infty} F(x) = 0, F(+\infty) = \lim\limits_{x \to +\infty} F(x) = 1$;

③ 对于任意 $x_1 < x_2$,有 $F(x_1) \leqslant F(x_2)$;

④ $F(x)$ 右连续,即 $F(x) = F(x+0)$.

2. 离散型随机变量

(1) 离散型随机变量的概率分布:设随机变量 X 只可能取值 $x_1, x_2, \cdots x_n, \cdots$,则离散型随机变量 X 概率分布为

$$P\{X = x_i\} = P(x_i) = p_i, \quad i = 1, 2, \cdots$$

(2) 离散型随机变量概率分布的性质:

① $p_i \geqslant 0(i=1,2,\cdots)$；

② $\sum\limits_{i=1}^{\infty} p_i = 1$.

（3）离散型随机变量的分布函数：
$$F(x) = P\{X \leqslant x\} = \sum_{x_i \leqslant x} P\{X = x_i\} = \sum_{x_i \leqslant x} p_i$$

一般地，随机变量 X 的概率分布为

X	x_1	x_2	x_3	$\cdots$	x_n	$\cdots$
P	p_1	p_2	p_3	$\cdots$	p_n	$\cdots$

则它的分布函数为

$$F(x) = \begin{cases} 0, & x < x_1 \\ p_1, & x_1 \leqslant x < x_2 \\ p_1 + p_2, & x_2 \leqslant x < x_3 \\ \cdots\cdots \\ \sum\limits_{k=1}^{i-1} p_k, & x_{i-1} \leqslant x < x_i \\ \cdots\cdots \end{cases}$$

3. 连续型随机变量

（1）连续型随机变量的分布函数和概率密度．

如果对于随机变量 X 的分布函数 $F(x)$，存在函数 $f(x) \geqslant 0$ ($-\infty < x < +\infty$)，使得对于任意实数 x，有

$$F(x) = P\{X \leqslant x\} = \int_{-\infty}^{x} f(x) \mathrm{d}x$$

则称 X 为连续型随机变量，函数 $f(x)$ 称为 X 的概率密度．

（2）概率密度的性质：

① $f(x) \geqslant 0 (-\infty < x < +\infty)$；

② $\int_{-\infty}^{+\infty} f(x) \mathrm{d}x = 1$；

③ $P\{a < X \leqslant b\} = F(b) - F(a) = \int_a^b f(x) \mathrm{d}x$；

④ 对任意实数 $C, P(X=C) = 0$；

⑤ 如果 $f(x)$ 在点 x 处连续,则 $F'(x)=f(x)$.

4. 离散型随机变量函数概率分布的求法

设离散型随机变量 X 的概率分布为

X	x_1	x_2	$\cdots$	x_i	$\cdots$
P	p_1	p_2	$\cdots$	p_i	$\cdots$

求随机变量 X 的函数 $Y=g(X)$ 的概率分布.

首先将 X 的取值代入函数关系式,求出随机变量 Y 相应的取值 $y_i=g(x_i)(i=1,2,\cdots)$.

如果 $y_i(i=1,2,\cdots)$ 的值各不相等,则 Y 的概率分布为

Y	y_1	y_2	$\cdots$	y_i	$\cdots$
P	p_1	p_2	$\cdots$	p_i	$\cdots$

如果 $y_i=g(x_i)(i=1,2,\cdots)$ 中出现相同的函数值,如 $y_i=g(x_i)=g(x_k)(i\neq k)$,则在 Y 的分布列中,Y 取 y_i 的概率为 $P\{Y=y_i\}=P\{X=x_i\}+P\{X=x_k\}=p_i+p_k$.

学习本节内容要正确理解分布函数、概率分布和概率密度的含义及其性质;利用概率分布和概率密度解决实际问题是本节的难点.

7.4 随机变量的数字特征

1. 数学期望

设 X 是一个随机变量,$y=g(x)$ 为连续实函数.

(1) 若 X 是离散型随机变量,其分布列为 $P\{X=x_i\}=p_i(i=1,2,\cdots)$,则

$$EX=\sum_{i=1}^{\infty}x_ip_i, \quad EY=Eg(X)=\sum_{i=1}^{\infty}g(x_i)p_i$$

(2) 若 X 是连续型随机变量,其密度函数为 $f_X(x)$,则

$$EX=\int_{-\infty}^{+\infty}xf(x)\mathrm{d}x$$

$$EY = Eg(X) = \int_{-\infty}^{+\infty} g(x) f_X(x) \mathrm{d}x$$

(3) 数学期望的性质：
① $E(C)=C$，C 为常数；
② $E(CX)=CEX$，C 为常数；
③ $E(X_1+X_2+\cdots+X_n)=EX_1+EX_2+\cdots+EX_n$；
④ 如果 X_1，X_2 独立，则 $E(X_1 X_2)=EX_1 \cdot EX_2$。

2. 方差与协方差

(1) 方差。
设 X 是一个随机变量，其数学期望为 EX，则 X 的方差为
$$DX = E(X-EX)^2$$
标准差为 $\sqrt{DX}$；方差的简化计算式为
$$DX = EX^2 - (EX)^2$$

(2) 方差的性质：
① 设 C 为常数，则 $DC=0$；
② 如果 X 为随机变量，C 为常数，则 $D(CX)=C^2 DX$；
③ 如果 X 为随机变量，C 为常数，则有 $D(X+C)=DX$；
④ 如果 n 个随机变量 $X_1, X_2, \cdots, X_n$ 相互独立，则
$$D(X_1 \pm X_2 \pm \cdots \pm X_n) = DX_1 + DX_2 + \cdots + DX_n$$

(3) 协方差。
设 X, Y 是随机变量，且 EX 和 EY 都存在，则随机变量 X 与 Y 的协方差为
$$\mathrm{cov}(X,Y) = E[(X-EX)(Y-EY)]$$

(4) 协方差的性质：
① $\mathrm{cov}(X,Y)=\mathrm{cov}(Y,X)$；
② $\mathrm{cov}(aX,bY)=ab\mathrm{cov}(X,Y)$，其中 a, b 为任意常数；
③ $\mathrm{cov}(C,X)=0$，其中 C 为任意常数；
④ $\mathrm{cov}(X_1+X_2,Y)=\mathrm{cov}(X_1,Y)+\mathrm{cov}(X_2,Y)$；
⑤ 如果 X 与 Y 相互独立，则 $\mathrm{cov}(X,Y)=0$。

3. 常见概率分布及其数字特征

常见概率分布及其数字特征见表 7.1。

表 7.1 常见概率分布及其数字特征

名 称	概率分布或概率密度	数学期望	方 差
二点分布 $B(1,P)$	$P(X=x)=p^x(1-p)^{1-x}$ $x=0,1$	$EX=p$	$DX=p(1-p)$
二项分布 $B(n,p)$	$P\{X=k\}=C_n^k p^k q^{n-k}$ $q=1-p$, $k=0,1,\cdots,n$	$EX=np$	$DX=npq$
泊松分布 $p(\lambda)$	$P\{X=k\}=\dfrac{\lambda^k}{k!}e^{-\lambda}$ $k=0,1,2,\cdots$	$EX=\lambda$	$DX=\lambda$
均匀分布 $U(a,b)$	$f(x)=\begin{cases}\dfrac{1}{b-a}, & a\leqslant x\leqslant b\\ 0, & \text{其他}\end{cases}$	$EX=\dfrac{b+a}{2}$	$DX=\dfrac{(b-a)^2}{12}$
指数分布 $\mathrm{Exp}(\lambda)$	$f(x)=\begin{cases}\lambda e^{-\lambda x}, & x\geqslant 0\\ 0, & x<0\end{cases}$	$EX=\dfrac{1}{\lambda}$	$DX=\dfrac{1}{\lambda^2}$
正态分布 $N(\mu,\sigma^2)$	$f(x)=\dfrac{1}{\sqrt{2\pi}\sigma}e^{-\frac{(x-\mu)^2}{2\sigma^2}}$ $-\infty<x<+\infty$	$EX=\mu$	$DX=\sigma^2$
标准正态分布 $N(0,1)$	$f(x)=\dfrac{1}{\sqrt{2\pi}}e^{-\frac{x^2}{2}}$ $-\infty<x<+\infty$	$EX=0$	$DX=1$

【典型例题】

例 1 一只口袋装有 10 只球,其中 6 只白球,4 只红球.从袋中取 3 只球,取球方式分为两种:(1) 有放回;(2) 无放回.求取到:

① $A=$"3 只白球"的概率;

② $B=$"2 只白球,1 只红球"的概率;

③ $C=$"红、白、红"的概率.

解 (1) 有放回情形:此时每次均可从口袋的 10 个球中任取 1 只,因此总取球方法有 $10\times 10\times 10$.

① 有利于 A 事件发生的可能种数 $=6\times 6\times 6$,则由定义,得

$$P(A) = \frac{6\times 6\times 6}{10\times 10\times 10} = \frac{6^3}{10^3}$$

同理：

② $P(B) = \dfrac{C_3^2 \times 6 \times 6 \times 4}{10\times 10\times 10} = \dfrac{432}{10^3}.$

③ $P(C) = \dfrac{4 \times 6 \times 4}{10\times 10\times 10} = \dfrac{96}{10^3}.$

(2) 无放回情形：

① $P(A) = \dfrac{C_6^3}{C_{10}^3}.$

② $P(B) = \dfrac{C_6^2 C_4^1}{C_{10}^3}.$

③ $P(C) = \dfrac{4\times 6\times 3}{10\times 9\times 8}.$

例2 设某光学仪器厂制造的透镜，第一次落下时打破的概率为 $1/2$；若第一次落下未打破，第二次落下打破的概率为 $7/10$；若前两次落下未打破，第三次落下打破的概率为 $9/10$. 试求透镜落下三次而未打破的概率.

分析 落下三次而球未被打破，那只能是每一次都没有被打破，如果用 $A_i (i=1,2,3)$ 表示事件"透镜第 i 次落下打破"，则所求概率为 $P(\bar{A}_1 \bar{A}_2 \bar{A}_3)$.

解法1 设 $A_i(i=1,2,3)$ 表示事件"透镜第 i 次落下打破"，B 表示事件"透镜落下三次而未打破". 则

$$P(B) = P(\bar{A}_1 \bar{A}_2 \bar{A}_3) = P(\bar{A}_1) P(\bar{A}_2 \mid \bar{A}_1) P(\bar{A}_3 \mid \bar{A}_1 \bar{A}_2)$$

已知

$$P(A_1) = \frac{1}{2}, \quad P(A_2 \mid \bar{A}_1) = \frac{7}{10}, \quad P(A_3 \mid \bar{A}_1 \bar{A}_2) = \frac{9}{10}$$

所以

$$P(B) = \left(1 - \frac{1}{2}\right)\left(1 - \frac{7}{10}\right)\left(1 - \frac{9}{10}\right) = \frac{3}{200}$$

解法2 可以考虑问题的反面，即求打破的概率，即

$$P(\bar{B}) = P(A_1) + P(\bar{A}_1 A_2) + P(\bar{A}_1 \bar{A}_2 A_3)$$

$$= \frac{1}{2} + \frac{1}{2} \times \frac{7}{10} + \left(1 - \frac{1}{2}\right)\left(1 - \frac{7}{10}\right)\frac{9}{10} = \frac{197}{200}$$

所以
$$P(B) = 1 - P(\bar{B}) = \frac{3}{200}$$

例 3 从过去的资料中知道,在出口罐头导致索赔事件中,主要出现三种状况:质量问题、数量短缺问题和包装问题,统计表明,它们分别占 50%,30%,20%. 有时出现索赔事件,可以经过双方协商解决. 已知在以上三种状况下,经过协商解决了的索赔事件分别占 40%,60%,75%. 现在发生一起索赔事件,已知该事件经过协商解决了,问它不属于质量问题的概率是多少?

分析 这个问题是已经知道结果"索赔事件经协商解决了",反过来判断该问题是由哪种状况(质量问题、数量短缺问题和包装问题)引起的索赔,因此是求逆概率问题.

解 用 $A_i(i=1,2,3)$ 分别表示"由质量问题、数量短缺问题和包装问题引起的索赔",则

$$P(A_1) = 0.5, \quad P(A_2) = 0.3, \quad P(A_3) = 0.2$$

用 B 表示"问题经协商解决了",则

$$P(B|A_1) = 0.4, \quad P(B|A_2) = 0.6, \quad P(B|A_3) = 0.75$$

由逆概率公式知,事件经过协商解决了,它属于质量问题的概率为

$$P(A_1|B) = \frac{P(A_1)P(B|A_1)}{P(A_1)P(B|A_1) + P(A_2)P(B|A_2) + P(A_3)P(B|A_3)}$$

$$= \frac{0.5 \times 0.4}{0.5 \times 0.4 + 0.3 \times 0.6 + 0.2 \times 0.75} \approx 0.38$$

因此,不属于质量问题的概率为 $1 - 0.38 = 0.62$.

例 4 假定某种病菌在某地区的人口中带菌率为 10%,又在检测时,带菌者呈阳性、阴性反应的概率为 0.95 和 0.05,而不带菌者呈阳性、阴性反应的概率为 0.01 和 0.99. 某人被独立地检测 3 次,发现 2 次呈阳性反应,1 次呈阴性反应. 问此人为带菌者的概率是多少?

分析 从问题出发,判断该人是否带菌,是在已知该人的信息是"独立地检测 3 次,发现 2 次呈阳性反应,1 次呈阴性反应"(用 A 表示该事件)情况下作出推断,而事件 A 发生的概率是多少呢? 事件 A

发生与该人是否带菌有关,这就要考虑两种情况,带菌情况与不带菌情况下事件 A 发生的概率. 这是二项分布问题.

解 用 A 表示该事件"独立地检测 3 次,发现 2 次呈阳性反应,1 次呈阴性反应",用 C 表示事件"某人带菌",则所求的概率为一条件概率: $P(C|A)$. 而由全概率公式

$$P(A) = P(A|C)P(C) + P(A|\bar{C})P(\bar{C})$$
$$= C_3^2(0.95)^2 0.05 \times 0.1 + C_3^2(0.01)^2 0.99 \times (1-0.1)$$
$$= 0.0138048$$

由逆概率公式

$$P(C|A) = \frac{P(AC)}{P(A)} = \frac{P(A|C)P(C)}{P(A|C)P(C) + P(A|\bar{C})P(\bar{C})}$$
$$= \frac{0.0135375}{0.0138048} \approx 0.98$$

即该人被独立地检测 3 次,发现 2 次呈阳性反应,1 次呈阴性反应情况下,为带菌者的概率是 0.98.

例 5 一个医生知道某种疾病的自然痊愈率为 0.25,为试验一种新药是否有效,把它给 10 个病人服用. 规定:若这 10 个病人中至少有 4 人治好了,则认为这种药有效,提高了痊愈率,反之,则认为新药无效. 求:

(1) 虽然新药有效,并把痊愈率提高到 0.35,但经过试验却被否定的概率.

(2) 新药完全无效,但通过试验却被判断为有效的概率.

分析 判断新药是否"有效"与 10 个病人痊愈数有关,而病人经治疗是否痊愈事件服从二项分布,因此:(1) 新药有效,病人痊愈率应是 0.35;(2) 新药无效,病人痊愈率取自然痊愈率,应是 0.25.

解 (1) 新药虽然有效,但经试验被否定,根据规定,10 人中不超过 3 人有效,因此

$$P(否定新药) = \sum_{k=0}^{3} C_{10}^k (0.35)^k (0.65)^{10-k} = 0.5136$$

(2) 新药虽然无效,但试验时也有可能被肯定,根据规定,10 人中至少有 4 人有效,因此

$$P(\text{新药有效}) = \sum_{k=4}^{10} C_{10}^k (0.25)^k (0.75)^{10-k} = 0.224$$

例6 某保险公司对顾客进行人身保险,如果在一年内投保人死亡,保险公司赔偿 10 000 元,若投保人受伤,保险公司赔偿 5 000 元,已知一年内投保人死亡的概率为 0.002,受伤的概率为 0.005,为使保险公司的期望收益不低于保费的 10%,该公司应该要求顾客至少交多少保险费?

分析 保险公司的收益受到投保人死亡、受伤和活着等 3 个方面的影响.前两种情况,保险公司要赔偿,而第 3 种情况保险公司是净得的保险费,因此,要找到这 3 种情况发生的概率分布,最后求出平均收益,即期望收益.

解 设投保额为 m 时,保险公司收益不低于投保额的 10%,用 X 表示"保险公司的盈亏情况",则 X 的分布列如下:

X	$-(10\,000-m)$	$-(5\,000-m)$	m
P	0.002	0.005	0.993

平均收益为
$$EX = -(10\,000-m) \times 0.002 - (5\,000-m) \times 0.005 + m \times 0.993$$
$$= -45 + m$$

依题意,得
$$-45 + m > m \times 10\%$$

解得 $m > 50$. 故为使保险公司的期望收益不低于保费的 10%,该公司应该要求顾客至少交 50 元的保险费.

例7 设 $X \sim f(x) = \begin{cases} \dfrac{2a^2}{x^3}, & x \geq a, a > 0 \\ 0, & \text{其他} \end{cases}$,判定 X 的方差不存在.

解
$$\int_{-\infty}^{+\infty} |x| f(x) \mathrm{d}x = \int_a^{+\infty} x \cdot \frac{2a^2}{x^3} \mathrm{d}x = -\frac{2a^2}{x}\Big|_a^{+\infty} = 2a$$

$$\int_{-\infty}^{+\infty} x^2 f(x) \mathrm{d}x = \int_a^{+\infty} x^2 \cdot \frac{2a^2}{x^3} \mathrm{d}x = 2a^2 \ln x \big|_a^{+\infty} = +\infty$$

所以随机变量 X 的方差不存在.

由此说明:随机变量 X 的数学期望不存在,则 X 的方差一定不存在;而 X 的方差不存在,X 的数学期望未必不存在.

例 8 设 $X \sim p(\lambda)$,求 DX.

解 由教材例 7.34 知 $EX = \lambda$,又

$$EX^2 = \sum_{k=0}^{\infty} k^2 \frac{\lambda^k}{k!} e^{-\lambda} = \sum_{k=0}^{\infty} (k^2 - k + k) \frac{\lambda^k}{k!} e^{-\lambda}$$

$$= \sum_{k=2}^{\infty} k(k-1) \frac{\lambda^k}{k!} e^{-\lambda} + \sum_{k=0}^{\infty} k \frac{\lambda^k}{k!} e^{-\lambda}$$

$$= e^{-\lambda} \lambda^2 \sum_{k=2}^{\infty} \frac{\lambda^{k-2}}{(k-2)!} + \lambda$$

$$\underline{\underline{t = k-2}} \; e^{-\lambda} \lambda^2 \sum_{t=0}^{\infty} \frac{\lambda^t}{t!} + \lambda$$

$$= e^{-\lambda} \lambda^2 e^{\lambda} + \lambda = \lambda^2 + \lambda$$

$$DX = EX^2 - (EX)^2 = \lambda^2 + \lambda - \lambda^2 = \lambda$$

例 9 设 $X \sim N(\mu, \sigma^2)$,求 DX.

解 由定义,得

$$DX = E(X - EX)^2 = \int_{-\infty}^{+\infty} \frac{(x-\mu)^2}{\sqrt{2\pi}\sigma} e^{-\frac{(x-\mu)^2}{2\sigma^2}} dx$$

$$= \frac{\sigma^2}{\sqrt{2\pi}} \int_{-\infty}^{+\infty} \frac{(x-\mu)^2}{\sigma^2} e^{-\frac{(x-\mu)^2}{2\sigma^2}} d\frac{x-\mu}{\sigma} = \frac{\sigma^2}{\sqrt{2\pi}} \int_{-\infty}^{+\infty} t^2 e^{-\frac{t^2}{2}} dt$$

$$= \frac{2\sigma^2}{\sqrt{2\pi}} \int_0^{+\infty} t^2 e^{-\frac{t^2}{2}} dt \xrightarrow{u = t^2/2} \frac{4\sigma^2}{\sqrt{2\pi}} \int_0^{+\infty} u e^{-u} (1/\sqrt{2u}) du$$

$$= \frac{2\sigma^2}{\sqrt{\pi}} \int_0^{+\infty} u^{1/2} e^{-u} du = \frac{2\sigma^2}{\sqrt{\pi}} \Gamma\left(\frac{3}{2}\right) = \frac{\sigma^2}{\sqrt{\pi}} \Gamma\left(\frac{1}{2}\right) = \sigma^2$$

例 10 随机变量 X 服从二项分布 $B(3, 0.4)$,求 $Y = X^2 - 2X$ 的数学期望.

解法 1 X 的分布律如下:

X	0	1	2	3
p_k	0.216	0.432	0.288	0.064

$$EY = E(X^2 - 2X)$$
$$= 0 \times 0.216 + (-1) \times 0.432 + 0 \times 0.288 + 3 \times 0.064$$
$$= -0.24$$

解法 2 先求 Y 的分布律:

Y	-1	0	3
p_k	0.432	0.504	0.064

则
$$EY = -1 \times 0.432 + 0 \times 0.504 + 3 \times 0.064 = -0.24$$

解法 3 因为 $X \sim B(3, 0.4)$,所以
$$EX = np = 1.2$$
$$DX = np(1-p) = 3 \times 0.4 \times 0.6 = 0.72$$
$$EY = EX^2 - 2EX$$

而
$$EX^2 = DX + (EX)^2$$

所以
$$EY = DX + (EX)^2 - 2EX$$
$$= 0.72 + 1.2^2 - 2 \times 1.2 = -0.24$$

【习题参考答案】

1. (1) $A\bar{B}\bar{C}$; (2) $\bar{A}B\bar{C} + A\bar{B}\bar{C} + \bar{A}\bar{B}C + \bar{A}\bar{B}\bar{C}$.

2. $\dfrac{4}{7!}$. 3. $\dfrac{3! \, 5!}{10!}$. 4. 0.2. 5. 0.7. 6. $\dfrac{7}{12}$.

7. (1) $C_3^1 \left(\dfrac{1}{2}\right)^3$; (2) $C_3^2 \left(\dfrac{1}{2}\right)^3$; (3) $1 - C_3^0 \left(\dfrac{1}{2}\right)^3$.

8. 0.314. 9. $\dfrac{1}{5}$. 10. $(1-p_1)(1-p_2)(1-p_3)$.

11. 0.61. 12. 0.72. 13. (1) $\dfrac{7}{20}$; (2) $\dfrac{13}{40}$; (3) $\dfrac{2}{7}$.

14. 解:设 $C = \{$抽查的人患有肺结核$\}$, $\bar{C} = \{$抽查的人不患有肺结核$\}$,

$A=\{透视被诊断为有肺结核\}$,已知

$P(C) = 0.001$, $P(\bar{C}) = 0.999$, $P(A|C) = 0.95$, $P(A|\bar{C}) = 0.002$
求 $P(C|A)$. 由贝叶斯公式,可得 32%.

15. $\dfrac{2}{3}$.   16. 15.

17. $F(x)=\begin{cases} 0, & x<-1 \\ 0.6, & -1\leqslant x<1. \\ 1, & x\geqslant 1 \end{cases}$

18. $\begin{pmatrix} -1 & 0 & 1 \\ 0.4 & 0.1 & 0.5 \end{pmatrix}$.   19. $\dfrac{4}{5}$.   20. $a=\dfrac{1}{6}, b=\dfrac{5}{6}$.

21. 3.   22. $\begin{pmatrix} -1 & 3 \\ 0.5 & 0.5 \end{pmatrix}$.   23. 1.75, 2.645, -2.5.

24. (1) 0.0642;   (2) 0.0629.

25. $1\times 0.8+\dfrac{C_{15}^{3}}{C_{16}^{3}}\times 0.1+\dfrac{C_{14}^{3}}{C_{16}^{3}}\times 0.1\approx 0.946$.   26. 0.467, 0.428.

27. $\dfrac{20}{48}\times\dfrac{C_{30}^{2}}{C_{50}^{2}}+\dfrac{19}{48}\times\dfrac{C_{20}^{1}C_{30}^{1}}{C_{50}^{2}}+\dfrac{18}{48}\times\dfrac{C_{20}^{2}}{C_{50}^{2}}=0.4$.

28. 0.375, 0.375.

29. 次品 X 的分布列如下:

X	0	1	2	3	4
P	$\dfrac{C_5^0 C_{15}^4}{C_{20}^4}$	$\dfrac{C_5^1 C_{15}^3}{C_{20}^4}$	$\dfrac{C_5^2 C_{15}^2}{C_{20}^4}$	$\dfrac{C_5^3 C_{15}^1}{C_{20}^4}$	$\dfrac{C_5^4 C_{15}^0}{C_{20}^4}$

30. 0.08.

31. (1) $A=\dfrac{1}{2}, B=\dfrac{1}{\pi}$;   (2) $\dfrac{1}{3}$;

(3) $f(x)=\begin{cases} \dfrac{1}{\pi}\dfrac{1}{\sqrt{a^2-x^2}}, & -a<x<a \\ 0, & 其他 \end{cases}$

32. (1) $A=\dfrac{1}{\pi}$;   (2) $\dfrac{1}{3}$;

(3) $F(x)=\begin{cases} 0, & x<-1 \\ \dfrac{1}{2}+\dfrac{1}{\pi}\arcsin x, & -1\leqslant x<1. \\ 1, & x\geqslant 1 \end{cases}$

33. $C_3^2 \left(\dfrac{2}{3}\right)^2 \dfrac{1}{3}$.　　34. 2.28%.

35. 利用期望和方差的性质,得
$$EX = 0.6, \quad DX = 0.46$$

【补充习题】

一、填空题

1. 一种零件的加工由两道工序组成,第一道工序的废品率为 p_1,第二道工序的废品率为 p_2,则该零件的废品率为_____.

2. 设甲乙两人进行象棋比赛,考虑事件 $A=\{$甲胜乙负$\}$,则 $\bar{A}$ 为_____.

3. 袋中有 5 个球(3 个新、2 个旧),每次取一个,无放回地取两次,则第二次取到新球的概率是_____.

4. 随机变量 X 的分布函数 $F(x)$ 是事件_____的概率.

5. 设 A,B,C 构成一完备事件组,且 $P(A)=0.5, P(\bar{B})=0.7$,则 $P(C)=$_____.

6. 若随机变量 X 的分布列为 $\begin{pmatrix} -1 & 1 \\ 0.5 & 0.5 \end{pmatrix}$,则 $Y=2X$ 的分布列为_____.

7. 已知离散型随机变量 X 可能取到的值为:$-1,0,1$,且 $EX=0.1, EX^2=0.9$,则 X 的概率分布是_____.

8. 每次试验成功率为 $p(0<p<1)$,进行重复试验直至第 10 次试验才取得 4 次成功的概率为_____.

9. 设随机变量 $X \sim N(\mu, \sigma^2)$,其概率密度的最大值为_____.

10. 一射手对同一目标进行 4 次射击,若至少有一次命中的概率是 80/81,则该射手射击一次命中的概率是_____.

二、计算题

1. 设一批产品的次品率为 20%,随机抽取 5 件(有放回),求:(1)恰有 3 件次品的概率;(2)至少有一件次品的概率.

2. 设袋中盛有 r 个红球，t 个白球.每次自袋中任取 1 个球，观察其颜色然后放回，并再放入 a 个与所取出的那个球同色的球.若在袋中连续取球 4 次,试求第 1、2 次取到红球且第 3、4 次取到白球的概率.

3. 有两个口袋,甲袋中盛有 3 个白球、2 个黑球,乙袋中盛有 2 个白球、3 个黑球. 由甲袋中任取 1 个球放入乙袋,再从乙袋中取出 1 个球,求取到白球的概率.若发现从乙袋中取出的是白球,问从甲袋中取出并放入乙袋的球是白球的概率是多少?

4. 假定某地区有 0.1% 的居民患有乙肝,用某种诊断试验对乙肝患者进行检验,检验出有乙肝的概率为 0.95,而未患乙肝的人被试验诊断出有乙肝的概率为 0.002. 现在从该地区居民中任取 1 人,问：

(1) 此人被试验诊断为有乙肝的概率是多少?

(2) 若此人被诊断为有乙肝,则他真正患有乙肝的可能性是多少?

5. 假设每一架飞机引擎在飞行中出现故障的概率为 $1-p$,且各引擎在飞行中独立工作. 如果至少 50% 的引擎能正常运行,则飞机就可以成功飞行. 问 p 多大时 4 引擎飞机比 2 引擎飞机更为可取?

6. 根据以往的数据分析,某船只运输的某种物品损坏的情况共有 3 种:损坏率(A_1) 2%,损坏率(A_2) 10%,损坏率(A_3) 90%,且 $P(A_1)=0.8, P(A_2)=0.15, P(A_3)=0.05$. 现从已被运输的物品中随机有放回地抽取 3 件,问发现至少有两件损坏品的概率是多少?

7. 假设一部机器在一天内发生故障的概率为 0.2,机器发生故障时全天停工. 若一周 5 个工作日无故障,可获利润 10 万元;发生 1 次故障仍能获利 5 万元;发生两次故障所获利润 0 元;发生 3 次或 3 次以上故障就要亏损 2 万元,求一周内期望利润是多少?

8. 一制药厂分别独立地组织两组技术人员试制不同类型的新药.若每组成功的概率都是 0.40,而当第一组成功时,每年的销售额可达 40 000 元,而当第二组成功时,每年的销售额可达 60 000 元,若失败则分文全无,以 X 记这两种新药的年销售额,求 X 的分布列及药厂的期望利润.

【补充习题参考答案】

一、填空题

1. $1-(1-p_1)(1-p_2)$.   2. 甲负乙胜或平局.
3. 0.6.   4. $\{X\leqslant x\}$.   5. 0.2.
6. $\begin{bmatrix} -2 & 2 \\ 0.5 & 0.5 \end{bmatrix}$.   7. $\begin{bmatrix} -1 & 0 & 1 \\ 0.4 & 0.1 & 0.5 \end{bmatrix}$.
8. $C_9^3 p^4 (1-p)^6$.   9. $(2\pi\sigma^2)^{-\frac{1}{2}}$.   10. $\dfrac{2}{3}$.

二、计算题

1. (1) $C_5^3 (0.2)^3 (0.8)^2$;   (2) $1-C_5^0 (0.2)^0 (0.8)^5$.

2. $\dfrac{r}{r+t} \cdot \dfrac{r+a}{r+t+a} \cdot \dfrac{t}{r+t+2a} \cdot \dfrac{t+a}{r+t+3a}$.

3. $\dfrac{13}{30}, \dfrac{9}{13}$. 提示:用全概率和逆概率公式.

4. (1) 0.2948‰;   (2) 32.25‰.   5. $p\geqslant \dfrac{2}{3}$.

6. $C_3^2 0.076^2 \, 0.924^1 + C_3^3 0.076^3 \, 0.924^0$. 提示:首先用全概率公式求出物品损坏的概率,再用二项分布求出至少有两件损坏的概率.

7. 5.20896.   8. $\begin{bmatrix} 0 & 40\,000 & 60\,000 & 100\,000 \\ 0.36 & 0.24 & 0.24 & 0.16 \end{bmatrix}$, 40000元.

【自测题】

一、填空题(每小题3分,共24分)

1. 把10本书随机放在书架上,其中指定的3本放在一起的概率为_____.

2. 设A,B表示两个随机事件,试通过A,B表示随机事件A发生而B不发生的事件:_____.

3. 设A,B是两事件,$P(A)=0.4,P(A\bigcup B)=0.75$,则当$A$,

B 独立时 $P(B) =$ _____.

4. 三人独立破译一密码,他们能单独译出的概率分别为 0.2, 0.35, 0.25,则此密码不能够被破译的概率为_____.

5. 两事件 A,B 互不相容的条件是_____.

6. 用随机变量 X 来描述掷一枚硬币的试验结果,则 X 的分布列为_____.

7. 设 $X \sim U[1,5]$,当 $x_1 < 1 < x_2 < 5$ 时, $P(x_1 < X < x_2)$ = _____.

8. 设 $X \sim N(3,2^2)$,若 $P(X<c) = P(X \geqslant c)$,则 $c =$ _____.

二、选择题(每小题 4 分,共 32 分)

1. 若两事件 A 和 B 同时出现的概率 $P(AB) = 0$,则_____.
   A. A,B 互斥
   B. A,B 是相互独立事件
   C. $P(A \cup B) = P(A) + P(B)$
   D. $P(A) = 0$ 或 $P(B) = 0$

2. 设 $P(A) = 0.8, P(B) = 0.7, P(A|B) = 0.8$,则下列结论正确的是_____.
   A. A 与 B 相互独立
   B. A 与 B 互斥
   C. $B \supset A$
   D. $P(A+B) = P(A) + P(B)$

3. 设 X 是一个离散型随机变量,则_____可以作为 X 的概率分布函数.
   A. p, p^2 (p 为任意实数)
   B. $0.1, 0.2, 0.3, 0.4$
   C. $\dfrac{2^n}{n!}$ ($n=0,1,2,\cdots$)
   D. $\dfrac{2^2}{n!}e^{-2}$ ($n=1,2,\cdots$)

4. 已知随机变量 X 服从二项分布,且 $EX = 2.4, DX = 1.44$,则二项分布的参数 n, p 的值为_____.
   A. $n=4, p=0.6$
   B. $n=6, p=0.4$
   C. $n=8, p=0.3$
   D. $n=24, p=0.1$

5. 设 $F_1(x)$ 与 $F_2(x)$ 分别是随机变量 X_1 与 X_2 的分布函数,为了使 $F(x) = aF_1(x) - bF_2(x)$ 是某一个随机变量的分布函数,在下列各组值中应取_____.
   A. $a=3/5, b=-2/5$
   B. $a=2/3, b=2/3$
   C. $a=-1/2, b=2/3$
   D. $a=1/2, b=2/3$

6. 设 $X \sim N(1,1^2)$，其密度函数为 $f(x)$，分布函数为 $F(x)$，则 _____．

    A. $P(X \leqslant 0) = P(X \geqslant 0) = \dfrac{1}{2}$

    B. $f(x) = f(-x), x \in (-\infty, +\infty)$

    C. $P(X \leqslant 1) = P(X \geqslant 1) = 0.5$

    D. $F(x) = 1 - F(-x), x \in (-\infty, +\infty)$

7. 设随机变量 X 服从正态分布 $N(\mu, \sigma^2)$，则随 σ 的增大，概率 $P\{|X-\mu|<\sigma\}$ 应 _____．

    A. 单调增大　　　　　　B. 单调减小

    C. 保持不变　　　　　　D. 增减不定

8. 已知随机变量 X 服从参数为 2 的泊松分布，数学期望为 2，则随机变量 $Y = 3X - 2$ 的数学期望为 _____．

    A. 10　　　　　　　　　B. 4

    C. -2　　　　　　　　D. $-1/2$．

三、计算题(44 分)

1. 已知 $P(A) = 0.5, P(B) = 0.6, P(AB) = 0.4$，求概率：$P(A|B)$，$P(\bar{A}|B), P(\bar{A}|\bar{B})$．(6 分)

2. 某商店收进甲厂生产的产品 20 箱，乙厂生产的同种产品 15 箱，甲厂每箱装 80 个，废品为 6 个，乙厂每箱装 100 个，废品是 5 个．(10 分)

（1）任取一箱，从中任取一个为废品的概率；

（2）若将所有产品开箱混放，求任取一个为废品的概率．

3. 在一个肿瘤治疗中心，有大量可能患肺癌的可疑病人，这些病人中吸烟的占 45%．据以往记录，吸烟的可疑病人中有 90% 确患有肺癌，在不吸烟的可疑病人中仅有 5% 确患有肺癌．(14 分)

（1）在可疑病人中任选一人，求他患有肺癌的概率．(7 分)

（2）在可疑病人中选一人，已知他患有肺癌，求他是吸烟者的概率．(7 分)

4. 一批产品分一、二、三级，其中一级品是二级品的两倍，三级品是二级品的一半，从这批产品中随机地抽取一个检验质量，用随

机变量描述检验的可能结果,写出它的分布列及分布函数.(14分)

【自测题参考答案】

一、填空题

1. $\dfrac{3!\,8!}{10!}$.   2. $A\bar{B}$.   3. 0.58.   4. 0.39.

5. 若事件 A,B 不能同时发生,则 $AB=\varnothing$.

6. $\begin{pmatrix} 0 & 1 \\ 0.5 & 0.5 \end{pmatrix}$.   7. $\dfrac{1}{4}(x_2-1)$.   8. $c=3$.

二、选择题

1. C.   2. A.   3. B.   4. B.   5. A.   6. C.   7. C.
8. B.

三、计算题

1. $\dfrac{2}{3},\dfrac{1}{3},\dfrac{3}{4}$.   2. (1) 0.064;   (2) 0.062.

3. (1) 0.4325;   (2) 0.94.

4. 设用 X 取值 1,2,3 表示取到一、二、三级品,则分布列为

$$\begin{pmatrix} 1 & 2 & 3 \\ \dfrac{4}{7} & \dfrac{2}{7} & \dfrac{1}{7} \end{pmatrix}$$

分布函数为

$$F(x)=\begin{cases} 0, & x<1 \\ \dfrac{4}{7}, & 1\leqslant x<2 \\ \dfrac{6}{7}, & 2\leqslant x<3 \\ 1, & x\geqslant 3 \end{cases}$$

第 8 章 线性代数基础

【目的与要求】

1. 掌握
(1) 用行列式的性质计算行列式.
(2) 矩阵的概念;矩阵的运算.
(3) 矩阵的初等变换;用初等变换求矩阵的秩.
(4) 用初等变换求逆矩阵;用初等变换求解线性方程组.
(5) 特征值与特征向量的求法.

2. 熟悉
(1) 行列式按行(列)展开的法则.
(2) 逆矩阵的概念及逆矩阵的性质.
(3) 矩阵秩的概念.
(4) 线性方程组的解的判定及求解.

3. 了解
(1) n 阶行列式的定义.
(2) 克莱姆法则.

【重点与难点】

8.1 行 列 式

1. n **阶行列式定义**

定义如下:

$$\begin{vmatrix} a_{11} & a_{12} & \cdots & a_{1n} \\ a_{21} & a_{22} & \cdots & a_{2n} \\ \vdots & \vdots & & \vdots \\ a_{n1} & a_{n2} & \cdots & a_{nn} \end{vmatrix} = \sum_{(j_1 j_2 \cdots j_n)} (-1)^{t(j_1 j_2 \cdots j_n)} a_{1j_1} a_{2j_2} \cdots a_{nj_n}$$

2. 行列式按行或列展开

$$D = a_{i1}A_{i1} + a_{i2}A_{i2} + \cdots + a_{in}A_{in}, \quad i = 1, 2, \cdots, n$$

或

$$D = a_{1j}A_{1j} + a_{2j}A_{2j} + \cdots + a_{nj}A_{nj}, \quad j = 1, 2, \cdots, n$$

3. 行列式的性质

(1) 行列式与它的转置行列式相等.

(2) 互换行列式的两行(列), 行列式变号.

(3) 把行列式某一行(列)的各元素乘以同一数然后加到另一行(列)对应的元素上去, 行列式不变.

(4) 行列式某一行(列)中所有元素都乘以同一数, 等于用这个数乘以此行列式.

(5) 若行列式某一行(列)的元素都是两数之和, 则此行列式等于两个行列式之和.

(6) 行列式有两行(列)完全相同或成比例, 则行列式等于零.

(7) 若行列式中有一行(列)元素全是零, 则此行列式等于零.

(8) 行列式某一行(列)元素与另一行(列)对应元素的代数余子式乘积之和等于零.

4. 行列式的计算

(1) 利用行列式的性质计算: 利用行列式的性质把行列式化为上(下)三角形行列式, 再计算主对角线上元素的积, 便得到行列式的值.

这是计算行列式常用的方法, 必须掌握. 所以行列式的性质要熟记, 并注意灵活运用.

(2) 将行列式进行降阶计算: 用代数余子式按行(列)展开, 逐次降阶的方法计算行列式.

此方法适用于行列式的阶数较小时或含有 0 元素较多的行列式.

在实际计算中, 为了简化行列式的计算步骤, 常把行列式的性质和行列式按行(列)展开降阶结合使用.

8.2 矩 阵

1. 矩阵的运算

(1) 矩阵的加法:两个矩阵的对应元素相加.

注意 ① 矩阵的加法满足交换率和结合律;

② 只有当两个矩阵是同型矩阵时才能相加.

(2) 矩阵的减法:一个矩阵减去另一个矩阵,实际上就是这个矩阵加上另一个矩阵的负矩阵.

(3) 数与矩阵相乘:数乘以矩阵的每一个元素,且数与矩阵相乘满足结合律和分配律.

(4) 矩阵的乘法:积矩阵的每一个元素等于左矩阵对应的行元素与右矩阵对应的列元素乘积之和.

注意 ① 只有当左矩阵的列数等于右矩阵的行数时,两个矩阵才能相乘;

② 矩阵的乘法满足结合律和分配律,但不满足交换律和消去律.

所以,在矩阵乘法中必须注意矩阵相乘的条件和顺序.

2. 矩阵的初等变换

(1) 矩阵初等变换的定义.

① 对调两行(列);

② 以数乘某一行(列)的所有元素;

③ 以数乘某一行(列)所有元素加到另一行(列)的对应元素上去.

(2) 矩阵的秩.

① 矩阵的秩的特性:若 $A \sim B$,则 $R(A) = R(B)$;

② 利用初等变换求矩阵的秩:把一个矩阵 $A_{m \times n}$ 经有限次初等变换变成阶梯形矩阵 $B_{m \times n}$,此时易得出 $B_{m \times n}$ 的秩等于 r,于是 $A_{m \times n}$ 的秩也等于 r.

3. 逆矩阵

(1) 逆矩阵的定义.

对于 n 阶方阵 A,如果有一个 n 阶方阵 B,使 $AB = BA = I$,则说

矩阵 A 是可逆的，$B=A^{-1}$.

(2) 逆矩阵的性质.

① 如果矩阵 A 是可逆的，那么 A 的逆矩阵是唯一的；

② 方阵 A 逆矩阵存在的充分必要条件是 A 为非奇异矩阵；

③ 若 A 可逆，则 A^{-1} 亦可逆，且 $(A^{-1})^{-1}=A$；

④ 若 A 可逆，数 $\lambda\neq 0$，则 λA 可逆，且 $(\lambda A)^{-1}=\dfrac{1}{\lambda}A^{-1}$；

⑤ 若 A,B 为同阶矩阵且均可逆，则 AB 亦可逆，且 $(AB)^{-1}=B^{-1}A^{-1}$；

⑥ 若 A 可逆，则 A^{T} 亦可逆，且 $(A^{\mathrm{T}})^{-1}=(A^{-1})^{\mathrm{T}}$.

(3) 逆矩阵的运算.

① 用伴随矩阵求逆矩阵的方法适用于较低阶的矩阵，但对于较高阶的矩阵，用伴随矩阵求逆矩阵计算量较大；

② 利用矩阵的初等变换求逆矩阵. 这是求逆矩阵常用的方法，较为简便. 但要注意行或者列变换只能出现一种，切不可既实施行变换又实施列变换.

在求逆矩阵的运算过程中要注意两种方法的灵活运用.

8.3 线性方程组

1. 一般 n 元线性方程组有解的充要条件

设 n 元线性方程组的系数矩阵为 A，增广矩阵为 B，则当 $\mathrm{R}(A)=\mathrm{R}(B)=n$ 时方程组有唯一解；当 $\mathrm{R}(A)=\mathrm{R}(B)<n$ 时方程组有无穷多解；当 $\mathrm{R}(A)<\mathrm{R}(B)$ 时方程组无解.

2. n 元齐次线性方程组有解的充要条件

当 $\mathrm{R}(A)=n$ 时，方程组有唯一零解 $x_1=x_2=\cdots=x_n=0$；

当 $\mathrm{R}(A)<n$ 时，方程组有非零解.

3. 线性方程组求解方法

(1) 利用克莱姆法则求解线性方程组.

若线性方程组的 $m=n$，且系数行列式 $|D|\neq 0$，则方程组有唯一解 $x_1=\dfrac{D_1}{D}, x_2=\dfrac{D_2}{D},\cdots,x_n=\dfrac{D_n}{D}$，其中 $D_j(j=1,2,\cdots,n)$ 是把系数

行列式 D 中第 j 列的元素用方程组右端的常数项代替后所得到的 n 阶行列式.

(2) 利用逆矩阵求解线性方程组.

在矩阵方程 $AX=B$ 中,若 $m=n$,且 $|A|\neq 0$,则先求 A^{-1},然后将 $AX=B$ 的两边左乘 A^{-1},得 $A^{-1}AX=A^{-1}B$,即得 $X=A^{-1}B$ 为所求线性方程组的解.

但以上两种方法只有当线性方程组所含的方程的个数等于未知量的个数,且方程组的系数行列式不等于零时,才可考虑使用.

(3) 一般线性方程组的解法.

① 对增广矩阵实施初等行变换;

② 利用增广矩阵的秩与系数行列式的秩的比较得出方程组解的情况;

③ 根据对增广矩阵实施的初等行变换把原方程组化为同解阶梯形式的简单方程组,由此方程组得到原线性方程组解的表达式.

8.4 矩阵的特征值与特征向量

1. 矩阵特征值和特征向量的定义

设 A 是 n 阶方阵,如果数 λ 和 n 维非零列向量 X 使关系式

$$AX = \lambda X$$

成立,那么,数 λ 称为方阵 A 的特征值,非零向量 X 称为矩阵 A 的对应于特征值 λ 的特征向量.

2. 矩阵特征值和特征向量的关系

(1) n 阶矩阵 A 在复数范围内有 n 个特征值,每个特征值具有的特征向量也不是唯一的.

(2) 矩阵的特征向量总是相对于矩阵的特征值而言的,一个特征向量只能属于一个特征值,不同的特征值对应的特征向量也不相等.

3. 矩阵特征值和特征向量的求解步骤

(1) 写出矩阵 A 的特征多项式 $|\lambda I - A|$;

(2) 解特征方程 $|\lambda I - A|=0$,求出特征值 λ;

(3) 把每一个特征值 $\lambda=\lambda_i$ 代入 $(\lambda_i I-A)X=0$,求出该方程的非零解 $X=P_i$,那么 P_i 便是 A 的对应于特征值 λ_i 的特征向量.

【典型例题】

例 1 计算 n 阶行列式

$$D_n = \begin{vmatrix} x & -1 & 0 & \cdots & 0 & 0 \\ 0 & x & -1 & \cdots & 0 & 0 \\ \vdots & \vdots & \vdots & \ddots & \vdots & \vdots \\ 0 & 0 & 0 & \cdots & x & -1 \\ a_n & a_{n-1} & a_{n-2} & \cdots & a_2 & a_1 \end{vmatrix}$$

解 观察此行列式,第一行、第一列都只有 2 个非零元素,不妨按第一列展开,得

$$D_n = xD_{n-1} + a_n \cdot (-1)^{n+1} \begin{vmatrix} -1 & 0 & \cdots & 0 & 0 \\ x & -1 & \cdots & 0 & 0 \\ \vdots & \vdots & \ddots & \vdots & \vdots \\ 0 & 0 & \cdots & x & -1 \end{vmatrix}$$

$$= xD_{n-1} + a_n$$

由此递推得

$$\begin{aligned} D_n &= xD_{n-1} + a_n = x(xD_{n-2} + a_{n-1}) + a_n \\ &= x^2 D_{n-2} + xa_{n-1} + a_n \\ &= \cdots\cdots \\ &= x^{n-1}D_1 + x^{n-2}D_2 + \cdots + xa_{n-1} + a_n \\ &= a_1 x^{n-1} + a_2 x^{n-2} + \cdots + xa_{n-1} + a_n \end{aligned}$$

例 2 设 $D = \begin{vmatrix} 1 & -5 & 1 & 3 \\ 1 & 1 & 3 & 4 \\ 1 & 1 & 2 & 3 \\ 2 & 2 & 3 & 4 \end{vmatrix}$,求 $A_{14} + A_{24} + A_{34} + A_{44}$ 的值(其中 A_{ij} 是 D 中元素 a_{ij} 的代数余子式).

分析 此题若直接计算四个代数余子式,计算较繁琐且易出错. 若根据行列式按一行(列)展开公式,有

$$A_{14} + A_{24} + A_{34} + A_{44} = 1 \cdot A_{14} + 1 \cdot A_{24} + 1 \cdot A_{34} + 1 \cdot A_{44}$$

$$= \begin{vmatrix} 1 & -5 & 1 & 1 \\ 1 & 1 & 3 & 1 \\ 1 & 1 & 2 & 1 \\ 2 & 2 & 3 & 1 \end{vmatrix}$$

从而转换成一个四阶行列式的计算.

解
$$原式 = \begin{vmatrix} 1 & -5 & 1 & 1 \\ 1 & 1 & 3 & 1 \\ 1 & 1 & 2 & 1 \\ 2 & 2 & 3 & 1 \end{vmatrix} = \begin{vmatrix} 1 & -5 & 1 & 1 \\ 1 & 1 & 3 & 1 \\ 0 & 0 & -1 & 0 \\ 0 & 0 & -3 & -1 \end{vmatrix}$$

$$= \begin{vmatrix} 1 & -5 & 1 & 1 \\ 1 & 1 & 3 & 1 \\ 0 & 0 & 1 & 0 \\ 0 & 0 & 0 & 1 \end{vmatrix} = \begin{vmatrix} 1 & -5 & 0 & 0 \\ 1 & 1 & 0 & 0 \\ 0 & 0 & 1 & 0 \\ 0 & 0 & 0 & 1 \end{vmatrix}$$

$$= \begin{vmatrix} 1 & -5 & 0 & 0 \\ 0 & 6 & 0 & 0 \\ 0 & 0 & 1 & 0 \\ 0 & 0 & 0 & 1 \end{vmatrix} = 6$$

例3 已知三阶矩阵 A 的逆矩阵为 $A^{-1} = \begin{pmatrix} 1 & 1 & 1 \\ 1 & 2 & 1 \\ 1 & 1 & 3 \end{pmatrix}$,求 A 的伴随矩阵 A^* 的逆矩阵.

解 由 $AA^* = |A|I$ 知,$A^* = |A|A^{-1}$,而 $(A^*)^{-1} = (|A|A^{-1})^{-1} = \frac{1}{|A|}A$ 故

$$(A^{-1} | I) = \begin{pmatrix} 1 & 1 & 1 & | & 1 & 0 & 0 \\ 1 & 2 & 1 & | & 0 & 1 & 0 \\ 1 & 1 & 3 & | & 0 & 0 & 1 \end{pmatrix} \sim \begin{pmatrix} 1 & 1 & 1 & | & 1 & 0 & 0 \\ 0 & 1 & 0 & | & -1 & 1 & 0 \\ 0 & 0 & 2 & | & -1 & 0 & 1 \end{pmatrix}$$

$$\sim \begin{pmatrix} 1 & 0 & 1 & | & 2 & -1 & 0 \\ 0 & 1 & 0 & | & -1 & 1 & 0 \\ 0 & 0 & 1 & | & -\frac{1}{2} & 0 & \frac{1}{2} \end{pmatrix}$$

$$\sim \begin{pmatrix} 1 & 0 & 0 & \frac{5}{2} & -1 & -\frac{1}{2} \\ 0 & 1 & 0 & -1 & 1 & 0 \\ 0 & 0 & 1 & -\frac{1}{2} & 0 & \frac{1}{2} \end{pmatrix}$$

于是

$$A = \begin{pmatrix} \frac{5}{2} & -1 & -\frac{1}{2} \\ -1 & 1 & 0 \\ -\frac{1}{2} & 0 & \frac{1}{2} \end{pmatrix}$$

故

$$(A^*)^{-1} = \frac{1}{|A|}A = \begin{pmatrix} 5 & -2 & -1 \\ -2 & 2 & 0 \\ -1 & 0 & 1 \end{pmatrix}$$

例 4 已知方程组 $\begin{pmatrix} 1 & 2 & 1 \\ 2 & 3 & a+2 \\ 1 & a & -2 \end{pmatrix} \begin{pmatrix} x_1 \\ x_2 \\ x_3 \end{pmatrix} = \begin{pmatrix} 1 \\ 3 \\ 0 \end{pmatrix}$ 无解,求 a.

解 设方程组的系数矩阵为 A,方程组的增广矩阵为 B,首先化方程组的增广矩阵为阶梯形矩阵,即

$$B = \begin{pmatrix} 1 & 2 & 1 & 1 \\ 2 & 3 & a+2 & 3 \\ 1 & a & -2 & 0 \end{pmatrix} \sim \begin{pmatrix} 1 & 2 & 1 & 1 \\ 0 & -1 & a & 1 \\ 0 & a-2 & -3 & -1 \end{pmatrix}$$

$$\sim \begin{pmatrix} 1 & 2 & 1 & 1 \\ 0 & -1 & a & 1 \\ 0 & 0 & (a-3)(a+1) & a-3 \end{pmatrix}$$

由题设,系数矩阵的秩 $R(A) < 3$,则必有 $(a-3)(a+1) = 0$,即 $a = 3$ 或 $a = -1$.

当 $a = 3$ 时,$R(A) = R(B) = 2$,方程组有无穷多解;当 $a = -1$ 时,$R(A) = 2 \neq R(B) = 3$,方程组无解. 故 $a = -1$.

例5 设 $A = \begin{pmatrix} -1 & 2 & 2 \\ 2 & -1 & -2 \\ 2 & -2 & -1 \end{pmatrix}$.

(1) 试求矩阵 A 的特征值;

(2) 利用(1)的结果,求矩阵 $I + A^{-1}$ 的特征值,其中 I 是三阶单位阵.

解 (1) 因为

$$|\lambda I - A| = \begin{vmatrix} \lambda+1 & -2 & -2 \\ -2 & \lambda+1 & 2 \\ -2 & 2 & \lambda+1 \end{vmatrix} = \begin{vmatrix} \lambda+1 & -2 & -2 \\ \lambda-1 & \lambda-1 & 0 \\ -2 & 2 & \lambda+1 \end{vmatrix}$$

$$= (\lambda-1) \begin{vmatrix} \lambda+1 & -2 & -2 \\ 1 & 1 & 0 \\ -2 & 2 & \lambda+1 \end{vmatrix} = (\lambda-1)^2 (\lambda+5)$$

故矩阵 A 的特征值为 $1, 1, -5$.

(2) 设矩阵 A 对应于特征值 λ 的特征向量为 x,则 $Ax = \lambda x$,于是

$$A^{-1}x = \frac{1}{\lambda}x, \quad (I + A^{-1})x = Ix + A^{-1}x = (1 + \lambda^{-1})x$$

故知 $1 + \lambda^{-1}$ 是矩阵 $I + A^{-1}$ 的特征值,将 $\lambda = 1, 1, -5$ 代入 $1 + \lambda^{-1}$,可得矩阵 $I + A^{-1}$ 的特征值为 $2, 2, \dfrac{4}{5}$.

【习题参考答案】

1. (1) 1; (2) 28; (3) -160; (4) 726; (5) $(a-b)^3$; (6) $4abcdef$.

2. (1)

$$\text{原式} = a \begin{vmatrix} a & b & \cdots & 0 & 0 \\ 0 & a & \cdots & 0 & 0 \\ \vdots & \vdots & \ddots & \vdots & \vdots \\ 0 & 0 & \cdots & 0 & a \end{vmatrix} + (-1)^{1+n} b \begin{vmatrix} b & 0 & \cdots & 0 & 0 \\ a & b & \cdots & 0 & 0 \\ \vdots & \vdots & \ddots & \vdots & \vdots \\ 0 & 0 & \cdots & a & b \end{vmatrix}$$

$$= a^n + (-1)^{n+1} b^n$$

(2)

$$原式 = \begin{vmatrix} a_1 - \dfrac{1}{a_2} - \dfrac{1}{a_3} - \cdots - \dfrac{1}{a_n} & 0 & \cdots & 0 \\ 1 & a_2 & \cdots & 0 \\ \vdots & \vdots & \ddots & \vdots \\ 1 & 0 & \cdots & a_n \end{vmatrix}$$

$$= \left(a_1 - \dfrac{1}{a_2} - \dfrac{1}{a_3} - \cdots - \dfrac{1}{a_n}\right) a_2 a_3 \cdots a_n$$

3. $\begin{pmatrix} 8 & 7 & 3 \\ -7 & 8 & 8 \end{pmatrix}$. 4. $X = \dfrac{1}{3} \begin{pmatrix} -3 & -4 & 8 \\ 3 & 4 & -3 \end{pmatrix}$.

5. (1) $AB - 3B = \begin{pmatrix} 1 & 0 & -1 \\ -1 & -7 & 3 \\ -4 & -3 & -2 \end{pmatrix}$; (2) $AB - BA = \begin{pmatrix} 4 & 4 & -2 \\ 5 & -3 & -3 \\ -1 & -1 & -1 \end{pmatrix}$;

(3) $(A-B)(A+B) = \begin{pmatrix} 0 & -4 & 0 \\ 2 & -14 & 2 \\ -5 & -11 & -5 \end{pmatrix}$;

(4) 因为

$$A^2 = \begin{pmatrix} 1 & 1 & 3 \\ -1 & -1 & 1 \\ 3 & -1 & 1 \end{pmatrix}, \quad B^2 = \begin{pmatrix} 5 & 9 & 1 \\ 2 & 10 & -4 \\ 7 & 9 & 5 \end{pmatrix}$$

故

$$A^2 - B^2 = \begin{pmatrix} -4 & -8 & 2 \\ -3 & -11 & 5 \\ -4 & -10 & -4 \end{pmatrix}$$

6. 计算下列矩阵乘积.

(1) $\begin{pmatrix} 2 & 6 & 4 \\ 1 & 3 & 2 \\ 3 & 9 & 6 \end{pmatrix}$; (2) 11; (3) $\begin{pmatrix} 2 & 1 \\ 7 & 9 \\ 4 & 3 \end{pmatrix}$;

(4) $\begin{pmatrix} 6 & -1 & 2 \\ 4 & 3 & -6 \end{pmatrix}$; (5) $\begin{pmatrix} -2 & 0 \\ 1 & 0 \\ -3 & 0 \end{pmatrix}$; (6) $\begin{pmatrix} 1 & 0 \\ 5 & 1 \end{pmatrix}$.

7. 略.

8. (1) $A^{-1} = \dfrac{1}{ad - bc} \begin{pmatrix} d & -b \\ -c & a \end{pmatrix}$; (2) $A^{-1} = \begin{pmatrix} 0 & 0 & 3 \\ 0 & -\dfrac{1}{2} & 0 \\ 1 & 0 & 0 \end{pmatrix}$;

(3) $\boldsymbol{A}^{-1} = \begin{pmatrix} 1 & -1 & 0 \\ 0 & 1 & -1 \\ 0 & 0 & 1 \end{pmatrix}$.

9. (1) $\boldsymbol{A}^{-1} = \begin{pmatrix} \dfrac{3}{85} & -\dfrac{7}{85} & \dfrac{28}{85} \\ -\dfrac{1}{5} & \dfrac{1}{5} & \dfrac{1}{5} \\ \dfrac{13}{85} & \dfrac{2}{85} & -\dfrac{8}{85} \end{pmatrix}$;   (2) $\boldsymbol{A}^{-1} = \begin{pmatrix} -1 & 2 & -1 \\ \dfrac{1}{4} & -\dfrac{9}{4} & \dfrac{3}{2} \\ \dfrac{1}{4} & \dfrac{3}{4} & -\dfrac{1}{2} \end{pmatrix}$.

10. (1) $\begin{pmatrix} x_{11} & x_{12} \\ x_{21} & x_{22} \end{pmatrix} = \begin{pmatrix} 2 & -23 \\ 0 & 8 \end{pmatrix}$;   (2) $\begin{pmatrix} x_{11} & x_{12} \\ x_{21} & x_{22} \end{pmatrix} = \begin{pmatrix} 1 & 1 \\ \dfrac{1}{4} & 0 \end{pmatrix}$.

11. (1) 矩阵秩为 2；   (2) 矩阵秩为 3.

12. (1) 原方程的解为 $\begin{cases} x_1 = t_1 \\ x_2 = 1 - 2t_1 + t_2 \\ x_3 = t_2 \\ x_4 = 0 \end{cases}$，其中 t_1, t_2 为任意常数；

(2) 原方程的解为 $\begin{cases} x_1 = -2t - 1 \\ x_2 = t + 2 \\ x_3 = t \end{cases}$，其中 t 为任意常数；

(3) $R(\boldsymbol{A}) = 2 \neq 3 = R(\boldsymbol{B})$，故此方程组无解；

(4) $R(\boldsymbol{A}) = R(\boldsymbol{B}) = 3$，此方程组有唯一解 $\begin{cases} x_1 = 1 \\ x_2 = 1 \\ x_3 = 2 \end{cases}$.

13. (1) 当 $\lambda = -2$ 时，$R(\boldsymbol{A}) = 2 \neq 3 = R(\boldsymbol{B})$，方程组无解；

(2) 当 $\lambda \neq 1, \lambda \neq -2$ 时，$R(\boldsymbol{A}) = R(\boldsymbol{B}) = 3$，方程组有唯一解

$$x_1 = \frac{-\lambda - 1}{\lambda + 2}, \quad x_2 = \frac{1}{\lambda + 2}, \quad x_3 = \frac{(\lambda + 1)^2}{\lambda + 2}$$

(3) 当 $\lambda = 1$ 时，$R(\boldsymbol{A}) = R(\boldsymbol{B}) = 1 < 3$，方程组有无穷多解

$$\begin{cases} x_1 = 1 - t_1 - t_2 \\ x_2 = t_1, \\ x_3 = t_2, \end{cases} \quad t_1, t_2 \text{ 为任意常数}$$

14. (1) 特征值为 $\lambda_1 = -1, \lambda_2 = 0, \lambda_3 = 9$. 属于 $\lambda_1 = -1$ 的特征向量为

$$\boldsymbol{P}_1 = k \begin{pmatrix} 1 \\ -1 \\ 0 \end{pmatrix}, \quad k \text{ 为任意非零实数}$$

属于 $\lambda_2=0$ 的特征向量为

$$P_2 = k \begin{pmatrix} 1 \\ 1 \\ -1 \end{pmatrix}, \quad k \text{ 为任意非零实数}$$

属于 $\lambda_3=9$ 的特征向量为

$$P_3 = k \begin{pmatrix} 1 \\ 1 \\ 2 \end{pmatrix}, \quad k \text{ 为任意非零实数}$$

(2) 特征值为 $\lambda_1=\lambda_2=\lambda_3=-1$. 属于 $\lambda_1=\lambda_2=\lambda_3=-1$ 的特征向量为

$$P = k \begin{pmatrix} 1 \\ 1 \\ -1 \end{pmatrix}, \quad k \text{ 为任意非零实数}$$

(3) 特征值为 $\lambda_1=\lambda_2=2, \lambda_3=-1$. 属于 $\lambda_1=\lambda_2=2$ 的特征向量为

$$P_1 = k_1 \begin{pmatrix} 1 \\ 4 \\ 0 \end{pmatrix} + k_2 \begin{pmatrix} 1 \\ 0 \\ 4 \end{pmatrix}, \quad k_1, k_2 \text{ 为任意不同时等于零的实数}$$

属于 $\lambda_3=-1$ 的特征向量为

$$P_2 = k \begin{pmatrix} 1 \\ 1 \\ -1 \end{pmatrix}, \quad k \text{ 为任意非零实数}$$

【补充习题】

1. 计算 n 阶行列式

$$D_n = \begin{vmatrix} 0 & 1 & 0 & 0 & \cdots & 0 & 0 \\ 1 & 0 & 1 & 0 & \cdots & 0 & 0 \\ 0 & 1 & 0 & 1 & \cdots & 0 & 0 \\ 0 & 0 & \ddots & \ddots & \ddots & 0 & 0 \\ 0 & 0 & 0 & \ddots & \ddots & \ddots & 0 \\ 0 & 0 & 0 & \cdots & 1 & 0 & 1 \\ 0 & 0 & 0 & \cdots & 0 & 1 & 0 \end{vmatrix}$$

2. 设 $D = \begin{vmatrix} 1 & 5 & 7 & 8 \\ 1 & 2 & 4 & 3 \\ 2 & 0 & 3 & 6 \\ 1 & 3 & 4 & 2 \end{vmatrix}$,求 $A_{31}+A_{32}+A_{33}+A_{34}$ 的值.(其中 A_{ij} 是 D 中元素 a_{ij} 的代数余子式).

3. 设矩阵 $A = \begin{pmatrix} 1 & -1 & 2 \\ -2 & -1 & -2 \\ 4 & 3 & 3 \end{pmatrix}$,求 $(A^*)^{-1}$.

4. 设方程 $\begin{pmatrix} a & 1 & 1 \\ 1 & a & 1 \\ 1 & 1 & a \end{pmatrix} \begin{pmatrix} x_1 \\ x_2 \\ x_3 \end{pmatrix} = \begin{pmatrix} 1 \\ 1 \\ -2 \end{pmatrix}$ 有无穷多解,求 a.

5. 设 3 阶实对称矩阵 A 的特征值 $\lambda_1=1, \lambda_2=2, \lambda_3=-2$,$B=A^5-4A^3+E$,其中 E 为 3 阶单位矩阵,求 B 的全部特征值.

【补充习题参考答案】

1. 当 n 为奇数时,$D_n=0$,当 n 为偶数时,$D_n=(-1)^{\frac{n}{2}}$. 提示:先按第一行展开,再按第一列展开,得递推公式 $D_n=-D_{n-2}$.

2. -15. 提示:利用行列式按行(或列)展开公式代入.

3. $\begin{pmatrix} 1 & -1 & 2 \\ -2 & -1 & -2 \\ 4 & 3 & 3 \end{pmatrix}$. 提示:$(A^*)^{-1} = (|A|A^{-1})^{-1} = \frac{1}{|A|}A, |A|=1$.

4. -2. 提示:无穷多解的充分必要条件是 $R(A)=R(B)<n$.

5. 特征值为 $\mu_1=-2, \mu_2=1, \mu_3=1$. 提示:由 $B=A^5-4A^3+I$ 得 $\mu=\lambda^5-4\lambda^3+1$ 是 B 的全部特征值,将 $\lambda_1=1, \lambda_2=2, \lambda_3=-2$ 分别代入即得.

【自测题】

1. 计算下列行列式.(每小题 6 分,共 24 分)

(1) $\begin{vmatrix} 5 & 4 \\ 3 & 2 \end{vmatrix}$;

(2) $\begin{vmatrix} a^2 & a^3 \\ b^2 & ab^2 \end{vmatrix}$;

(3) $\begin{vmatrix} 0 & 1 & 1 \\ -1 & 0 & -1 \\ 1 & 1 & 0 \end{vmatrix}$;

(4) $\begin{vmatrix} a & 1 & 0 & 0 \\ -1 & b & 1 & 0 \\ 0 & -1 & c & 1 \\ 0 & 0 & -1 & d \end{vmatrix}$.

2. 求下列行列式中的未知数.(6 分)

$$\begin{vmatrix} \lambda-6 & 5 & 3 \\ -3 & \lambda+2 & 2 \\ -2 & 2 & \lambda \end{vmatrix} = 0$$

3. 计算下列矩阵乘积.(每小题 6 分,共 12 分)

(1) $\begin{bmatrix} 4 & 3 & 1 \\ 1 & -2 & 3 \\ 5 & 7 & 0 \end{bmatrix} \begin{bmatrix} 7 \\ 2 \\ 1 \end{bmatrix}$;

(2) $\begin{bmatrix} 2 \\ 1 \\ 3 \end{bmatrix} (-1 \quad 2)$.

4. 求逆矩阵.(每小题 8 分,共 16 分)

(1) $\begin{bmatrix} 1 & 2 & -1 \\ 3 & 4 & -2 \\ 5 & -4 & 1 \end{bmatrix}$;

(2) $\begin{bmatrix} 1 & 2 & 3 \\ 2 & 2 & 1 \\ 3 & 4 & 3 \end{bmatrix}$.

5. 求下列矩阵的秩.(每小题 8 分,共 16 分)

(1) $\begin{bmatrix} 3 & 2 & -1 & -3 & -2 \\ 2 & -1 & 3 & 1 & -3 \\ 7 & 0 & 5 & -1 & 8 \end{bmatrix}$;

(2) $\begin{bmatrix} 1 & 2 & 3 \\ 1 & 1 & 0 \\ 2 & 3 & 3 \\ 3 & 4 & 3 \end{bmatrix}$.

6. 解线性方程组.(10 分)

$$\begin{cases} x_1 + x_2 - 3x_3 - x_4 = 1 \\ 3x_1 - x_2 - 3x_3 + 4x_4 = 4 \\ x_1 + 5x_2 - 9x_3 - 8x_4 = 0 \end{cases}$$

7. 求下列矩阵的特征值及特征向量.(16 分)

$$\begin{bmatrix} 3 & 3 & 2 \\ 1 & 1 & -2 \\ -3 & -1 & 0 \end{bmatrix}$$

【自测题参考答案】

1. (1) -2；　(2) 0；　(3) -2；　(4) $abcd+ab+ad+cd+1$.
2. $\lambda_1=\lambda_2=1, \lambda_3=2$.
3. (1) $\begin{pmatrix} 35 \\ 6 \\ 49 \end{pmatrix}$；　(2) $\begin{pmatrix} -2 & 4 \\ -1 & 2 \\ -3 & 6 \end{pmatrix}$.
4. (1) $\begin{pmatrix} -2 & 1 & 0 \\ -\frac{13}{2} & 3 & -\frac{1}{2} \\ -16 & 7 & -1 \end{pmatrix}$；　(2) $\begin{pmatrix} 1 & 3 & -2 \\ -\frac{3}{2} & -3 & \frac{5}{2} \\ 1 & 1 & -1 \end{pmatrix}$.
5. (1) 3；　(2) 2.
6. $\begin{cases} x_1 = \frac{3}{2}x_3 - \frac{3}{4}x_4 + \frac{5}{4} \\ x_2 = \frac{3}{2}x_3 + \frac{7}{4}x_4 - \frac{1}{4} \\ x_3 = x_3 \\ x_4 = x_4 \end{cases}$ （x_1, x_2 为任意常数）.
7. 特征值 $\lambda=4$；特征向量 $\boldsymbol{P}_1 = k\begin{pmatrix} -1 \\ -1 \\ 1 \end{pmatrix}$（$k$ 为任意非零实数）.